100例

临床疑难病例精选

王 骏 孙育民 王 蓓 编著

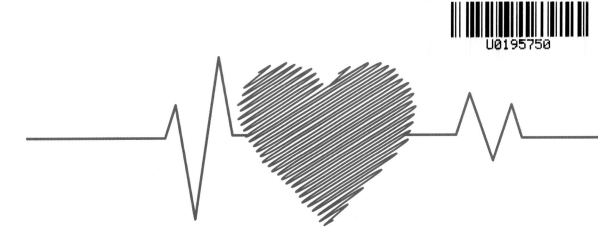

上海科学技术文献出版社
Shanghai Scientific and Technological Literature Press

100例临床疑难病例精选

王　骏　孙育民　王　蓓　编著

上海科学技术文献出版社

主　编　王　骏　孙育民

副主编　王　蓓　张伟伟

编　者（按姓氏音序排列）

曹　宾	蔡洁玲	邓秋琼	丁　洁	段云娇	段山山	范清琪
冯　京	冯　莹	顾　波	顾慧慧	顾而立	郭　瑛	黄少华
黄夕夏	黄　臻	贾　雯	蒋　巍	金　喆	敬思思	开　凯
李　劲	李维浩	李抒蕙	李龙至	连　敏	刘美琪	陆之瑾
屈　研	沈　俞	苏　然	孙育民	童　欢	陶文其	王　蓓
王　骏	汪　婷	温　潇	吴　慧	吴　霞	徐　晶	徐志强
夏盼盼	熊　茜	许爱平	宣　怡	闫景霞	殷晓星	俞　帅
易　扬	岳冬日	瞿翠娟	战海峰	赵颖丹	张　雁	张伟伟
章顺轶	周　赟	朱利芹	朱玉珍			

内容简介

本书是根据低年资住院医师、住院医师规范化培训医生（以下简称"规培医生"）、进修医生以及实习医生的临床实际需要编写而成。书中精选了100例临床案例，涵盖了心血管系统、呼吸系统、消化系统、内分泌代谢系统、神经肌肉系统、血液肿瘤系统、风湿免疫系统、泌尿生殖系统以及药物相关性疾病，其中不乏交叉学科病例。本书以病例分析方式，为广大青年医生提供了或经典、或疑难、或危重、或罕见的临床案例，旨在拓展青年医生的临床诊治思维，夯实基础理论，提高业务水平。

前 言 preface

近年来我国临床医学各专业领域发展迅猛，新知识、新概念、新技术层出不穷，而过度的专业化可能导致临床医生知识面越来越窄，尤其是年轻医生重专科、轻基础的现象也日益严峻。如何帮助提高和夯实年轻医生的临床基本功，培养良好的临床诊治思维能力，是当今临床医学教育急需解决的一个问题。通过理论联系实际，能够将所学到的医学理论知识在临床实践中活学活用，并能借鉴他人的经验教训，深刻理解和掌握如何运用新知识、新理论和新的诊治方法，病例讨论和病例分析的形式无疑是一种最好的方式。看似一个个独立的病例，却可以将我们在医学院所学到的一些知识点和近年来各专科的临床进展有机地结合起来，深入浅出、环环相扣且趣味无穷。

本书参编人员均为复旦大学附属静安区中心医院各专科技术骨干，有着丰富的临床经验。编者从我院历届青年医师沙龙提供的讨论病例中精心挑选出 100 例临床病案，以内科病例为主，多数病例凸显临床交叉学科知识，因此读者受众面较广，包括大学刚毕业尚未定专业的低年资住院医生、住院医师规范化培训医生、进修医生、全科医生以及主治医师等。

本书得以完成，首先要感谢复旦大学附属静安区中心医院领导的支持和鼓励，还要感谢上海市卫生健康委员会对我院心血管内科给予上海市重点专科建设项目的支持，更要感谢我院所有参与青年医师沙龙活动的青年医师们，尤其是孙育民、王蓓、张伟伟、顾慧慧、段云娇等在资料整理、文档修改、图片洗印等方面付诸极大的心血。最后，还要感谢王鸣和、蔡端等老一辈专家教授的不断督促和鼓励，正是在他们精研业务、诲人不倦的专业精神指引下，吾辈方不敢有丝毫懈怠。

王骏

2019 年 8 月

目 录 contents

呼吸消化篇

内分泌代谢篇

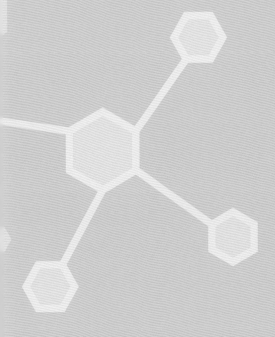

100 例临床疑难病例精选

心血管篇

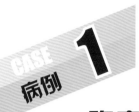

胸痛背后的故事

临床资料

　　患者，女，64岁。因"突发胸骨后疼痛3 h余"入院。患者3 h余前无明显诱因突发胸骨后疼痛，呈压榨样，持续不能缓解，有后背紧缩感，伴冷汗，遂就诊我院急诊，测血压173/101 mmHg，查心电图示：V_2～V_4导联ST段水平型压低0.05 mV，Ⅱ、Ⅲ、aVF、V_2～V_6导联T波低平、浅倒。心肌坏死标志物：肌钙蛋白T 0.767 ng/ml（正常值＜0.014 ng/ml），肌酸激酶同工酶（CK-MB）38.9 ng/ml（正常值＜4.9 ng/ml），N末端B型利钠肽原（NT-proBNP）740 pg/ml。初步诊断为"急性非ST段抬高型心肌梗死"。患者既往有阵发性心房颤动史10余年，偶有心悸不适，目前为窦性心律。否认高血压、糖尿病，否认吸烟史。

诊疗经过

　　入院后进一步完善超声心动图示二尖瓣轻度反流，左心室射血分数（LVEF）62%。冠状动脉造影示右冠状动脉近中段弥漫性不规则斑块，约30%～40%狭窄；左前降支未见明显狭窄；左回旋支近中段约30%狭窄；左主干起源畸形，左、右冠状动脉共开口于右冠状动脉窦，整体呈右冠优势型（图1）。冠状动脉CT血管成像：冠状动脉呈右优势型；左主干起源畸形，起始于右冠状动脉窦上缘，走行于升主动脉与肺动脉之间（图2）。心脏磁共振示左心室前外壁延迟钆剂强化，符合急性心肌梗死特征（图3）。该患者最终诊断为左主干起源畸形（主动脉-肺动脉间型）、冠状动脉非阻塞性心肌梗死（MINOCA）、心功能Ⅰ级（Killip分级）。建议外科手术治疗，但患者拒绝。目前给予药物保守治疗：阿司匹林、氯吡格雷、阿托伐他汀、美托洛尔、依那普利等药物，建议避免剧烈运动。

病例分析

　　冠状动脉（简称"冠脉"）畸形是一类少见的先天性冠脉发育异常，冠脉造影检出率约为0.3%～5.6%，尸检发生率约为1%[1-4]。Villa等[1]根据解剖特征不同，将冠脉畸形分为以下几

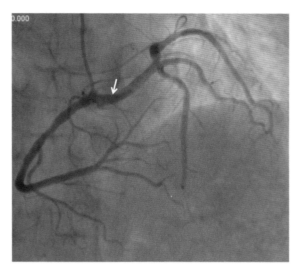

图 1 冠脉造影示冠状动脉无明显狭窄；左主干起源于右冠状窦

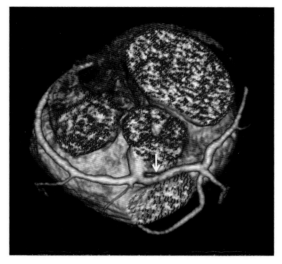

图 2 冠脉 CT 血管成像示左主干起始于右冠状动脉窦上缘，走行于升主动脉与肺主动脉之间

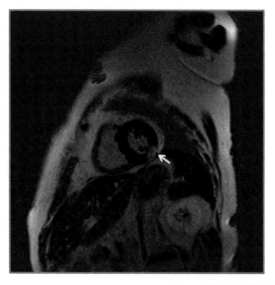

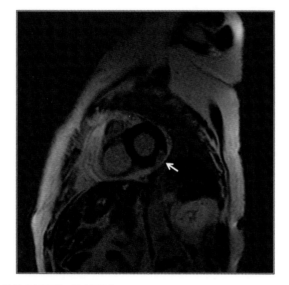

图 3 心脏磁共振示左心室前外侧壁延迟钆剂强化

类：①冠脉开口畸形：如冠脉闭锁、开口瓣膜样皱褶；②冠脉起源畸形：如异位起源于肺动脉或主动脉，起源于对侧冠状窦；③解剖畸形；④先天缺失畸形：如先天性左主干、左回旋支缺失或闭锁；⑤发育不良：包括各冠脉发育不良、冠状动脉瘘、冠脉终止于体循环等。其中，冠脉起源畸形是最为常见，也是危险程度较高的一类畸形。Yamanaka 等[2]分析了 126 595 例冠状动脉造影资料，发现冠脉畸形约占 1.3%，其中冠脉起源畸形占 87.0%，而左主干起源于右冠状窦仅 22 例（占 0.017%）。冠脉畸形虽然发病率较低，但却是运动员心脏骤停及心源性猝死的第二大病因，约占 15%～25%，而尤以起源于对侧冠状窦畸形最为危险[5]。Eckart 等[6]回顾分析了 630 万名 18～35 岁美国新兵的数据，他们都经历了 8 周的强化军事训练，其中有 126 例非创伤性猝死，64 例属于心源性猝死，21 例（占 33%）存在左主干起源于右冠状窦畸形，并且走行于主动脉与肺动脉之间，未发现其他冠脉畸形致死病例。由此可见，左主干起源于右冠状窦畸形是一类罕见且预后不良的冠脉畸形，常可导致心肌缺血、快速性室性心律失常、猝死的发生。根据畸形冠脉走形不同，可分为

5 种类型，即主动脉-肺动脉间型、肺动脉前型、主动脉后型、穿室间隔型、心脏后型，以主动脉-肺动脉间型最为凶险，猝死率高[1, 7]。推测可能的机制为：活动后主动脉根部及肺动脉扩张，压迫走行于两者之间的冠脉，加之冠脉成角增加、管腔直径变窄，引起心肌供血减少，最终导致心肌缺血、猝死[1]。目前国内对左主干起源于右冠状窦畸形多为个案报道[8, 9]。本例患者的冠脉畸形即属于此种类型，其左主干开口于右冠状窦，走行于主动脉与肺动脉之间，属于高危猝死风险人群。该患者有典型心绞痛症状、肌钙蛋白 T 明显升高，心脏磁共振提示左心室前外壁存在延迟钆剂强化灶，冠脉造影未见冠脉明显狭窄，考虑合并冠脉非阻塞性心肌梗死。针对左主干起源于右冠状窦畸形，目前多数专家认为应直接行外科干预治疗，包括畸形冠脉再植术、冠脉搭桥术等[10]，但该患者目前暂不考虑外科干预治疗；针对急性心肌梗死，予双联抗血小板、调脂、稳定斑块，抑制心肌重构治疗。

对于以急性心肌梗死起病的患者，尤其是年轻无高危因素者，应注意是否合并冠脉畸形，尤其是起源于对侧冠状窦，走形于主动脉与肺动脉之间这一类型，为猝死高危人群，推荐行冠脉血管造影、冠状 CT 血管成像等检查以明确诊断，及早进行外科手术治疗可减少心源性猝死的发生。

 病例启示　尽管冠脉畸形发病率低，但仍有部分畸形是发生心血管事件高危人群，值得临床重视和及时鉴别。

参考文献 >>

［1］　Villa AD，Sammut E，Nair A，et al. Coronary artery anomalies overview: The normal and the abnormal［J/OL］. World J Radiol，2016，8（6）: 537-555. http://dx.doi.org/10.4329/wjr.v8.i6.537.

［2］　Yamanaka O，Hobbs RE. Coronary artery anomalies in 126 595 patients undergoing coronary arteriography［J/OL］. Cathet Cardiovasc Diagn，1990，21（1）: 28-40. https://doi.org/10.1002/ccd.1810210110.

［3］　Gräni C，Benz DC，Schmied C，et al. Prevalence and characteristics of coronary artery anomalies detected by coronary computed tomography angiography in 5 634 consecutive patients in a single centre in Switzerland［J/OL］. Swiss Med Wkly，2016，146: w14294. https://doi.org/10.4414/smw.2016.14294.

［4］　Angelini P，Velasco JA，Flamm S. Coronary anomalies: incidence，pathophysiology，and clinical relevance［J/OL］. Circulation，2002，105（20）: 2449-2454. https://doi.org/10.1161/01.cir.0000016175.49835.57.

［5］　Camarda J，Berger S. Coronary artery abnormalities and sudden cardiac death［J/OL］. Pediatr Cardiol，2012，33（3）: 434-438. https://doi.org/10.1007/s00246-012-0168-0.

［6］　Eckart RE，Scoville SL，Campbell CL，et al. Sudden death in young adults: a 25-year review of autopsies in military recruits［J/OL］. Ann Intern Med，2004，141（11）: 829-834. https://doi.org/10.7326/0003-4819-141-11-200412070-00005.

［7］　Angelini P，Uribe C. Anatomic spectrum of left coronary artery anomalies and associated

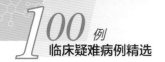

mechanisms of coronary insufficiency［J/OL］. Catheter Cardiovasc Interv，2018，92（2）：313-321. https://doi.org/10.1002/ccd.27656.

［8］ 池萌，方娅敏，高剑波，等. 左主干起源于右冠状动脉窦并导致反复晕厥一例［J/OL］. 中华心血管病杂志，2018，46（3）：232-233. https://doi.org/10.3760/cma.j.issn.1253-3758.2018.03.015.

［9］ 李进嵩，崔锦刚，钱杰，等. 冠状动脉左主干走行异常导致运动性晕厥和心肌梗死一例［J/OL］. 中华心血管病杂志，2017，45（10）：893-894. https://doi.org/10.3760/cma.j.issn.0253-3758.2017.10.017.

［10］ Warnes CA，Williams RG，Bashore TM，et al. ACC/AHA 2008 guidelines for the management of adults with congenital heart disease：a report of the American College of Cardiology/American Heart Association Task Force on Practice Guidelines［J/OL］. J Am Coll Cardiol，2008，52（23）：e143-e263. https://doi.org/10.1016/j.jacc.2008.10.001.

（冯京、王骏）

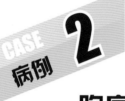

病例 2 胸痛特异性心电图表现之一

临床资料

患者，男，35岁。因"持续性胸痛4h"急诊就诊。查体：血压140/84 mmHg，心率92次/min，心律齐。有吸烟10年余，40支/天，长期大量饮酒。否认糖尿病、高血压等慢性疾病史。心电图（图1）提示窦性心律，aVR导联ST段抬高0.1 mV，Ⅱ、Ⅲ、aVF导联ST段下斜型压低0.2～0.3 mV，V_3～V_6导联ST段上斜型压低0.2～0.4 mV，急诊心肌酶检测未见异常。

诊疗经过

考虑急性冠脉综合征，因胸痛持续不缓解，行急诊冠脉造影提示左前降支起始段急性闭塞，心肌梗死溶栓试验（TIMI）血流0级，植入3.5×23 mm冠脉支架一枚，恢复正常血流（图2）。

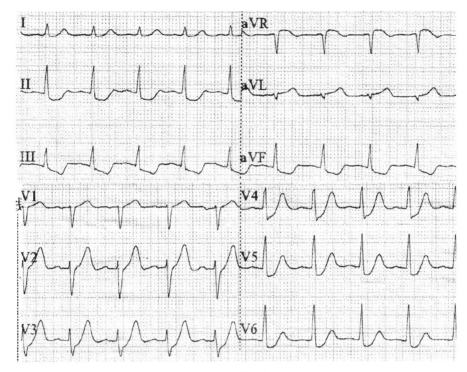

图 1　急诊心电图

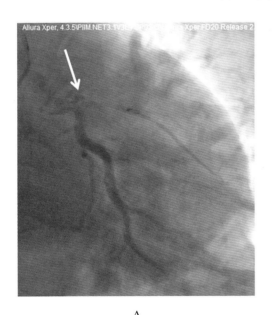

A
提示左前降支起始段急性闭塞（箭头）

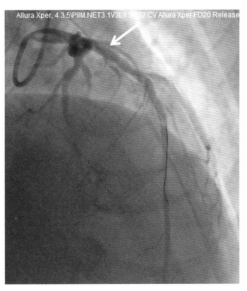

B
为植入支架（箭头）后表现

图 2　急诊冠脉介入图

病例分析

　　2008 年荷兰 de Winter 医生[1] 在《新英格兰医学杂志》总结了 1 532 例左前降支近段急性闭塞的急性冠脉综合征患者心电图，发现有 30 例（2%）并未出现典型 ST 段抬高型心肌梗死超急性期心电图改变，后来的学者将其命名为"de Winter 综合征"。其心电图改变有一定特点（图 3）：① V_1～V_6 导联 ST 段在 J 点后上斜型压低 0.1～0.3 mV，伴 T 波对称性高尖；② QRS 波不增宽或轻度增宽；③可出现胸前导联 R 波递增不良；④aVR 导联多数患者可出现 ST 段抬高 0.1～0.2 mV。心电图核心要点为胸导联不出现 ST 段抬高改变，而仅仅表现为 ST 段上斜型压低，其危险性等同于胸导联 ST 段抬高的那些"传统"前壁心肌梗死。这种心电图改变与上斜型 ST 段压低临床意义不大的既往认识相悖，极易漏诊这些高危患者，延误治疗时机。本例心电图提示 aVR 导联 ST 段抬高 0.1 mV，Ⅱ、Ⅲ、aVF 导联 ST 段下斜型压低 0.2～0.3 mV，V₃～V₆ 导联 ST 段上斜型压低 0.2～0.4 mV，完全符合上述特点，经过急诊冠状造影确诊为左前降支近段急性闭塞。

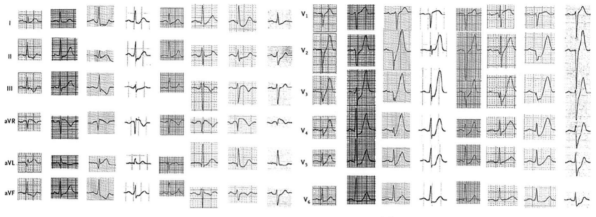

图 3　de Winter 综合征心电图举例[1]

de Winter 综合征并不罕见，但国内报道并不多[2, 3]。尽管冠脉介入医生已经对此综合征有了一定的认识，但许多心内科非介入医生或急诊医生并未认识到此心电图改变的重大意义，需加强此类心电图的读图训练。

 病例 启示　并非所有的急性冠脉闭塞都有心电图 ST 段抬高，并非所有的急性 ST 段抬高都有冠脉闭塞，临床医学的复杂性和挑战性就在于此。

参考文献 >>

[1] de Winter RJ, Verouden NJ, Wellens HJ, et al. A new ECG sign of proximal LAD occlusion [J/OL]. N Engl J Med, 2008, 359（19）: 2071-2073. https://doi.org/10.1056/NEJMc0804737.

[2] 徐萌萌，姜龙，冯娜娜，等. de Winter 综合征一例 [J/OL].中华心血管病杂志，2018，46（3）: 230-231. https://doi.org/10.3760/cma.j.issn.0253-3758.2017.10.017.

[3] 王浩，程小航，张宸，等. ST 段呈动态演变的 de Winter 综合征一例 [J/OL].中国心血管杂志，2018，23（2）: 160-162. https://doi.org/10.3969/j.issn.1007-5410.2018.02.014.

（张雁、孙育民）

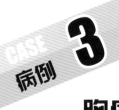

胸痛特异性心电图表现之二

临床资料

　　患者，男，74岁。因"活动后胸部闷痛10天，加重1天"入院。患者入院前10天正常步速行走约100 m后有胸骨后闷胀感，无出汗，无反酸，无吞咽困难，无气短。每次停止行走3 min左右可缓解。外院胸部CT平扫检查未见明显异常。1天前患者闷胀感持续时间明显延长，停止活动后需10 min方可缓解。有高血压病史10年余，服用缬沙坦40 mg/d降压，未随访血压；有阵发性心房颤动史，未进行治疗。查体：血压160/90 mmHg，呼吸平稳，两肺未闻及啰音，心率72次/min，心律齐，心瓣膜区未闻及病理性杂音。

诊疗经过

　　入院后常规随访心电图（图1）提示窦性心律，Ⅱ、Ⅲ、aVF导联T波浅倒，V₂～V₃导联T波正负双向，V₄～V₆导联T波深倒；心肌酶学检测未见异常。嘱患者平地行走，诱发出临床症状后再次检查心电图（图2）提示窦性心律，偶发室性早搏，Ⅱ、Ⅲ、aVF导联T波变为正向，V₂～V₆导联T波的负向部分较图1明显减轻。遂拟诊急性冠状动脉（以下简称"冠脉"）综合征，次日冠脉造影提示左前降支中段次全闭塞，植入冠脉支架后恢复正常血流（图3）。

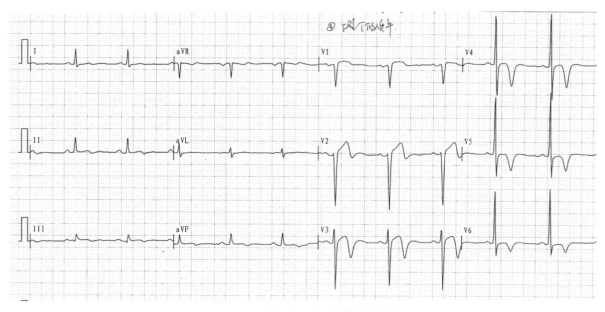

图1　入院心电图（无症状发作时）

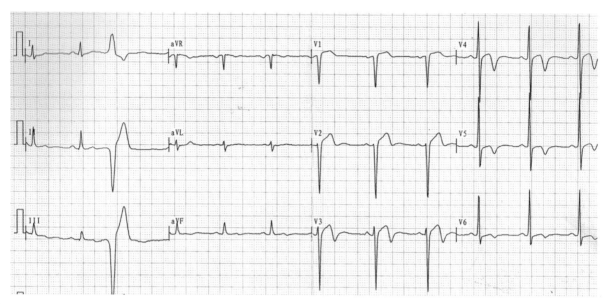

图 2 症状再发时心电图

病例分析

1982 年荷兰学者 Wellens[1] 撰文总结了 26 例心电图有显著特征的不稳定型心绞痛病例，其左前降支均有严重狭窄，并根据心电图分为 2 型。特点包括：①有胸痛病史；②轻度或者无心肌酶升高；③无胸前导联 ST 段抬高；④无胸前导联 R 波的丢失；⑤ V_2 和 V_3 导联 T 波双向或者对称性倒置，且这些心电图一般改变发生于症状消失缓解时。其中 I 型表现为 V_2、V_3 导联为主的胸前导联 T 波对称性倒置，约占 85%，II 型表现为 V_2、V_3 导联为主的胸前导联 T 波正负双向，约占 15%（图 3）。后来学者将此表现命名为"Wellens 综合征"，2009 年《AHA/ACCF/HRS 心电图标准化与解析》建议将其归为心肌缺血后 T 波改变，强调了尽早行冠脉介入治疗可改善患者的预后，防止心肌梗死的发生。国内近年来由于冠脉造影的广泛开展，对此综合征的认识日益增加[2,3]。

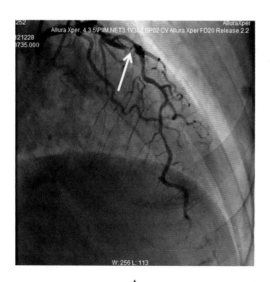

A
提示左前降支中段次全闭塞（箭头）

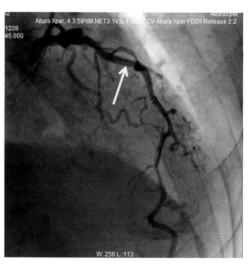

B
为植入支架（箭头）后表现

图 3 冠状动脉介入图

Wellens 综合征的具体发病机制不详，多数学者认为缺血导致心肌顿抑是 T 波演变的原因。冠脉左前降支严重狭窄导致心肌缺血、顿抑，表现为复极异常的 T 波双向或倒置，随着缺血的改善，复极异常可缓慢恢复正常。本例心电图改变特点符合上述标准，为典型 Wellens 综合征Ⅱ型。

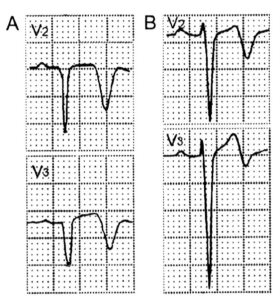

图 4　Wellens 综合征的两种类型，A 为Ⅰ型，B 为Ⅱ型[2]

 从临床最基本的心电图里寻找线索、总结规律，从而进一步指导临床诊断和治疗，是医学进步之道。

参考文献 >>

[1] de Zwaan C，Bär FW，Wellens HJ. Characteristic electrocardiographic pattern indicating a critical stenosis high in left anterior descending coronary artery in patients admitted because of impending myocardial infarction［J/OL］. Am Heart J，1982，103（4 Pt 2）: 730-736. https://doi.org/10.1016/0002-8703（82）90480-x.

[2] 陈琪. Wellens 综合征［J/OL］. 临床心电学杂志，2017，26（1）: 4-6. https://doi.org/10.3969/j.issn.1005-0272.2017.01.003.

[3] 陈琪，王禹，颜伟，等. Wellens 综合征的临床及心电图特点分析［J/OL］. 临床心电学杂志，2017，26（1）: 423-425. https://doi.org/10.3969/j.issn.1005-0272.2010.06.005.

（张雁、孙育民）

CASE 4
病例

胸痛特异性心电图表现之三

临床资料

　　患者，女，56岁。因"持续性胸骨后压榨样疼痛1h伴冷汗"就诊。既往有高血压病史，否认糖尿病、吸烟、外伤、精神刺激及毒品吸食史。急诊就诊时症状已缓解，其心电图检查示窦性心律，下壁及胸导联T波倒置（图1）。心肌酶谱示肌酸激酶同工酶（CK-MB）13 U/L，肌钙蛋白T（TNT）阴性。2 h后胸痛症状再发，复查心电图示下壁及胸导联T波倒置恢复正常（图2），复查CK-MB 32 U/L，TNT 0.293 ng/ml，给予硝酸甘油静滴10 min后好转。血压120/80 mmHg，查体无特殊。诊断冠心病、急性冠脉综合征，予以阿司匹林、氯吡格雷抗血小板，瑞舒伐他汀稳定斑块，硝酸甘油扩张血管等治疗。

诊疗经过

　　入院后冠脉造影提示左前降支中远段弥漫性狭窄（冠脉内注射硝酸甘油200 μg后再次造影未见好转），其余冠状动脉正常（图3A），行经血管内超声（IVUS）检查提示左前降支壁内血肿，未见夹层破口及斑块征象，证实左前降支狭窄为壁内血肿所致（图3B）。

病例分析

　　冠状动脉壁内血肿较为少见，其确切的病理生理学改变尚不清楚，目前较为公认的解释为血管壁中膜的滋养层血管破裂[1, 2]。该血肿可以进而引起血管狭窄，或者引起自发的冠状动脉夹层，临床可表现为心绞痛，甚至急性心肌梗死或心脏性猝死。冠状动脉壁内血肿女性相对多见，尤其是围生期女性。高血压、肌纤维发育不良、胸部外伤、血管炎、滥用毒品也是本病的高危因素[3~6]。关于冠状动脉壁内血肿目前尚无一致的治疗方案，根据是否存在严重持续的缺血症状和血流动力学情况，可采取药物保守治疗，亦可行冠状动脉介入术，甚至冠状动脉旁路移植术[1, 7, 8]。对于药物保守治疗患者，是否应用双重抗血小板治疗目前无明确结论，需权衡抗血小板药物对血肿进一步扩大和血肿致真腔血流受限引起血栓形成的利弊，单一抗血小板治疗可能是合理的选择。值得注意的是，植入支架亦存在较大风险，除植入过程中导丝易进入假腔或血肿因支架挤压向两端扩展致狭窄加重外，壁内血肿逐渐被吸收后支架易发生晚期贴壁不良而致支架内血栓形成[7, 8]。

　　本例为中年女性，无冠心病相关的高危因素，但有典型缺血性胸痛伴心电图、心肌酶动态变化，经IVUS证实为冠状动脉壁内血肿。本例胸痛发作2次，第2次胸痛再发可能是壁内血肿延展

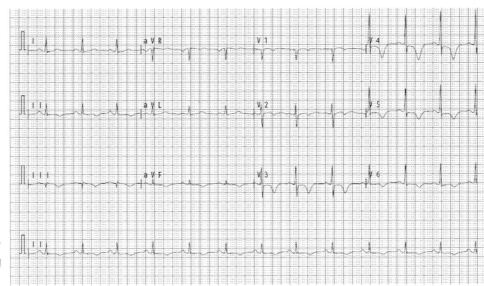

图1 症状缓解时心电图示下壁及胸导联T波倒置

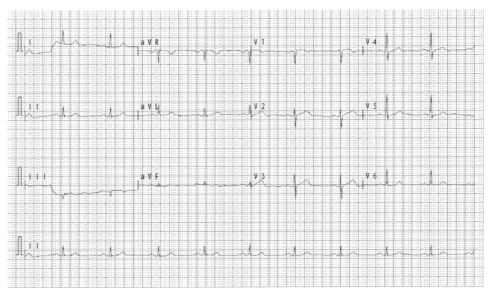

图2 胸痛再发时心电图基本正常，为假性正常化

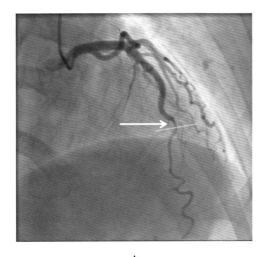

A
显示左前降支中远段弥漫性狭窄（箭头）

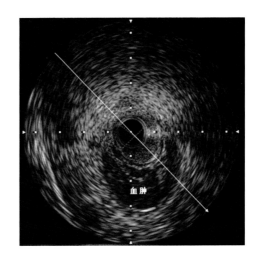

B
为图A虚线处IVUS截图，提示冠状动脉壁内血肿形成

图3

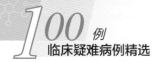

所致。检查证实无冠状动脉夹层，住院过程中亦行颈动脉和肾动脉血管成像检查排除肌纤维发育不良，免疫全套检查排除血管炎，结合高血压病史，考虑冠状动脉中层滋养血管自发破裂可能性大。考虑到患者血流动力学稳定，壁内血肿位于血管的中远段，故未植入冠状动脉支架，而给予控制血压等药物治疗，目前随访3个月未再发作胸痛。此外，该患者胸痛缓解时心电图异常，而症状发作时心电图却恢复正常，为典型心电图假性正常化表现，这种表现值得临床医生重视，以免漏诊。

 病例启示　　冠状动脉壁内血肿较为少见，心电图假性正常化可能是 ACS 的重要提示，腔内影像学是诊断的利器。

（本文 2015 年发表于《中国介入心脏病学杂志》第 23 卷第 2 期，部分有改动。）

参考文献 >>

［1］ Auer J，Punzengruber C，Berent R，et al. Spontaneous coronary artery dissection involving the left main stem：Assessment by intravascular ultrasound［J/OL］. Heart，2004，90（7）：e39. https://doi.org/10.1136/hrt.2004.035659.

［2］ Conraads VM，Vorlat A，Colpaert CG，et al. Spontaneous dissection of three major coronary arteries subsequent to cystic medial necrosis［J/OL］. Chest，1999，116（5）：1473-1475. https://doi.org/10.1378/chest.116.5.1473.

［3］ Roth A，Elkayam U. Acute myocardial infarction associated with pregnancy［J/OL］. J Am Coll Cardiol，2008，52（3）：171-180. https://doi.org/10.1016/j.jacc.2008.03.049.

［4］ Saw J，Poulter R，Fung A，et al. Spontaneous coronary artery dissection in patients with fibromuscular dysplasia：a case series［J/OL］. Circ Cardiovasc Interv，2012，5（1）：134-137. https://doi.org/10.1161/CIRCINTERVENTIONS.111.966630.

［5］ da Silva AC，de Paula JE，Mozer GW，et al. Simultaneous dissection and intramural hematoma of left anterior descending and circumflex coronary arteries after blunt chest trauma［J/OL］Int J Cardiol，2012，155（2）：e34-e36. https://doi.org/10.1016/j.ijcard.2011.07.033.

［6］ Jaffe BD，Broderick TM，Leier CV. Cocaine-induced coronary-artery dissection［J/OL］. N Engl J Med，1994，330（7）：510-511. https://doi.org/10.1056/NEJM199402173300719.

［7］ Sanchez-Recalde A，Moreno R，Jimenez-Valero S. Stenting of spontaneous intramural coronary haematoma：Long-term consequences［J/OL］. Eur Heart J，2008，29（12）：1593. https://doi.org/10.1093/eurheartj/ehm612.

［8］ Iyisoy A，Celik M，Celik T，et al. The role of intravascular ultrasound guidance in the treatment of intramural hematoma probably caused by spontaneous coronary artery dissection in a young woman with acute anterior myocardial infarction［J/OL］. Cardiol J，2012，19（5）：532-535. http://www.cardiologyjournal.org/en/darmowy_pdf.phtml?id=111&indeks_art=1631.

（连敏、孙育民）

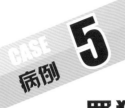

罪犯血管为对角支的急性心肌梗死心电图改变

临床资料

　　患者A，男，62岁。心电图提示Ⅰ、aVL导联ST段向上抬高0.1 mV，Ⅱ、Ⅲ、aVF导联ST段水平型或下斜型压低0.1 mV，Ⅲ导联T波负正双向，冠脉造影提示对角支急性血栓闭塞，远端心肌梗死溶栓治疗（TIMI）血流0级。患者B，男，74岁。心电图提示aVL导联ST段抬高0.1 mV，Ⅲ导联ST段水平型压低0.1 mV，冠脉造影提示对角支次全闭塞伴血栓形成，远端血流TIMI 1级。患者C，男，58岁。心电图提示aVL导联ST段向上抬高0.1 mV，Ⅰ导联ST段向上抬高0.05 mV，Ⅱ、Ⅲ、aVF及V$_1$导联ST段水平型向下压低0.05～0.1 mV，Ⅲ、V$_1$导联T波倒置，aVF导联T波负正双向，冠脉造影提示对角支开口次全闭塞伴血栓形成，远端TIMI血流1级。3例患者均给予单纯球囊扩张对角支急性病变处，远端血流均恢复为TIMI血流2级，因血管直径小，均未植入冠脉支架而给予积极抗栓等治疗稳定后出院。

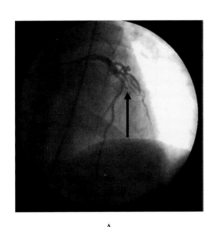

A

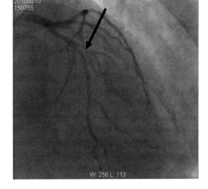

B

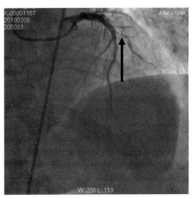

C

图1　本文3例患者冠脉造影图像，黑色箭头为对角支病变处

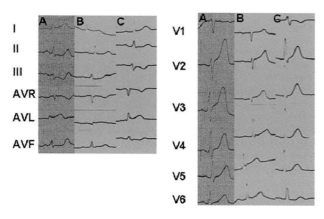

图2 本文3例患者胸痛发作时体表心电图

 病例分析

　　对角支即左心室前支，是前降支以锐角形式向左侧发出的较大动脉分支，分布于左心室游离壁的前外侧，多数成人有3～5个对角支。由于对角支相对较小，急性病变时心电图ST段抬高幅度较低，加之胸导联ST段轻度抬高可见于部分正常人，故极易造成漏诊。Birngaum 等[1]研究表明，急性心肌梗死时，如果心电图出现aVL及V_2导联ST段抬高，而不伴有V_3～V_5导联ST段抬高时，可预测第一对角支阻塞的阳性预测值为89%，阴性预测值为100%。Szymanski 等[2]分析13例对角支病变的急性冠脉综合征患者心电图，12例（92.3%）V_2及V_3导联ST段向上抬高"1.2±0.5"mm，Ⅱ及Ⅲ导联ST段压低（0.9±0.4）mm。结合本文3例患者心电图改变，笔者认为，aVL导联伴或不伴Ⅰ导联ST段抬高，Ⅲ导联伴或不伴Ⅱ、aVF导联ST段压低及V_2、V_3导联ST段不压低，可较准确预测对角支病变。需要指出的是，由于对角支急性病变可引起左心室前侧壁乳头肌功能障碍，从而造成急性二尖瓣关闭不全，导致急性左心衰竭，甚至心源性休克。故尽管其直径相对较小，供血范围有限，但并非所有患者预后良好[2]。所以，心电图一旦判断系对角支病变引起的急性心肌梗死，仍需按指南进行冠脉造影，必要时行球囊扩张或冠脉支架植入进行再灌注治疗。

病例启示　善于发现和总结规律是临床科研能力的表现，我们对常见的东西常常熟视无睹，却不知"熟视"未必"熟知"。

（本文2007年发表于《上海医药》第30卷第7期）

参考文献 >>

［1］ Birnbaum Y，Hasdai D，Sclarovsky S，et al. Acute myocardial infarction entailing ST-segment elevation in lead aVL: electrocardiographic differentiation among occlusion of the left anterior descending，first diagonal，and first obtuse marginal coronary arteries［J/OL］. Am Heart J，1996，131（1）：38-42. https://doi.org/10.1016/s0002-8703（96）90048-4.

［2］ Szymanski FM，Grabowski M，Filipiak KJ，et al. Electrocardiographic features and prognosis in acute diagonal or marginal branch occlusion［J/OL］. Am J Emerg Med，2007，25（2）：170-173. https://doi.org/10.1016/j.ajem.2006.06.014.

（曹宾、孙育民）

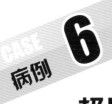

极易误判为正常的急性心肌梗死心电图改变

临床资料

　　患者1，女，67岁。因"肩背部不适伴心前区紧缩感7 h"就诊。超敏肌钙蛋白T（cTNT）轻微升高，多次随访心电图未见明显ST-T改变（图1）。患者2，男，64岁。因"胸骨中下段疼痛不适6 h"就诊，cTNT正常，随访心电图未见明显动态改变（图2）。患者3，男，58岁。因"反复胸痛1个月，加重15 h"就诊，cTNT轻微升高，心电图未见明显ST-T改变（图3）。

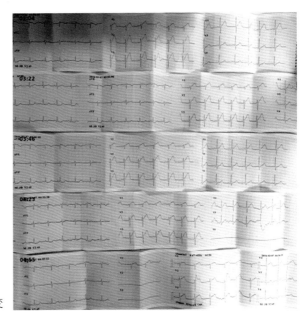

图1　患者1心电图，未见明显ST-T动态改变

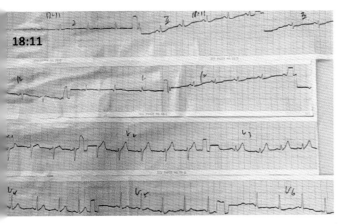

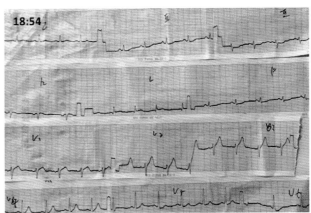

图2　患者2心电图，未见明显ST-T异常

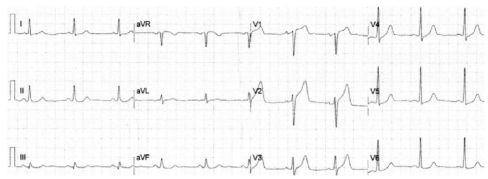

图3 患者3心电图,未见明显ST-T异常

诊疗经过

患者1在我院急诊查 cTNT 为 0.037 ng/ml(参考范围 0～0.014 ng/ml),多次复查心电图未见明显 ST-T 动态改变(从上至下时间依次为 03:04、03:22、03:46、04:23、04:55,图1)。主动脉 CTA 排除主动脉夹层。发病 16 h 后(12:44)再次复查心电图示部分导联呈 II 型 Wellens 样改变(图4,参见病例3),考虑为非 ST 段抬高型心肌梗死,予行冠脉造影提示左前降支血栓性闭塞(图5A),植入两枚支架后血流恢复正常(图5B)。患者2在我院急诊查 cTNT 正常,复查心电图未见 ST-T 明显改变(18:11、18:54,图2)。患者心电图及肌钙蛋白虽未发现明显异常,但其胸痛症状持续存在,仍考虑为高危急性冠脉综合征,故在发病约 12 h 时予行冠脉造影提示左前降支血栓性闭塞(图6A),植入支架后血流恢复正常(图6B),术后心电图呈 II 型 Wellens 样表现。患者3在我院急诊查 cTNT 0.086 ng/ml,心电图未见明显 ST-T 改变(图3),患者症状持续,考虑急性冠脉综合征可能,故予急诊冠脉造影提示左前降支病变(图7A),植入支架后血流恢复正常(图7B),术后心电图呈 II 型 Wellens 样表现。

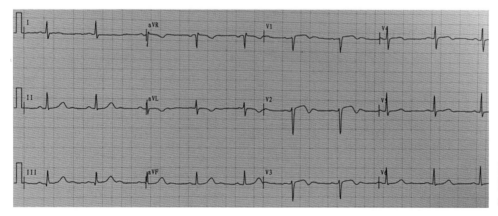

图4 患者1心电图提示 II 型 Wellens 样改变

病例分析

本文 3 例患者心电图未发现明显 ST-T 异常及动态改变,而冠脉造影均提示为左前降支血栓闭塞性病变,粗大的左前降支急性闭塞超过 6 h 而心电图却表现为正常,这一现象似乎较难解释。再次仔细回顾分析此 3 例患者发病初、随访中及支架植入后的心电图表现,我们发现 3 例患者心电图有相似的特点:发病初期 V_1 导联 T 波直立,在随访或支架植入后其形态及振幅发生改变。

早在 2008 年美国著名心脏病和心电学者 Marriott H. J. 提出一种快速识别急性心肌缺血心电图的新方法即拇指法则:当 V_1 导联 T 波直立,又能排除患者存在左心室肥大和左束支阻滞时,则是急性心肌

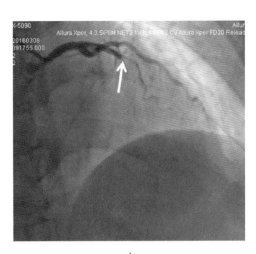
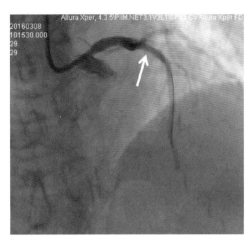

A   B

图5 患者1左前降支血栓性闭塞（A）；支架植入后血流恢复正常（B）

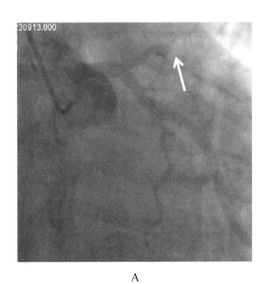
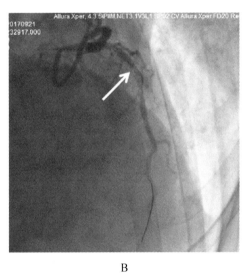

A   B

图6 患者2左前降支血栓性闭塞（A）；支架植入后血流恢复正常（B）

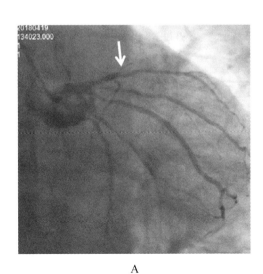
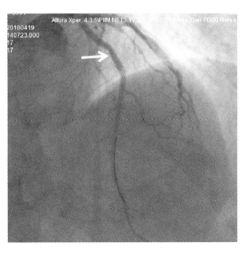

A   B

图7 患者3左前降支病变（A）；支架植入后血流恢复正常（B）

缺血的一个心电图表现。刘元生教授[1]详细解析了拇指法则的心电图特征：① V_1 导联 T 波直立：尤其是新出现的直立或高大 T 波，或呈先正后负型直立；② V_2、V_3 导联 T 波直立或双相：部分患者可在 V_2、V_3 导联出现与 V_1 导联相同的 T 波改变；③ 其他可能的改变：（a）V_1 导联 T 波倒置，ST 段及 J 点抬高；（b）V_1 导联 T 波直立，ST 段上斜型抬高及 J 点抬高；（c）V_1 导联 T 波直立，ST 段上斜型抬高；（d）V_1 导联 T 波直立，ST 段显著上斜型抬高，J 点抬高不明显；（e）V_1 导联 T 波对称性倒置。

对于大多数正常人，V_1 导联 T 波为倒置，这是与同导联主波方向相同的结果，也有少部分可表现为正向或平坦等多种形态。而多数情况下，V_1 导联 T 波直立并非是非特异性改变，而是急性心肌缺血的心电图早期变化，尤其是在伴有胸闷胸痛等心肌缺血症状时，其临床意义更大。Manno 等认为，V_1 导联 T 波直立是回旋支或右冠病变引起，当这种 T 波"异常"改变波及 V_2、V_3 导联时，则是前降支近端病变的特异性诊断指标[2,3]。也有研究显示 V_1 导联 T 波直立且振幅高于 V_6 导联时，提示冠脉病变的特异性高，尤其提示左前降支病变[4]。

本文 3 例患者存在心肌缺血症状，心电图均无明显 ST 段抬高或压低，却存在典型的 V_1 导联 T 波直立且振幅大于 V_6 导联，符合缺血心电图拇指法则，冠脉造影均证实为左前降支急性闭塞性病变。对于前 2 例患者（患者 1、患者 2），起初我们并没有认识到这种心电图改变及其临床意义，导致患者在发病较长时间后才予冠脉造影检查，使得治疗有所延误。在充分学习及认识到缺血心电图拇指法则的重要临床意义后，当我们再次遇到具有类似心电图表现的病例（患者 3）时，我们在第一时间予冠脉造影检查而未再延误治疗。冠脉血管急性闭塞性心电图可无 ST 段抬高或压低，对于有心肌缺血典型或不典型症状而心电图看似正常者，需关注 V_1 导联 T 波形态变化，V_1 导联 T 波直立且振幅大于 V_6 导联，高度提示存在冠脉病变，需给予及时干预。

 病例启示 心肌缺血心电图表现多种多样，临床医生需要用慧眼去捕捉"蛛丝马迹"。

参考文献 >>

[1] 刘元生.缺血心电图拇指法则[J/OL].临床心电学杂志，2008，17（5）：403. http://www.wanfangdata.com.cn/link.do?url=BE78DC6926613EC3C61D070E578356F9C0FCD10AD4DC13D1A570C0F65213F934E7333D88E62F5656E4482B654AA454D40449AC4FCB6C7DE63E8660470B3A76A04B2756CDEBA434489B42F4F758EE48F6.

[2] Manno BV，Hakki AH，Iskandrian AS，et al. Significance of the upright T wave in precordial lead V_1 in adults with coronary artery disease[J/OL]. J Am Coll Cardiol，1983，1（15）：1213-1215. https://doi.org/10.1016/s0735-1097（83）80132-6.

[3] Stankovic I，Milekic K，Vlahovic Stipac A，et al. Upright T wave in precordial lead V_1 indicates the presence of significant coronary artery disease in patients undergoing coronary angiography with otherwise unremarkable electrocardiogram[J/OL]. Herz，2012，37（7）：756-761. https://doi.org/10.1007/s00059-011-3577-6.

[4] Nalbantgil S，Yilmaz H，Gurgun G，et al. Reevaluation of an old electrocardiographic criterion for coronary disease：$TV_1>TV_6$[J/OL]. Ann Noninvasive Electrocardiol，1999，4（4）：397-400. https://sci-hub.tw/10.1111/j.1542-474x.1999.tb00229.x.

（夏盼盼、孙育民）

"正后壁"心肌梗死定位诊断是否名副其实?

临床资料

患者,女,63岁。因"胸骨后压榨样疼痛伴冷汗7 h余"就诊。心电图提示窦性心律,$V_7 \sim V_9$ 导联 ST 段弓背抬高 0.1 mV(图1),测肌钙蛋白 T 0.078 ng/ml,根据心电图表现,急诊诊断急性正后壁心肌梗死,即刻予氯吡格雷、阿司匹林负荷剂量口服。

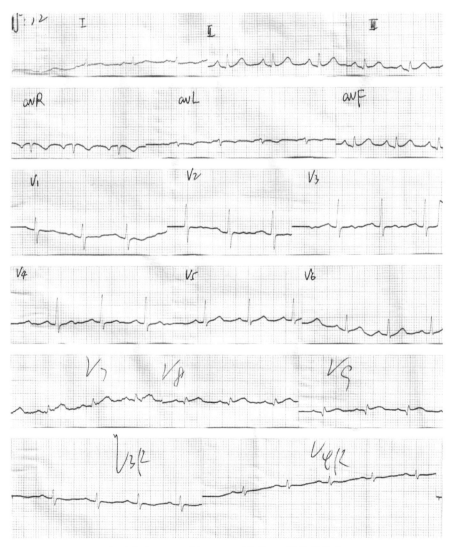

图1 急诊心电图,可见 $V_7 \sim V_9$ 导联 ST 段弓背抬高 0.1 mV

诊疗经过

家属签字同意手术后开通绿色通道即刻行急诊冠状动脉介入术。冠脉造影提示左回旋支中段急性闭塞伴血栓形成，心肌梗死溶栓治疗（TIMI）血流0级（图2A）。对回旋支行介入治疗，植入支架一枚，恢复正常血流（图2B）。术后心脏磁共振（图3）提示左心室侧壁钆剂灌注缺损，延迟钆剂成像阳性伴微循环障碍（MVO）。

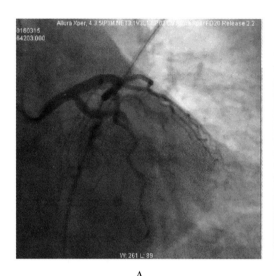 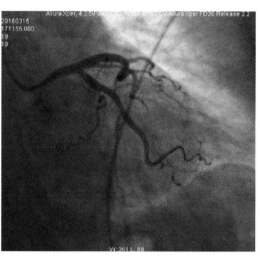

A   B

图2 急诊冠脉造影及介入治疗

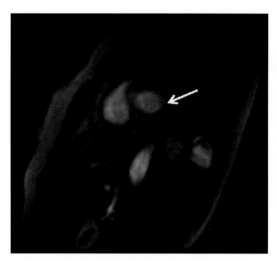 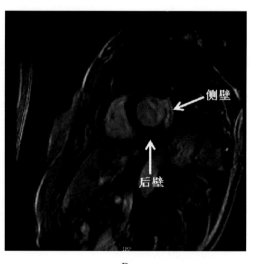

A   B

图A 箭头处可见钆剂灌注缺损   图B 可见左室侧壁钆剂延迟现象，伴
                                        MVO，而后壁无异常信号

图3 心脏磁共振检查

病例分析

回顾患者心电图，可见 $V_7 \sim V_9$ 导联 ST 段弓背抬高 0.1 mV，加之急诊冠脉造影提示左回旋支急性闭塞，根据传统心电图导联定义为急性正后壁心肌梗死。然而，心脏磁共振检查却未发现左室后壁有梗死病灶。这与心电图定位的梗死区域并不相符。

先了解一下"正后壁"这个名称的起源：最初，将位于膈肌上方、与前壁对应的左心室壁称为"后壁"。20世纪60年代，Grant和Massie将邻近膈肌上方的左心室壁改称为"下壁"，而将游离的、凹面向上的"真正"与前壁相对应的部分单独称为"正后壁"，并将该部位梗死称为"正后壁"梗死。1964年，Perloff等提出"正后壁梗死"的心电图诊断标准（V_1导联R波时限≥40 ms，V_1、V_2导联R/S≥1），认为其可以与下壁或外侧壁梗死共存或单独发生。2002年AHA/ACC建议对不同的影像学检查，包括超声、核素显像及磁共振等，采用统一的心脏解剖断层，以心左室长轴为基准，将左心室共分为17区，分别与相应的冠状动脉供血区对应，并给予统一的命名。这种划分方法充分体现了心脏的功能解剖特征，在不同的影像学检查方法之间实现了统一。在统一左心室分区中，"正后壁"对应于下壁基底部（4区），正后壁梗死应称为下壁基底部梗死[1]。2007年心肌梗死统一定义（ESC/ACCF/AHA/WHF）将"正后壁"梗死改称为"下壁基底部"梗死[2]。

那么影像学上真正正后壁心肌梗死的心电图有何特点？图4[3]可见磁共振成像上正后壁钆剂延迟显像，而心电图仅仅表现为下壁导联异常Q波以及ST-T的改变（即传统下壁心肌梗死的表现，注意V_1导联r波较小）。而心电图诊断为正后壁心肌梗死（$V_7 \sim V_9$导联ST段抬高，V_1导联r波较高）的磁共振显像绝大多数为侧壁瘢痕，有文献报道[4]，30例患者，右胸导联出现R波的传统后壁（心电学诊断）心肌梗死患者，经磁共振检查无1例下壁基底段（正后壁）钆剂延迟增强，而29例存在侧壁钆剂延迟增强，如图5、图6。

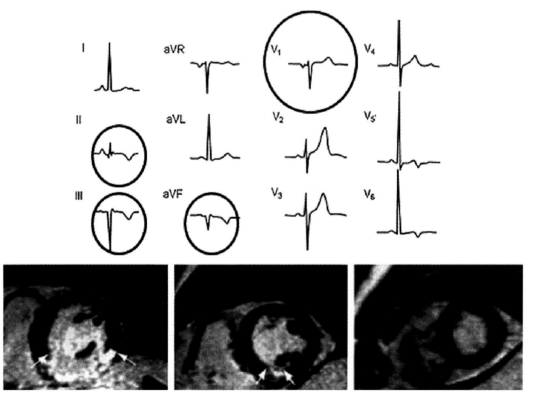

图4　文献［3］中一例影像学上真正正后壁心肌梗死的心电图特点，表现为下壁导联异常（小黑圈），而V_1导联r波较小（大黑圈）

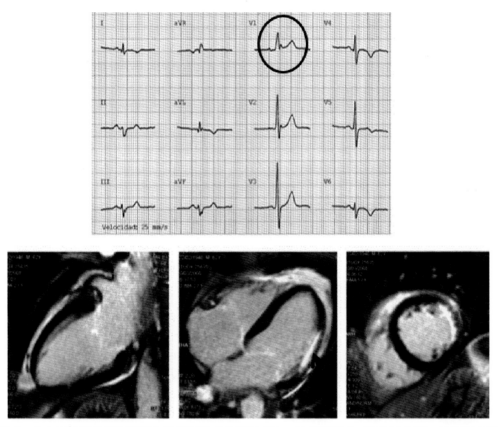

图 5　心电图诊断传统正后壁心肌梗死的磁共振图（V₇～V₉导联略），注意 V₁ 导联 r 波较高（黑圈），而下壁导联无异常表现，磁共振显示侧壁而非后壁存在瘢痕[3]

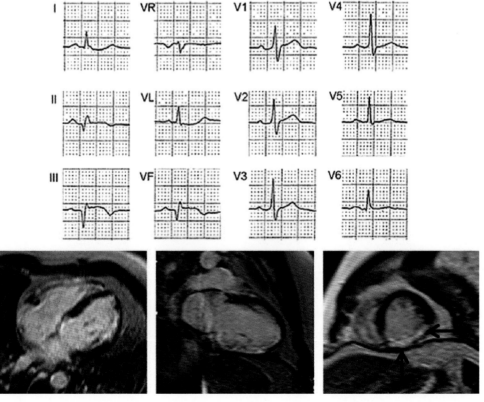

图 6　影像学正后壁、侧壁心肌梗死的心电图表现，下壁导联心梗表现伴 V₁ 导联高 R 波

随着认识的不断深入，根据心脏磁共振胸腔横向平面图（图7）[3]，可以发现，原有的"正后壁"梗死的心电图表现实际对应外侧壁或侧下壁梗死的心电图表现，外侧壁或侧下壁梗死的相关冠状动脉主要是回旋支或钝缘支。下壁心肌梗死中若合并 V_1 导联高 R 波（R/S > 1），提示梗死面积较大（累及侧壁心肌）。

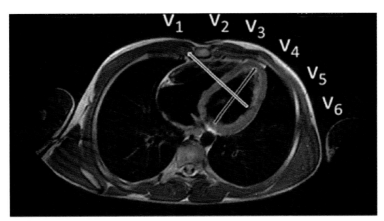

图7　心脏磁共振胸腔横向平面图[3]

 "正后壁"梗死的命名已退出历史舞台。原有的"正后壁"梗死的心电图表现实际为外侧壁或侧下壁梗死。

参考文献 >>

［1］ Cerqueira MD，Weissman NJ，Dilsizian V，et al. Standardized myocardial segmentation and nomenclature for tomographic imaging of the heart. A statement for healthcare professionals from the Cardiac Imaging Committee of the Council on Clinical Cardiology of the American Heart Association［J/OL］. Circulation，2002，105（4）：539-542. https://doi.org/10.1161/hc0402.102975.

［2］ Thygesen K，Alpert JS，White HD，et al. On behalf of the Joint ESC/ACCF /AHA/WHF Task Force for the Redefinition of Myocardial Infarction. Universal definition of myocardial infarction［J/OL］. Circulation，2007，116（22）：2634-2653. https://doi.org/10.1161/CIRCULATIONAHA.107.187397.

［3］ Bayés de Luna A，Rovai D，Pons Llado G，et al. The end of an electrocardiographic dogma: a prominent R wave in V_1 is caused by a lateral not posterior myocardial infarction-new evidence based on contrast-enhanced cardiac magnetic resonance-electrocardiogram correlations［J/OL］. Eur Heart J，2015，36（16）：959-964. https://doi.org/10.1093/eurheartj/ehv035.

（俞帅、王骏）

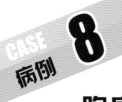

CASE 病例 **8**

胸痛伴新发左束支传导阻滞一定是心肌梗死吗？

临床资料

　　患者，男性，64岁。因"突发胸痛30 min伴出汗"急诊。既往有长期吸烟史近30年，每日20支左右。有原发性高血压史4年，规则服用氨氯地平控制血压。查体：血压162/86 mmHg，心脏体格检查除心率120次/min外，未见异常，未进行肺部及其他体征检查。急诊心电图提示窦性心律，完全性左束支传导阻滞（LBBB）（图1，心电图信息库中对比半年前本院体检心电图记录，当时提示为正常心电图，并无LBBB），急诊生化检查：肌酸激酶同工酶（CK-MB）2 U/L，C反应蛋白为3 mg/L，肌钙蛋白T为阴性。

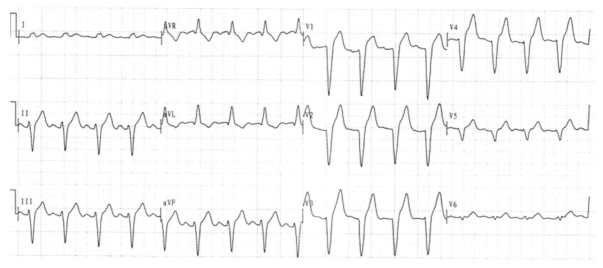

图1　急诊12导联心电图

诊疗经过

　　考虑急性心肌梗死行急诊冠脉造影显示除右冠状动脉轻度斑块外，未见显著狭窄或闭塞性病变（图2）。再次询问病史，患者胸痛以左侧为主，并在深呼吸时明显加重，仔细查体提示左侧呼吸音明显减低。遂在导管室即刻应用数字减影血管造影技术（DSA）进行左胸部摄片（图3），提示左侧气胸，左肺压缩80%。遂转入呼吸科行胸腔闭式引流治疗后痊愈。

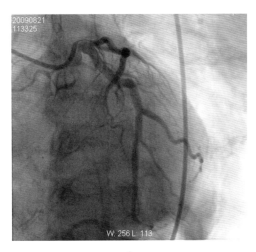 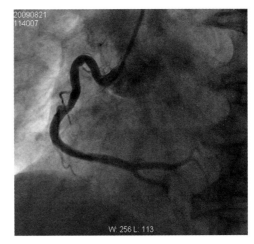

A　　　　　　　　　　　　　　　　　　B
左冠状动脉　　　　　　　　　　　　　　右冠状动脉

图2　急诊冠状动脉造影

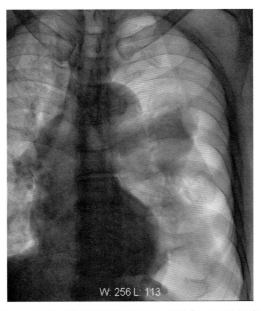

图3　冠状动脉造影后即刻DSA摄片提示左肺压缩

病例分析

胸痛伴有心电图ST段弓背向上抬高，或新发的LBBB，要高度怀疑急性心肌梗死，指南推荐在再灌注时间窗内需紧急进行溶栓或急诊冠脉介入治疗。急性心肌梗死伴束支传导阻滞发生率约为8%～18%，由于LBBB的心室除极起始向量常抵消了急性心肌损伤的ST段抬高，使心肌梗死的特征性QRS波群不为之显示，从而容易漏诊。Sgarbossa等[1]提出三条诊断标准：与QRS波主波同向ST段抬高≥1 mm；V₁、V₂或V₃导联ST段压低≥1 mm；与QRS主波反向ST段抬高≥5 mm。此三条标准均有独立诊断价值，敏感性分别为73%、25%及31%，特异性为92%、96%及92%。然而，诸多学者对此标准的临床应用价值尚存争议。Rosner等[2]提出辨别LBBB与急性心肌缺血关系的三项要点：掌握LBBB继发性ST-T改变的特点，并立即判定有无心肌缺血；监测系列心电图动态变化；与既往心电图进行对比。此外，当LBBB患者遇下述心电图变化，亦高度提示心肌梗死：$V_4 \sim V_6$ 导联出现 q 波，不论其 q 波如何窄小；V_5、V_6 导联出现 s 波；V_5、V_6 导联 QRS 波振幅显著减小；$V_1 \sim V_4$ 或 $V_2 \sim V_6$ 导联呈 QS 型；$V_1 \sim V_5$ 导联由 QS 型转为 rS 型，或原有 rS 型者 r 波增高；胸壁导联 QRS 振幅较肢体导联 QRS 振幅小；Ⅱ、Ⅲ、aVF 导联出现 q 波并呈 qrS、qR 或 QS 型。

　　本例发病 30 min 后心电图初步判断为 LBBB，伴有疑似 $V_1 \sim V_4$ 导联的 ST 段抬高，结合既往心电图信息，提示为新发 LBBB。尽管此时心肌酶检查为正常范围，但因起病时间较短，患者具备冠心病高危因素，临床医生判断为早期急性心肌梗死，从而启动了急诊再灌注治疗程序并造成了误诊。该例的误诊有以下几点提示：（1）临床问诊和查体需要更仔细，本例若在急诊仔细问诊胸痛的部位和加重因素，并进行常规肺部听诊或许就不会导致误诊。（2）心电图读图基本功要加强，仔细分析本例心电图并非典型 LBBB 形态，患者 V_5/V_6 导联非 R 波为主，这与典型 LBBB 形态不同（纽约心脏病学会诊断标准为：QRS 时限 ≥ 120 ms；Ⅰ、aVL、V_5 以及 V_6 导联 R 波粗钝或切迹；V_1、V_2 导联 S 波宽阔，r 波较小或缺乏；QRS 波中部可有切迹或平台；在 QRS 波起始部，心室激动时间 > 50 ms；偶尔 V_5、V_6 导联 R 波呈 M 形；左胸前导联 QRS 波起始处无 q 波；无预激波形）。（3）临床医生要有一图多因的鉴别意识，对于新发的 LBBB 或类似于 LBBB 的心电图，除要考虑到心肌梗死外，还需注意气胸、药物中毒等疾病可能。对于气胸而言，尤其是左侧气胸，由于气体导致心脏转位，从而导致左胸导联 R 波振幅下降甚至消失[3, 4]，而气胸导致类似 LBBB 的改变心电图并不常见。

病例启示　　急性胸痛需除外急性心肌梗死，还需考虑主动脉夹层、肺栓塞、气胸可能，常规体格检查（双侧血压、心肺听诊等）至关重要。

参考文献 >>

［1］ Sgarbossa EB，Pinski SL，Barbagelata A，et al. Electrocardiographic diagnosis of evolving acute myocardial infarction in the present of left bundle-branch block. GUSTO-1 Investigators［J/OL］. N Engl J Med，1996，334（8）：481-487. https://doi.org/10.1056/NEJM199602223340801.

［2］ Rosner MH，Brady WJ. The ECG diagnosis of acute myocardial infarction in the present of left bundle branch block［J/OL］. Am J Emerg Med，1998，16（7）：697-700. https://doi.org/10.1016/s0196-0644（95）70241-5.

［3］ 陈汉华，刘丹，贺小春，等. 左侧气胸的心电图特征及原因分析［J/OL］.临床心电学杂志，2006，15（6）：434-436. https://doi.org/10.3969/j.issn.1005-0272.2006.06.011.

［4］ Mitsuma W，Masahiro Ito M，Honda T，et al. Poor R-wave progression in the precordial leads in left-sided spontaneous pneumothorax［J/OL］. Circulation，2009，120（21）：2122. https://doi.org/10.1161/CIRCULATIONAHA.109.885137.

（蔡洁玲、孙育民）

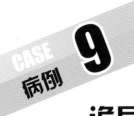

诡异的心绞痛之一

临床资料

患者，女，52岁。因"阵发性胸痛1年，伴出汗，加重10天"入院。近1年来反复出现心前区闷痛伴冷汗，多于夜间发作，每次持续3～5 min，曾在外院诊断为"冠心病、心绞痛"，长期口服5-单硝酸异山梨醇酯、阿司匹林，但胸痛仍有间歇发作。近10天来无明显诱因胸痛频繁发作，每天发作多次，最长持续时间15 min，夜间多见，偶有日间发作，发作前伴肢体冰冷、指端青紫，严重时出现大汗及意识模糊。遂于2008年10月20日来我院就诊。有高血压病史5年，吸烟史30年。否认糖尿病史和药物过敏史，已绝经。

诊疗经过

入院查体未见阳性体征。当日行超声心动图检查时再次发作胸痛，记录到胸痛发作时心尖部明显活动异常，胸痛缓解后室壁运动恢复正常。急查12导联心电图示窦性心动过缓，未见ST段压低或抬高。10月21日予24 h动态心电图（Holter）检查，当晚22:06及次日凌晨3:05患者各有1次胸痛发作，发作心电记录如图1。

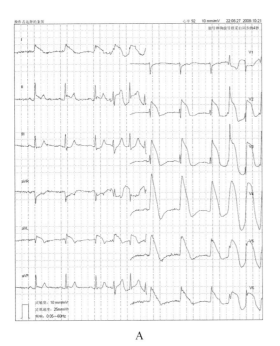

A

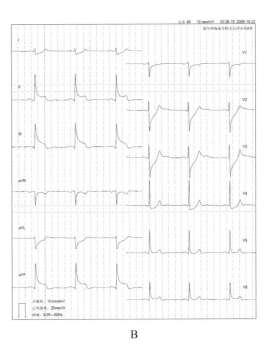

B

图1 两次胸痛时Holter分析截图

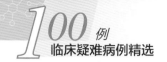

据图 22:06 时Ⅰ、Ⅱ、aVL、V$_2$～V$_6$ 导联 ST 段弓背抬高持续约 1 min（A 图），次日 3:05 时Ⅱ、Ⅲ、aVF 导联 ST 段弓背抬高，Ⅰ、aVL、V$_1$～V$_4$ 导联 ST 段压低，持续约 4 min（B 图）。根据动态心电图结果，诊断为痉挛性心绞痛，遂行冠脉造影检查，检查过程中，见前降支中段及右冠近端自发痉挛，冠脉内推注硝酸甘油后狭窄解除，未见明显斑块影。

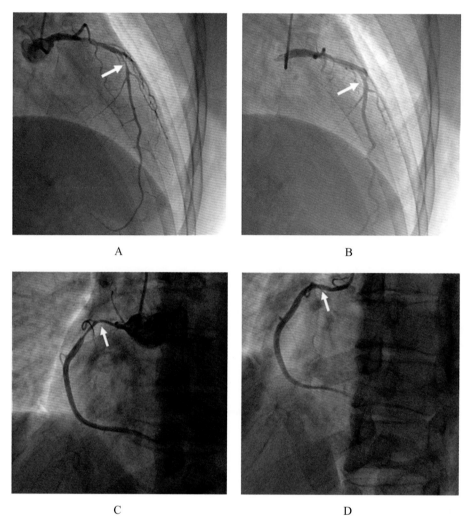

图 2　冠脉造影图像

据图前降支中段（图 A、B）及右冠近端（图 C、D）狭窄，冠脉内推注硝酸甘油后狭窄解除，未见明显斑块影，狭窄考虑为血管痉挛导致。

病例分析

该病例在胸痛发作时记录到了特征性心电图改变，诊断为痉挛性心绞痛并不困难。诊断依据：①女性病人多见；②患者有吸烟史；③胸痛发作特点为夜间多发，发作前有雷诺症表现；④心电图明确记录到胸痛发作时伴 ST 段抬高，胸痛缓解后 ST 段回落；⑤超声心动图记录到胸痛发作时室壁运动异常；⑥冠脉造影记录到明确的自发性冠脉痉挛，冠脉推注硝酸甘油后痉挛解除，无明显斑块影和固定狭窄。

痉挛性心绞痛需和下列疾病进行鉴别：①非痉挛性不稳定性心绞痛，和变异性心绞痛本质不同，痉挛性心绞痛发病机制为血管内皮功能异常导致的冠脉痉挛，而不稳定性心绞痛则是由于冠脉斑块破裂伴血栓形成。除非急性心肌梗死，否则不稳定性心绞痛很少表现为胸痛发作时 ST 段抬高；②微血管病心绞痛：亦好发于女性和代谢综合征患者，胸痛发作特点与痉挛性心绞痛类似，但心电图特点以 ST 段压低和 T 波改变为主，冠脉造影完全正常，冠脉痉挛激发试验可以鉴别有无冠脉痉挛；③ Brugada 综合征：可以表现为 ST 段抬高（胸前导联 ST 段抬高）和室性心律失常，以突然阿-斯发作为主，很少表现为胸痛症状。

1959 年，Prinzmetal 首先报道了痉挛型心绞痛，以静息性胸痛和 ST 段抬高为特点，20 世纪 70 年代才得以证实系冠状动脉痉挛所致。单支冠脉痉挛多见，而多支冠脉同时痉挛则较为罕见。

痉挛性心绞痛治疗首选钙离子拮抗剂[1]。治疗上应联合戒烟、调整血脂、硝酸酯类药物及抗血小板药联合应用的综合防治方案。钙拮抗剂的选择应根据病人的心率、心功能等情况选择非二氢吡啶类或二氢吡啶类。由于多数病人心绞痛在夜间发作，可建议病人在睡前服用长效钙拮抗剂。不能耐受钙拮抗剂者可选择长效硝酸酯类。除非合并心肌桥及劳力型心绞痛，原则上不宜使用 β 受体阻滞剂。有报道大剂量阿司匹林可诱发冠脉痉挛，其机制可能为大剂量阿司匹林抑制前列环素的产生，从而导致冠脉痉挛，不能耐受阿司匹林者可以用氯吡格雷替代。绝大多数病人在上述联合药物治疗下临床症状控制满意，不需要介入治疗。介入治疗对于痉挛性心绞痛几乎无益，除非痉挛发生在动脉粥样硬化病变基础之上，而且在严格药物治疗下仍有反复严重的心绞痛发作，或反复发作同一部位心肌梗死，才可以考虑介入治疗，在痉挛部位植入支架[2]。对于伴严重心律失常且药物不能有效控制痉挛发作的病人，根据不同心律失常类型，有学者认为需植入永久性人工心脏起搏器或埋藏式心律转复除颤器[3]。新近报道 Rho 激酶抑制剂法舒地尔可有效防治冠状动脉痉挛[4]，是极有前途的治疗药物之一，其确切疗效及安全性尚待临床进一步证实。

该患者入院后第 3 天心绞痛发作时出现了严重的室性心律失常（阵发性室性心动过速），所以首先给予持续静脉泵入硝酸甘油，逐渐过渡到口服药物治疗。在静脉维持硝酸甘油的基础上，在患者睡前加用了长效的非二氢吡啶类钙离子拮抗剂（地尔硫䓬控释片 90 mg/d）口服，次日暂停硝酸甘油推泵后患者心绞痛再次发作，无奈在继续使用硝酸甘油静脉推泵的同时，我们反复调整口服用药，最终睡前联合口服长效硝酸酯类药物（单硝酸异山梨酯 40 mg/d）、长效非二氢吡啶类钙离子拮抗剂（地尔硫䓬控释片 90 mg/d）；晨服长效二氢吡啶类钙离子拮抗剂（硝苯地平缓释片 30 mg/d）、短效硝酸酯类药物（硝酸异山梨酯 15 mg/d），症状得以控制。嘱咐患者戒烟。患者在门诊随访已接近 10 年，症状偶有发作。遗憾的是，患者并未能成功戒烟，只是将吸烟量减少到每天 10 支以内。

病例启示　多支血管痉挛性心绞痛较少见，严重痉挛可导致心肌梗死或猝死，临床需高度警惕。

参考文献 >>

［1］　向定成，曾定尹，霍勇.冠状动脉痉挛综合征诊断与治疗中国专家共识［J/OL］.中国介入心脏病学杂志，2015，23（4）：181-186. https://doi.org/10.3969/j.issn.1004-8812.2015.04.001.

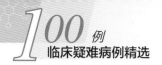

[2] Kaku B, Ikeda M, Het K, al. Coronary artery multistenting in the treatment of life-threatening refractory coronary spasm after coronary artery bypass grafting [J/OL]. Int Heart J, 2007, 48: 379-385. https://doi.org/10.1536/ihj.48.379.

[3] Matsue Y, Suzuki M, Nishizaki M, et al. Clinical implications of an implantable cardioverter-defibrillator in patients with vasospastic angina and lethal ventricular arrhythmia [J/OL]. J Am Coll Cardiol, 2012, 60 (10): 908-913. https://doi.org/10.1016/j.jacc.2012.03.070.

[4] Masumoto A, Mohri M, Shimokawa H, et al. Suppression of coronary artery spasm by the Rho-Kinase inhibitor fasudil in patients with vasospastic angina [J/OL]. Circulation, 2002, 105 (13): 1545-1547. https://doi.org/10.1161/hc1002.105938.

（连敏、王骏）

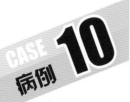

病例 CASE 10

诡异的心绞痛之二

临床资料

患者，男，58岁。因"阵发性口干2周，加重1天"就诊于风湿免疫科。口干时偶伴有心前区游走性隐痛，每次发作持续约3 min，入院前日发作4～5次。门诊查抗核抗体谱、血沉、补体、免疫球蛋白等均正常，因心电图提示下壁异常Q波（图1A）入院进一步诊治。既往有高血压病及吸烟史。

诊疗经过

入院查体未见异常，超声心动图未见异常，肌钙蛋白T 1.63 ng/ml，24 h动态心电图提示患者于口干时出现模拟导联ST段一过性弓背向上抬高（图1B～D）。冠状动脉造影（图2A）显示右冠中段不规则斑块形成伴50%狭窄，血管内超声检查显示右冠状动脉中段最小管腔面积5.99 mm²，斑块最大负荷80%，伴有斑块破裂、夹层及血栓形成（图2B），遂于病变处植入3.5×36 mm药物支架一枚，术后予以贝那普利、单硝酸异山梨酯、瑞舒伐他汀、氯吡格雷、阿司匹林、地尔硫䓬、戒烟等治疗。随访1年，口干未再发作。

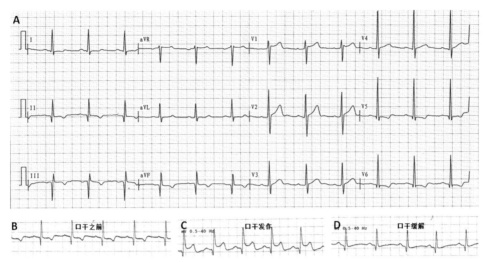

图1　门诊体表心电图（A）及24 h动态心电图模拟导联（B～D）

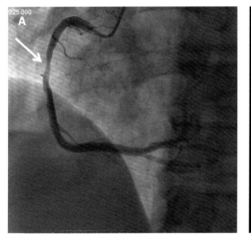

A　右冠状动脉造影

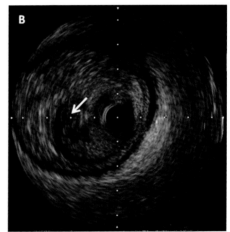

B　血管内超声检查

图2

图中长箭头为斑块形成伴狭窄处，短箭头为斑块破裂、夹层及血栓形成处。

病例分析

　　冠脉痉挛为心绞痛或心肌梗死的常见发病原因之一，典型者表现为缺血性胸痛及心电图相应导联描记的 ST 段上抬或压低[1]，不典型症状包括牙痛、左肩部不适等，而以口干为单纯临床症状较为罕见。本例住院期间通过动态心电图意外检获口干时心电图动态改变，从而证实口干为冠脉痉挛所致，治疗后随访未再发作类似症状，亦佐证了冠脉痉挛与口干的因果关系。冠脉痉挛多发于中老年男性及绝经后女性患者，吸烟者更易发病，严重的冠脉痉挛可导致恶性心血管事件[2]。药物治疗上，长效二氢吡啶类钙离子拮抗剂可通过细胞膜上钙通道减少钙离子内流促使血管平滑肌舒张，尤其是对动脉平滑肌的舒张更为明显，对预防冠脉痉挛非常有效[3]，为临床首选。一般对于冠脉痉挛而无明显冠脉器质性狭窄的冠脉痉挛性心绞痛患者不建议行冠脉介入治疗，但对于存在病变明显不稳定证据的患者则可在长期抗痉挛药物治疗的基础上行冠脉介入治疗，多可获得良好预后。本例尽管 X 线影像学提示病变狭窄程度为临界，但血管内超声检查可见血栓、夹层等不稳定斑块证据（这也解释了患者肌钙蛋白 T 升高的原因），彰显了血管内超声在此类患者中的应用价值。

病例启示 口干会和痉挛性心绞痛有关系，可见临床表现的复杂性和多样性。

（本文2015年发表于《国际心血管病杂志》第42卷第2期，部分有改动。）

参考文献 >>

[1] 戚玮琳，范维琥.日本冠脉痉挛性心绞痛诊疗指南简介［J/OL］.国际心血管病杂志，2010，37（1）：61-63. https://doi.org/10.3969/j.issn.1004-8812.2015.04.001.

[2] Matsue Y, Suzuki M, Nishizaki M, et al. Clinical implications of an implantable cardioverter-defibrillator in patients with vasospastic angina and lethal ventricular arrhythmia［J/OL］. J Am Coll Cardiol, 2012, 60（10）: 908-913. https://doi.org/10.1016/j.jacc.2012.03.070.

[3] 史军，曲淑杰.钙拮抗剂对冠状动脉痉挛性心绞痛预后的影响［J/OL］.中华高血压杂志，2011，19（12）：1190-1193. http://www.wanfangdata.com.cn/details/detail.do?_type=perio&id=gxyzz201112021.

（陶文其、王骏）

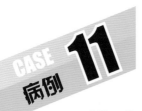

CASE 11 病例11

胸痛伴休克的病因探究

临床资料

患者，男，64岁。因"阵发性胸痛2天，加重1h伴烦躁"来我院急诊。查体双上肢血压未测出，血氧饱和度约70%。即刻行心电图检查提示"Ⅰ、aVL、V6导联ST段抬高伴Q波形成"（图1，患者极度烦躁，部分导联干扰大），考虑"急性侧壁心肌梗死、心源性休克"。

诊疗经过

患者急诊入院考虑急性心肌梗死合并心源性休克，即刻予以补液扩容、多巴胺静滴升压纠正休克，并给予无创面罩呼吸机辅助通气纠正低氧血症，经积极抢救治疗后患者收缩压回升至80～100 mmHg，血压饱和度维持在90%左右。与家属沟通后拟行急诊冠状动脉造影检查。此时，复读心电图时发现有QRS波群电交替现象（图1红蓝箭头所示），高度怀疑心脏破裂、心脏

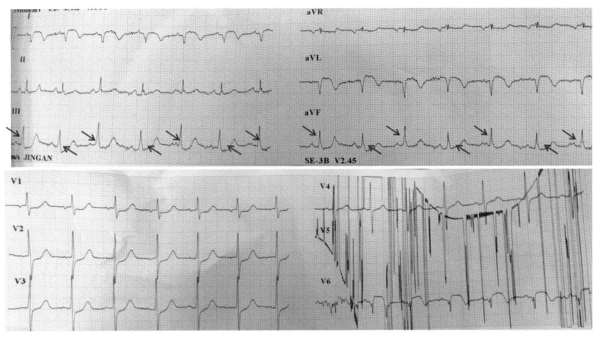

图 1　胸痛发作时急诊心电图（红蓝箭头提示 QRS 波群电交替）

压塞可能。即刻行床边超声心动图检查，患者烦躁不配合，图像质量不佳，但证实存在心包积液（图 2A）。急诊血常规提示：白细胞 5.79×10^9/L，红细胞 1.61×10^9/L，血红蛋白 48 g/L，血小板 69×10^9/L。心肌酶谱：肌酸激酶同工酶（CK-MB）3.5 ng/ml，肌钙蛋白 T 3.62 ng/ml。遂立即转诊某三甲医院并建议心外科干预。接诊医院再次急诊，复查超声心动图提示中至大量心包积液，亦考虑心脏破裂。接诊医院行急诊冠状动脉造影提示钝缘支急性闭塞（图 2B），冠脉造影后未进行介入及外科干预（具体原因不详），患者第 2 天死亡。

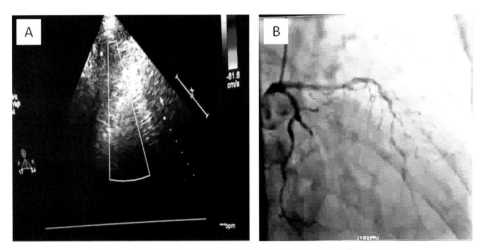

图 2　床旁紧急超声心动图（A）和外院冠脉造影截图（B）

病例分析

　　心脏破裂（cardiac rupture，CR）是急性心肌梗死极其凶险的机械并发症之一，死亡率极高，抢救成功率低。回顾文献，在溶栓前时代，CR 发生率约为 6%；而在再灌注年代，CR 发生率显著降低。以最大规模的 GRACE 注册研究为例，60 198 个急性冠脉综合征患者中 CR 发生率为 0.45%，其中 ST 段抬高型心肌梗死患者发生率为 0.9%，游离壁破裂的发生率为 0.2%，室间隔破裂为 0.26%[1]。

尽管医疗水平不断发展，CR 死亡率仍较高。仍以 GRACE 研究为例，CR 死亡率为 58%，远高于未发生者（4.5%），占院内死亡人数的 5.6%；其中，游离壁破裂死亡率高达 80%，室间隔破裂死亡率 41%[1]。心梗后心脏破裂主要有两个高峰时段，即心梗后第 1 天和第 3～5 天，接受溶栓者 CR 好发的中位时间为 24 h[2]。CR 的危险因素包括 ST 段抬高、ST 段偏移、女性、中风史、初始心肌酶升高、年龄（每增加 10 岁）、心率（每分增加 30 次）、血压（每下降 30 mmHg），而发病后 24 小时内使用低分子肝素、24 h 内使用倍他受体阻滞剂、心肌梗死史则是负危险因素[3]。以下前驱症状对 CR 有提示意义：①反复胸痛、恶心呕吐、烦躁不安、晕厥、低血压或血压骤降；②心梗后急性期出现的体位性胸膜炎性胸痛伴恶心呕吐等；③已经趋于稳定的急性心肌梗死患者再次发生胸痛等症状，伴 ST 段再抬高或新出现的传导阻滞尤其室内传导阻滞。需要指出的是，上述前驱症状并无特异性。

CR 的临床特征归纳如下：①破裂前患者呈反复持续的梗死后胸痛，疼痛剧烈，难以忍受，经静滴硝酸甘油、静注吗啡亦不易缓解；②破裂时病情骤变，突然出现恶心、呕吐、气短，随即意识丧失、呼吸骤停，患者呈休克状态；③体检发现颈静脉怒张，心浊音界增大，听诊心音消失，脉搏、血压测不到；④心电图常提示窦性心动过缓，逐渐变为交界性逸搏心律，或室性自主节律，呈"电一机械分离"。超声心动图提示心包积液，室壁破裂处回声中断；彩色多普勒显示由室壁破裂处向心包喷射多彩血流，可确定破裂口位置及大小。

国内一项研究[3]分析了 28 例急性前壁心肌梗死死亡病例的心电图，发现并发心脏破裂者具有以下特征性的心电图改变：①窦性心律降低；②房性心律取代窦性心律；③交界性心律取代房性心律；④室性心律取代交界性心律；⑤全心停搏。

综上所述，对于急性心肌梗死患者如出现休克症状，除考虑到急性缺血性心肌收缩功能障碍外，还需注意到心脏破裂可能。如此时心电图发现有 QRS 波群电交替，更应高度警惕心脏压塞、心脏破裂可能。床旁超声心动图是排查和早期发现心脏破裂的最重要手段，而对于已经趋于稳定的急性心肌梗死患者，一旦再次发生胸痛伴血压降低更应立即做床旁超声心动图检查。治疗方面，对心室游离壁破裂而言，当临床上怀疑有心脏破裂及心脏压塞时，应立即行心包穿刺术，抽出心包积血，以争取时间，并立即开胸行心包引流或手术修补裂口。外科手术治疗是挽救生命的唯一治疗措施。但患者常因病情迅猛发展而立即死亡，抢救成功率很低。而如发生梗死后室间隔穿孔，其自然病史较差，24% 患者在 24 h 内死亡，46% 的患者 1 周内死亡。如出现肺水肿和心源性休克时应进行急诊外科手术修补或封堵，早期手术是唯一的挽救措施。对于血流动力学稳定的患者，可经内科药物治疗 4～6 周后行择期手术。

病例启示 阅读心电图要注意每一个细节，不能只关注 ST 段、心律失常等，本例 QRS 波群电交替高度提示了心脏破裂导致心脏压塞。

参考文献 >>

[1] Lopez-Sendon J, Gurfinkel E P, Lopez de Sa E, et al. Factors related to heart rupture in acute coronary syndromes in the Global Registry of Acute Coronary Events [J/OL]. Eur Heart J, 2010, 31（12）：1449-1456. https://doi.org/10.1093/eurheartj/ehq061.

[2] Purcaro A, Costantini C, Ciampani N, et al. Diagnostic criteria and management of subacute

ventricular free wall rupture complicating acute myocardial infarction［J/OL］. Am J Cardiol，1997，80（4）：397-405. https://doi.org/10.1016/s0002-9149（97）00385-8.

［3］ 高岚岚，卢喜烈. 28 例急性前壁心肌梗死死亡病例心电图分析. 实用心电学杂志，2002，11（6）：430-431. https://doi.org/10.3969/j.issn.1008-0740.2002.06.014.

（黄少华、王骏）

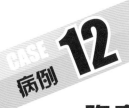

胸痛伴反复一过性意识丧失的病因探究

临床资料

患者，女，58 岁。因"反复一过性意识丧失 3 天伴胸部闷痛"就诊。心电图提示Ⅲ、aVF、V_3～V_5 导联 T 波倒置，头颅 MRI 示双侧侧脑室旁及额顶叶白质多发小缺血灶。数小时后复查心电图提示Ⅲ、aVF 及 V_1～V_6 导联 T 波倒置，较前有动态变化（图 1），查体：血压 130/72 mmHg，神志清楚，呼吸尚平稳，口唇无发绀，双侧颈静脉怒张（图 1 右上角），两肺未闻及啰音，心率 98 次/min，心律齐，未闻及杂音，下肢无浮肿。

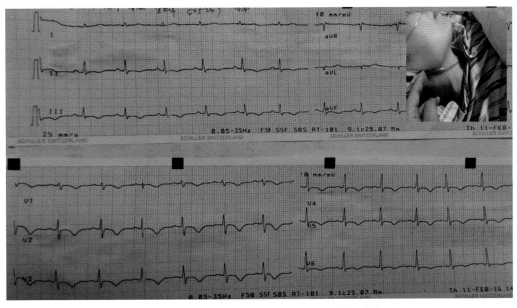

图 1 体表心电图及颈静脉怒张表现（右上角）

诊疗经过

　　患者入院后超声心动图（图2左）示右心房、右心室增大，三尖瓣隔瓣右心房面见赘生物（血栓可能），肺动脉CT示双侧肺动脉主干及其主要分支栓塞（图3），下肢静脉B超示右侧腘静脉血栓形成。D二聚体升高（1.43 mg/L），肌钙蛋白T正常范围（0.007 ng/ml）。结合查体、血气分析示低氧血症、D二聚体、心电图、超声心动图和肺动脉CT，确诊为急性血栓性肺栓塞考虑急性肺栓塞（acute pulmonary embolism，APE），栓子为血栓。因血压稳定，给予低分子肝素、华法林抗凝治疗。治疗后胸闷好转，未再发生意识丧失，1周后复查超声心动图（图2右）赘生物消失，2周后复查肺动脉CT提示左肺动脉分支栓塞较前明显好转。心电图基本恢复正常（图4）。

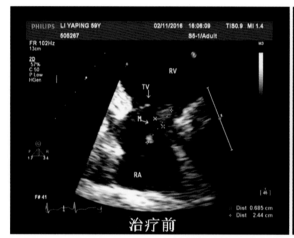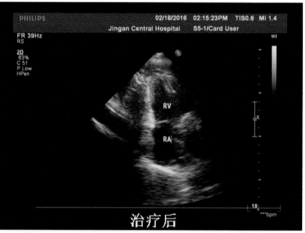

图2　超声心动图，左为抗凝治疗前初查，右为抗凝治疗后复查

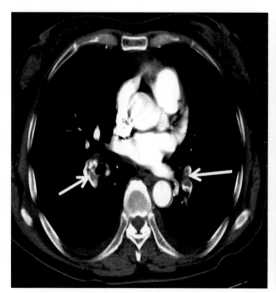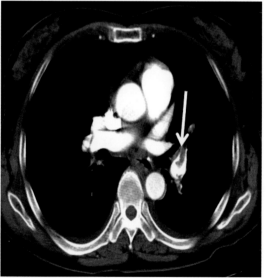

图3　肺动脉增强CT，肺动脉内充盈缺损（箭头），提示栓塞

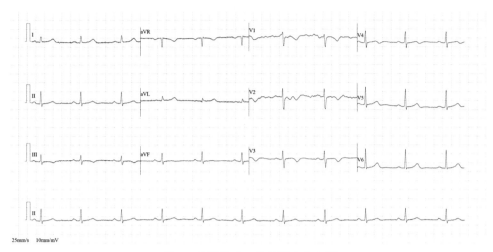

25mm/s   10mm/mV

图 4   抗凝治疗 2 周后复查心电图

病例分析

患者以晕厥为首发症状，心电图呈现Ⅲ、aVF、$V_1 \sim V_6$ 导联 T 波倒置（V_2、V_3 导联明显），说明肺动脉及右心压力升高。结合患者 D 二聚体升高、超声心动图提示三尖瓣隔瓣右房面血栓可能及肺动脉 CT 检查情况，不难将患者反复出现的意识丧失伴胸闷归因为急性肺栓塞。但这个病例中，当观察患者心电图动态表现时，需注意与急性冠脉综合征（acute coronary syndrome，ACS）鉴别。大多数肺动脉栓塞病例呈非特异性的心电图异常，常见的有以下几种（图 5、6）：窦性心动过速、$S_1 Q_{\text{Ⅲ}} T_{\text{Ⅲ}}$征、$V_1 \sim V_3$ 导联 T 波倒置、完全或不完全性右束支传导阻滞、肺型 P 波、电轴右偏、顺钟向转位等，较少见的表现包括：Ⅱ、Ⅲ、aVF 导联 T 波倒置、Ⅲ 导联 ST 段抬高、心房颤动、QT 间期延长等。在本例患者中，APE 心电图以胸前导联和下壁导联 T 波倒置为主，这主要与平均肺动脉压升高相关，Ferrari 等[1]认为当平均肺动脉压大于 30 mmHg 时会出现胸前导联 T 波

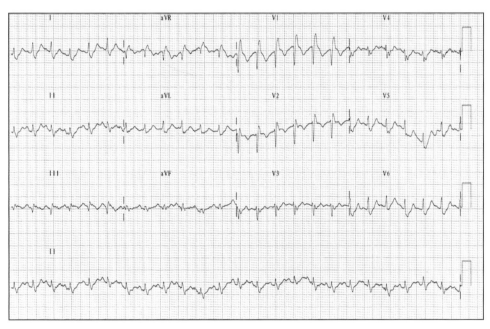

图 5   窦性心动过速、右束支传导阻滞、$V_1 \sim V_3$ 导联 T 波倒置

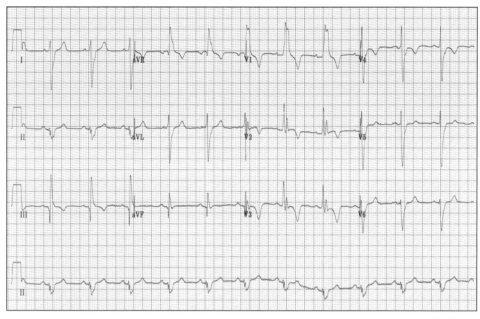

图6 窦性心动过速、电轴右偏、$S_I Q_{III} T_{II}$、III、$V_1 \sim V_4$ 导联 T 波倒置

倒置。Kosuge 等[2] 发现在 APE 患者中，I、aVL、$V_3 \sim V_6$ 导联 T 波倒置较 ACS 少见，但 II、III、aVF、$V_1 \sim V_2$ 导联 T 波倒置更常见。Javanshir 等[3] 研究显示，$V_3 \sim V_4$ 导联 T 波倒置在 ACS 组及 APE 组中分别为 9.1 mV 和 4.2 mV（$P < 0.001$），前壁导联 T 波倒置幅度与下壁导联 T 波倒置幅度比值分别为 15.1±12.0 和 5.4±3.6（$P = 0.001$），即肺栓塞患者 $V_3 \sim V_4$ 导联 T 波倒置深度不及急性冠脉综合征患者深，前壁较下壁导联 T 波倒置幅度也比急性冠脉综合征小。Zhao 等[4] 认为在前壁及下壁导联同时出现 QT 间期延长及 T 波倒置，对于诊断 APE，而非 ACS 有很大帮助。此外，当患者心电图非常缺乏特异性、识别起来比较困难时，临床医生要结合患者的临床表现，如在此病例中，患者除了晕厥、胸闷外，出现了颈静脉怒张这一体征，及时考虑到右心受累可能的原因，之后针对性地进行下一步检查，避免了漏诊或误诊。

 病例启示　掌握急性肺栓塞心电图特点，可与急性冠脉综合征进行快速鉴别。

参考文献 >>

[1] Ferrari E，Imbert A，Chevalier T，et al. The ECG in pulmonary embolism. Predictive value of negative T waves in precordial leads-80 case reports［J/OL］. Chest，1997，111（3）：537-543. https://doi.org/10.1378/chest.111.3.537.

[2] Kosuge M，Kimura K，Ishikawa T，et al. Electrocardiographic differentiation between acute pulmonary embolism and acute coronary syndromes on the basis of negative T waves［J/OL］. Am J Cardiol，2007，99（6）：817-821. https://doi.org/10.1016/j.amjcard.2006.10.043.

[3] Javanshir E，Ghaffari S，Hajizadeh R，et al. Comparison between Negative T waves characteristics in acute coronary syndrome and pulmonary embolism［J/OL］. J Electrocardiol，2018，51（3）：870-873. https://doi.org/10.1016/j.jelectrocard.2018.07.005.

［4］ Zhao YT，Wang L，Wang B. Syncope with QT interval prolongation and T-wave inversion：pulmonary embolism［J/OL］. Am J Emerg Med，2015，33（10）：1546.e5-6. https://doi.org/10.1016/j.ajem.2015.07.023.

（蔡洁玲、孙育民）

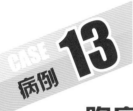

胸痛伴多发性冠状动脉栓塞之青年

临床资料

　　患者，男，22岁，武警。患者因"持续性胸痛20 h"入驻地所在医院就诊。患者入院前20 h在打篮球比赛时突发胸痛伴冷汗，症状持续不缓解，于部队所在医院查心电图，示 V₂～V₃ 导联 ST 段抬高 0.1 mV～0.2 mV，胸前导联 T 波呈双相，肌钙蛋白 I 5.44 ng/ml。患者 2 个月内出现活动后胸痛不适 2 次，每次持续时间约1 h，未重视。既往否认所有慢性病史，否认吸烟、酗酒等不良嗜好。诊断为急性心肌梗死，随即转诊能进行冠脉介入的地方医院。入院后考虑急性冠脉综合征，行冠脉造影检查提示冠脉多发血栓，右冠近段、回旋支近段血栓，心肌梗死溶栓治疗（TIMI）血流 3 级，前降支近段急性闭塞，TIMI 血流 0 级（图 1）。因考虑冠脉多发血栓栓塞，血栓来源不明，未进行介入治疗，而给予肝素抗凝、阿司匹林、氯吡格雷抗血小板治疗，胸痛症状逐渐缓解，第 3 天行冠脉 CTA 检查提示左前降支已经显影。

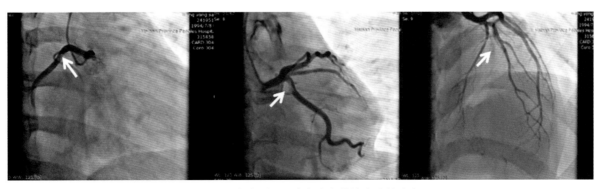

图 1　冠脉造影，冠脉多发血栓栓塞（箭头）

诊疗经过

　　患者当地出院后给予阿司匹林、氯吡格雷、辛伐他汀、尼可地尔等药物治疗，因血栓原因不明，入我院查因。入院查体：血压 110/70 mmHg，身高 180 cm，体重 90 kg，两肺未闻及啰音，心率 66 次 /min，心律齐，瓣膜区未闻及杂音，腹部及上肢腋窝旁可见紫纹，下肢无浮肿。血常规、凝血全套、血脂、血糖、糖化血红蛋白等正常。免疫系列：自身抗体、体液免疫等均正常。血同型半胱氨酸（Hcy）64.2 μmol/L，叶酸、维生素 B_{12} 正常，蛋白 C、蛋白 S、抗凝血酶 III 正常，血尿皮质醇正常。复查心电图未见病理性 Q 波形成（图 2）。心脏磁共振检查见左室游离壁心内膜瘢痕形成（图 3A）。经胸超声心动图及腹部 CT 未见异常，两家不同医院经食道超声心动图排除左向

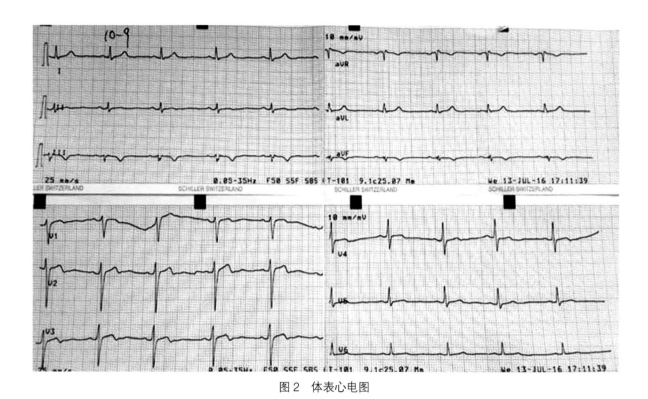

图 2　体表心电图

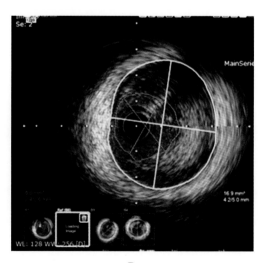

A　　　　　　　　　　　　　B

图 3　心脏磁共振（A）及血管内超声（B）

右分流，超声声学造影未见心腔内血栓。双侧股动脉分叉处低回声附着，考虑血栓。复查冠脉造影提示前降支已经显影，中段不规则斑块伴管腔轻度狭窄 30%，余冠脉未见血栓、狭窄等异常（回旋支和右冠脉近段血栓已经消失），对前降支行血管内超声检查提示纤维斑块形成，最小管腔面积 4.96 mm^2，斑块负荷 71%（图 3B）。

结合患者就诊经过，多发血栓病因排除易栓症、左心室血栓、右心系统血栓伴有心腔异常通道等。另外，前降支冠脉痉挛、冠脉自发夹层、冠脉斑块破裂等均不能解释该患者多发血栓导致急性心肌梗死。进一步针对该患者基因测序发现亚甲基四氢叶酸还原酶基因（*MTHFR*）、胱硫醚 β 合成酶基因（*CBS*）、甲硫氨酸合成酶还原酶基因（*MTRR*）等高同型半胱氨酸血症相关基因存在多态性（表 1）。至此，考虑高同型半胱氨酸导致冠脉多发血栓形成进而致急性心肌梗死事件发生，因此在前期治疗基础上补充叶酸。

表 1　患者基因检查结果

基　　因	突变总数	突变类型	区　　域	纯和突变
MTHFR（亚甲基四氢叶酸还原酶基因）	31	SNP	UTR3	27
		Ins	Intronic	
		Del	exonic	
CBS（胱硫醚 β 合成酶基因）	14	SNP	Intronic	1
		Del		
MTRR（甲硫氨酸合成酶还原酶基因）	27	SNP	Intronic	23
		Del		

病例分析

同型半胱氨酸（homocysteine，Hcy）是一种含巯基的氨基酸，它是蛋氨酸和半胱氨酸代谢过程中一个重要的中间产物，其本身并不参加蛋白质的合成。1969 年 McCully 从尸检发现两个血浆 Hcy 浓度高，并伴有同型胱氨酸尿的儿童，存在着广泛的动脉血栓和动脉粥样硬化。后经多年的研究，1999 年，世界卫生组织国际高血压协会将其正式列为心血管疾病的一个独立危险因素。越来越多的研究提示，血 Hcy 在冠心病发生和发展中起着十分重要的作用，其相关性研究涉及：高 Hcy 血症与严重冠脉狭窄相关[1,2]，高 Hcy 血症与冠脉不稳定斑块相关[3]，高 Hcy 血症与急性冠脉综合征及预后不良相关[4,5]。

大规模前瞻性研究[6]针对 14 916 例不伴有动脉粥样硬化的男性内科医师，测定其原始的 Hcy 并前瞻性地随访 5 年，纠正其他传统危险因素后高 Hcy 组心肌梗死的危险是低水平组的 3 倍，其中 271 例心肌梗死患者中，7% 可能归因于高 Hcy 血症。伯明翰心脏中心对 1 041 例老年患者进行调查发现，Hcy 浓度的增高与冠脉血栓疾病有密切关系[7]，这种相关性在其他明确的冠心病危险因素纠正后仍然存在。

近年的研究热点不局限于血 Hcy 水平的升高，人们更多关注 Hcy 相关代谢酶基因多态性与冠心病易感基因的相关性研究。研究[8]发现 *MTHFR* 基因的 *TT* 型基因（即亚甲基四氢叶酸还原酶基因第 677 位点上发生 C → T 突变）与急性心肌梗死的发病相关。另外 Brown 等研究认为，*MTRR* 的 *GG* 基因型是早发冠心病的显著危险因素。早年 Tsai 等[9]观察 376 例早发性冠状动脉疾病患者，发现 CBS：T833C 杂合突变率为 50%，而在 82 例对照者中没有发现 CBS：T833C 突变。

目前国外诸多补充叶酸及 B 族维生素等降低血 Hcy 水平的相关研究未能显著降低冠心病发病率[10]。然而中国脑卒中一级预防研究（CSPPT 研究）[11] 通过基因检测，筛查出中国人有基因突变的特殊类型，对已患有高血压的高同型半胱氨酸血症患者进行干预（依那普利＋叶酸复合片剂），可以显著降低心脑血管疾病风险（相对风险降低 21%，绝对风险降低 0.7%，$P = 0.048$）。该研究与之前国外诸多干预高 Hcy 血症未能降低心脑血管事件的临床研究结论不太一致。分析造成这种现象的根本原因可能在于我国人群中 MTHFR 基因的 TT 型基因出现频率高达 25%，而在北美（美国、加拿大）及欧洲多个国家，这一概率约为 12% 左右，这亦符合冠心病的发生和发展是遗传和环境因素相互作用的结果：不同的环境因素作用于相同基因型的个体其影响可有不同；而相同的环境因素作用于不同基因型的个体，其影响也可存在差异。

目前大多研究认为血 Hcy 正常值 5 ～ 15 μmol/L（平均 10 μmol/L）；轻度升高 16 ～ 30 μmol/L；中度升高 31 ～ 100 μmol/L；重度升高 > 100 μmol/L。本例患者血 Hcy 浓度 64.2 μmol/L，中度升高，且 MTHFR、CBS、MTRR 存在基因多态性。结合患者高同型半胱氨酸血症和缺乏传统心血管病的危险因素，分析该青年心梗患者冠脉多发血栓的病因可能与高同型半胱氨酸血症有关。

病例启示　年轻心肌梗死患者可能有其背后的遗传背景，抽丝剥茧分析心肌梗死病因有助于认识疾病的发展规律。

参考文献 >>

［1］鄢高亮，王栋，乔勇，等 . 高同型半胱氨酸水平对冠心病严重程度及支架置入治疗预后的影响［J/OL］. 中华心血管病杂志，2015，43（11）：943-947. https://doi.org/10.3760/cma.j.issn.0253-3758.2015.11.005.

［2］Wang Z，Yang X，Cai J，et al. Vascular endothelial function of patients with stable coronary artery disease［J/OL］.Pak J Med Sci，2015，31（3）：538-542. https://doi.org/10.12669/pjms.313.6892.

［3］解晓江，肖学慧，刘艳阳 . CT 联合 IgE 和同型半胱氨酸检测诊断冠脉斑块稳定性的临床价值［J/OL］. 中华全科医学，2016，14（8）：1296-1298. https://doi.org/10.16766/j.cnki.issn.1674-4152.2016.08.016.

［4］Hu GX，Zhang J，Tian YG，et al. Diagnostic value of joint detection of homocysteine and RDW CV on acute myocardial infarction［J/OL］.Eur Rev Med Pharmacol Sci，2016，20（19）：4124-4128. https://www.ncbi.nlm.nih.gov/pubmed/27775785.

［5］Hassan A，Dohi T，Miyauchi K，et al. Prognostic impact of homocysteine levels and homocysteine thiolactonase activity on long-term clinical outcomes in patients undergoing percutaneous coronary intervention［J/OL］. J Cardiol，2017，69（6）：830-835. https://doi.org/10.1016/j.jjcc.2016.08.013.

［6］Cook JW，Taylor LM，Orloff SL，et al. Homocysteine and arterial disease. Experimental mechanisms［J/OL］. Vascul Pharmacol，2002，38（5）：293-300. https://www.ncbi.nlm.nih.gov/pubmed/12487034.

［7］De BA，Verschuren WM，Kromhout D，et al. Homocysteine determinants and the evidence to what extent homocysteine determines the risk of coronary heart disease [J/OL]. Pharmacological Reviews, 2002, 54 (4): 599. https://www.ncbi.nlm.nih.gov/pubmed/12487034.

[8] Gülec S, Aras O, Akar E, et al. Methylenete trahydrofolate reductase gene polymorphism and risk of premature myocardial infarction [J/OL]. Clin Cardiol, 2001, 24 (4): 281-284. https://doi. org/10.1002/clc.4960240405.

[9] Tsai MY, Welge BG, Hanson NQ, et al. Genetic causes of mild hyper-homocysteinemia in patients with premature occlusive coronary artery diseases [J/OL]. Atherosclerosis, 1999, 143 (1): 163-170. https://doi.org/10.1016/s0021-9150 (98)00271-8.

[10] Ma Y, Li L, Geng XB, et al. Correlation Between Hyperhomocysteinemia and Outcomes of Patients with Acute Myocardial Infarction [J/OL]. Am J Ther, 2016, 23 (6): e1464-e1468. https://doi.org/10.1097/MJT.0000000000000130.

[11] Huo Y, Li J, Qin X, et al. Efficacy of folic acid therapy in primary prevention of stroke among adults with hypertension in China: the CSPPTrandomized clinical trial [J/OL]. JAMA, 2015, 313 (13): 1325-1235. https://doi.org/10.1001/jama.2015.2274.

（徐志强、王骏）

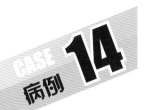

病例 14

胸闷、气短伴房室传导阻滞

临床资料

　　患者，女，38岁。因"反复胸闷、心悸、气促伴黑矇4天"入院。2017年3月24日无明显诱因下出现胸闷、心悸症状，站立状态下曾发生黑矇症状，伴有活动后气短。3月27日夜间患者自觉不能平卧，需高枕卧位，于3月28日就诊我院急诊，行心电图检查提示Ⅲ度房室传导阻滞，交界性逸搏心律，aVR、aVL 导联ST段抬高，Ⅱ、Ⅲ、aVF及$V_3 \sim V_6$导联ST段压低$0.1 \sim 0.5$ mV（图1）；肝功能提示谷草转氨酶180 U/L，谷丙转氨酶100 U/L，为进一步治疗，收治入院。追问病史，患者3月6日曾因中上腹不适伴腹泻急诊就诊，查白细胞8.2×10^9/L，中性粒细胞75%，予以抗感染治疗后好转。患者既往1年前有阵发性心悸症状，曾在站立时有黑矇症状，伴有短暂意识丧失，当时查心电图、超声心动图及24 h动态心电图未见明显异常。

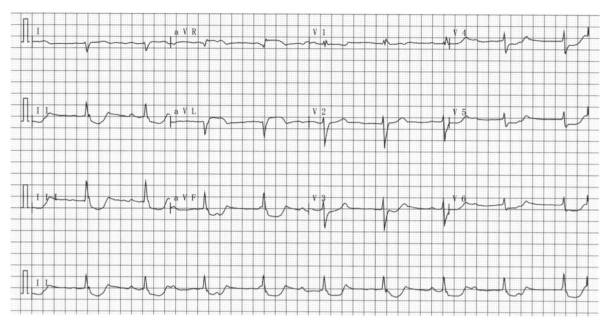

图 1　心电图示Ⅲ°房室传导阻滞

诊疗经过

入院查体：低温 36.7 ℃，心率 60 次 /min，血压 87/52 mmHg。神志清楚，静息下呼吸平稳，高枕卧位，口唇无发绀，颈静脉无怒张，两肺未闻及干湿啰音，心率 62 次 /min，心音低，心脏各瓣膜区未闻及明显杂音，腹部无压痛，肝脏肋下未触及，双下肢无浮肿。心肌酶谱显示肌酸激酶同工酶 79.7 ng/ml，肌红蛋白 174 ng/ml，肌钙蛋白 T 1.910 ng/ml，N 末端 B 型利钠肽原（NT-proBNP）2 731 pg/ml，均高于正常值。诊断考虑急性冠状动脉（以下简称"冠脉"）综合征，予临时起搏器保护下行急诊冠脉造影提示左、右冠脉未见明显异常（图 2）。完善超声心动图检查提示左心室节段性收缩活动异常，余未见明显结构性异常，左心室射血分数为 0.44。遂诊断考虑急性暴发性心肌炎，予激素冲击（甲泼尼龙 480 mg/d）联合丙种球蛋白 20 g/d，辅以多巴胺加去甲肾上腺素强心、升压治疗，患者症状进行性加重，血氧饱和度降低，给予无创呼吸机辅助通气，并于 3 月 30 日转至上级医院拟进行体外膜肺氧合（ECMO）治疗。

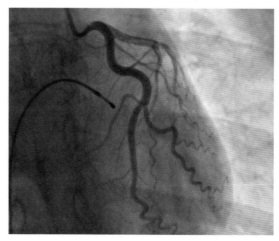
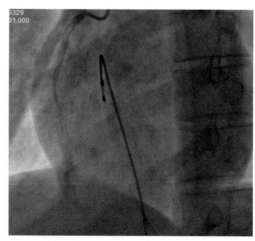

图 2　冠脉造影示血管未见明显狭窄

上级医院完善病毒抗体检查：抗巨细胞病毒 IgM（＋）、IgG（＋），多个病毒 IgG 阳性。乙肝表面抗原、e 抗原、核心抗体（＋），DNA1.76×10⁴ U/ml。诊断病毒性暴发性心肌炎、乙型病毒性肝炎。予呼吸机辅助通气、血管活性药物等治疗仍不能维持循环，且反复发作室速，于转入当日（3 月 30 日）下午行体外膜肺氧合治疗，辅以甲泼尼龙冲击联合丙种球蛋白、抗心衰、保肝、抑酸、抗乙肝病毒等治疗，患者呼吸、循环逐渐改善，3 周后撤除 ECMO 装置，5 月 10 日植入心脏再同步化和除颤装置，规范化抗心力衰竭药物治疗，稳定后出院。随访 1 年余，日常生活、工作无明显气短等不适。

病例分析

心肌炎指由各种原因引起的心肌炎性损伤所导致的心脏功能受损，包括收缩、舒张功能减低和心律失常。根据病因不同，可分为感染性、自身免疫性和毒素 / 药物毒性 3 类，其中病毒感染为最常见，如肠道病毒（尤其是柯萨奇 B 病毒）、腺病毒、巨细胞病毒、EB 病毒和流感病毒等[1, 2]。根据 WHO 及国际心脏病协会（ISFC）的组织学分类[3]，又可分为淋巴细胞性、嗜酸性粒细胞性、多形性、巨细胞性心肌炎和心脏结节病等类型。心肌炎可发生于 2 岁至 82 岁，儿童及青壮年多见，临床上可以分为急性期、亚急性期和慢性期。起病多先表现为病毒感染前驱症状，如发热、乏力、鼻塞、流涕、腹痛、腹泻等；随后出现心肌受损表现，如气短、呼吸困难、胸闷、胸痛、心悸等。而暴发性心肌炎是心肌炎最为严重的类型，它起病急骤，进展极其迅速，患者很快可出现血流动力学异常以及严重心律失常，病死率极高[2, 4]。实验室检查可出现心肌损伤标志物明显升高，以肌钙蛋白最为敏感和特异；利钠肽水平通常显著增高，提示心功能受损严重。心电图可出现窦性心动过速、传导阻滞、ST 段抬高或压低等改变。冠脉造影检查血管多为正常。对于临床疑似心肌炎的患者需考虑行心肌活检，这是心肌炎诊断的金标准，但对于急性期患者伴血流动力学不稳定时，存在一定的风险[1]。

该例患者为年轻女性，起病前半月有肠道感染前驱症状，本次急性起病，进展迅速，有胸闷、心悸、气短、黑矇症状，就诊时血压明显降低，心电图示Ⅲ度房室传导阻滞，心肌损伤标志物明显升高，冠脉未见明显狭窄，抗巨细胞病毒 IgM 阳性，临床诊断为急性病毒性心肌炎，虽予呼吸机辅助通气、临时起搏器起搏支持，大量血管活性药物、激素及免疫球蛋白冲击治疗等处理，但患者血流动力学仍不能维持稳定，考虑为暴发性心肌炎，予以 ECMO 循环支持治疗后，患者呼吸、循环逐渐恢复，顺利度过心肌炎急性期。2013 年《欧洲心脏病协会（ESC）心肌炎声明》及 2017 年《中国成人暴发性心肌炎专家共识》中均指出[1, 2]，暴发性心肌炎患者心肌受到弥漫性严重损伤，泵功能严重受损，若血流动力学持续不稳定，可予左室辅助装置或 ECMO 行循环支持治疗，使得患者心脏得到休息，帮助其度过炎症急性期。这类患者一旦度过心肌炎急性期，长期预后往往较好，少数患者可发展为扩张型心肌病、慢性心力衰竭。因此，临床上对于起病较急、进展较快，伴心肌损伤标志物明显升高，血流动力学持续不稳定的患者，尤其是年轻患者，需注意暴发性心肌炎可能，若药物及常规辅助治疗不能起效时，需考虑尽早应用循环辅助装置。

病例启示　　暴发性心肌炎死亡率极高，循环辅助装置是患者度过急性危重期的利器。

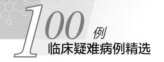
参考文献 >>

[1] Caforio AL, Pankuweit S, Arbustini E, et al. Current state of knowledge on aetiology, diagnosis, management, and therapy of myocarditis: a position statement of the European Society of Cardiology Working Group on Myocardial and Pericardial Diseases[J/OL]. Eur Heart J, 2013, 34 (33): 2636-2648, 2648a-2648d. https://doi.org/10.1093/eurheartj/eht210.

[2] 中华医学会心血管病学分会精准医学组. 成人暴发性心肌炎诊断与治疗中国专家共识[J/OL]. 中华心血管病杂志, 2017, 45 (9): 742-752. https://doi.org/10.11768/nkjwzzzz20170602.

[3] Richardson P, McKenna W, Bristow M, et al. Report of the 1995 World Health Organization/ International Society and Federation of Cardiology Task Force on the Definition and Classification of cardiomyopathies[J/OL]. Circulation, 1996, 93 (5): 841-842. https://doi.org/10.1161/01.cir.93.5.841.

[4] Maisch B, Ruppert V, Pankuweit S, et al. Management of fulminant myocarditis: a diagnosis in search of its etiology but with therapeutic options[J/OL]. Curr Heart Fail Rep, 2014, 11 (2): 166-177. https://doi.org/10.1007/s11897-014-0196-6.

（冯京、王骏）

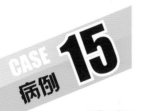

病例 15 CASE

胸闷、气短伴黑矇

临床资料

患者，女，61岁。因"反复出现活动后胸闷、气短3个月，加重3天伴黑矇"入院。入院前1天步行时出现黑矇，伴双下肢乏力，无意识丧失，持续数秒，休息后好转，遂来我院就诊，病程中否认胸痛及肩背部放射痛，否认头晕、晕厥，否认恶心、呕吐，否认夜间不能平卧、端坐呼吸。否认高血压、糖尿病、冠心病、慢性支气管炎病史。否认家族遗传性病史。

诊疗经过

患者入院后体格检查：BP 130/86 mmHg，心界正常大小，心率78次/min，心律齐，胸骨左缘3～4肋间3/6级收缩期杂音，二尖瓣听诊区可闻及2/6级收缩期杂音。心电图提示窦性心律，左心室高电压，I、aVL、V$_2$～V$_6$导联ST压低伴T波倒置（图1）。胸片提示两肺纹理增多。

24 h 动态血压监测及 24 h 动态心电图均基本正常。超声心动图检查提示室间隔肥厚（室间隔厚度 14 ～ 25 mm，左心室后壁厚度 10 mm，流出道压力阶差 65 mmHg），二尖瓣中度反流，二尖瓣前叶 SAM 征阳性，三尖瓣轻中度反流，左心室舒张功能下降，左心室射血分数 0.64（图 2）。心脏磁共振成像检查亦提示室间隔明显增厚，钆对比剂延迟强化（LGE）显示室间隔与右心室游离壁交界处局灶状强化（图 3）。入院后予美托洛尔等药物治疗，症状改善出院。

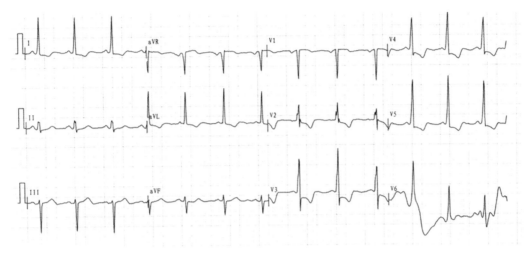

图 1　体表心电图

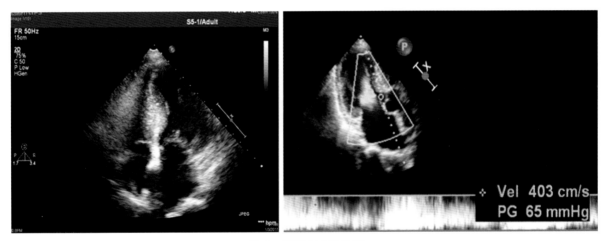

图 2　超声心动图检查

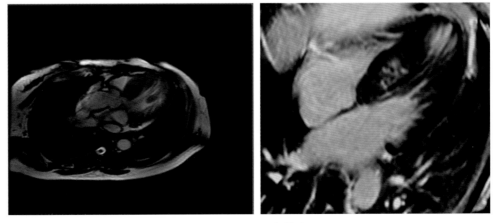

图 3　心脏磁共振检查

病例分析

患者以心力衰竭合并黑矇来院就诊，超声心动图及心脏磁共振提示室间隔增厚合并流出道梗阻，为典型的肥厚型心肌病（hypertrophic cardiomyopathy，HCM）表现。HCM 是一种原因不明的以心肌肥厚为特征的心肌疾病，主要表现为左心室壁增厚，通常指二维超声心动图测量的室间隔或左心室壁厚度 ≥ 15 mm，或者有明确家族史者厚度 ≥ 13 mm，需排除负荷增加的其他疾病如高血压、主动脉瓣狭窄等[1]。HCM 大部分呈常染色体显性遗传，目前已发现 27 个致病基因与 HCM 相关，其中约 60% 为编码肌小节结构蛋白的基因突变，5%～10% 由其他遗传性或非遗传性疾病引起，另外还有 25%～30% 是不明原因的心肌肥厚[2]（常见心肌肥厚病因见图 4），可以统称为 HCM 相关综合征，但大部分临床罕见，心肌肥厚是其特点之一，一般会同时累及其他系统或器官，并且各有特点，这与肌小节蛋白编码基因突变导致的 HCM 不同，因此临床上出现特殊征象（HCM 相关疾病合并特殊症状体征见表 1）时，要完善相关检查，明确 HCM 相关综合征等情况，基因诊断是主要的鉴别手段之一。

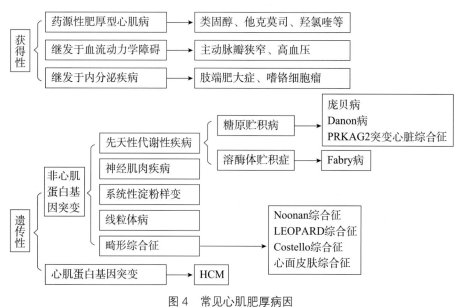

图 4　常见心肌肥厚病因

表 1　HCM 相关疾病合并特殊症状体征

症状／体征	诊　　断
学习困难／精神发育迟滞	线粒体疾病，Noonan/LEOPARD/Costello 综合征，Danon 病
感觉神经性耳聋	线粒体疾病（尤其合并糖尿病），Anderson-Fabry 病，LEOPARD 综合征
视力障碍	线粒体疾病（视网膜疾病，视神经萎缩），TTR 相关的淀粉样变性（棉花型玻璃体混浊），Danon 病（视网膜色素变性），Anderson-Fabry 病（白内障，角膜混浊）
步态障碍	Friedreich 共济失调
感觉倒错／感觉异常／神经痛	Anderson-Fabry 病
腕管综合征	TTR 相关的淀粉样变性（特别是当双侧和男性患者）
肌肉无力	线粒体疾病，糖原贮积病，FHL1 突变，Friedreich 共济失调
眼睑下垂	线粒体疾病，Noonan/LEOPARD 综合征，肌强直性营养不良
雀斑样痣／咖啡牛奶斑	LEOPARD/Noonan 综合征
血管角质瘤	Anderson-Fabry 病

HCM 患者临床症状表现各异，一些患者可长期无症状，而有些患者首发症状就是猝死，常有家族史。症状与左心室流出道梗阻、心功能受损、快速或缓慢型心律失常等有关，主要包括劳力性呼吸困难、胸痛、心悸、晕厥或者先兆晕厥、心脏性猝死（sudden cardiac death，SCD）等。梗阻性肥厚型心肌患者胸骨左缘可出现粗糙的收缩中晚期喷射性杂音，可伴震颤，应用洋地黄制剂、硝酸甘油、异丙肾上腺素及 Valsalva 动作后杂音增强，反之应用 β 受体阻滞剂、去甲肾上腺素、下蹲时杂音减弱。

除了进行全面的心脏病史和家族史信息收集、体格检查以外，还需对所有患者进行心电学、影像学等检查，包括心电图、超声心动图、动态心电图监测、运动负荷检查、心脏核磁共振成像、冠状动脉计算机断层成像或冠状动脉造影、心内导管检查等。大部分 HCM 患者均有非特异性的心电图改变，多表现 QRS 波左心室高电压、倒置 T 波和异常 Q 波。所有 HCM 患者均应进行全面的经胸超声心动图检查，其诊断标准为左心室心肌任何节段或多个节段室壁厚度 ≥ 15 mm，并排除引起心脏负荷增加的其他疾病，如高血压、瓣膜病等。对于可疑或心尖部心肌肥厚患者可进一步行心脏磁共振检查，与超声心动图相比可提供更多信息，如钆对比剂延迟强化可识别心肌纤维化，其与心衰、SCD 等风险正相关，典型表现为肥厚心肌内局灶或斑片状强化，多以室间隔与右心室游离壁交界处局灶状强化最常见[3]。推荐对所有 HCM 患者进行遗传咨询，基因筛查有助于早期诊断，找出家族成员中无症状的遗传受累者，可指导选择性生育，并可对高血压心肌肥厚及运动员心肌肥厚等进行鉴别诊断。但由于 HCM 致病基因的外显率及发病年龄均存在很大的异质性，对基因诊断的结果解释应谨慎。

肥厚型心肌病目前仍无根治方法，但多数患者经过药物控制或手术治疗可以有一个与正常人相同的寿命和生活质量，药物治疗仍以 β 受体阻滞剂和维拉帕米为首选，对于静息或刺激后出现左心室流出道梗阻患者可给予丙吡胺以改善症状。其他一些新药如 MYK-461 能够预防和逆转多种肥厚性心肌病模式基因突变小鼠的疾病发展，但当前仍处于 I 期临床试验中[4]。对于严格药物治疗后仍效果不佳且左心室流出道压力阶差 ≥ 50mmHg 的患者可选择考虑经皮室间隔心肌消融术或者外科室间隔心肌切除术。植入双腔起搏器对有严重症状的梗阻性 HCM 患者可能有用，但确切疗效仍有待证实。SCD 的危险分层和预防是 HCM 最为重要的问题。安装植入型心律转复除颤器（ICD）是唯一可靠的方法。HCM 患者均应进行综合 SCD 危险分层，确定是否存在下述情况，具备其中任意一项均建议植入 ICD：①具有心室颤动（室颤）、持续性室性心动过速或心搏骤停（SCD 未遂）的个人史；②早发 SCD 家族史，包括室性快速心律失常的 ICD 治疗史；③不明原因的晕厥；④动态心电图证实的非持续性室性心动过速；⑤左心室壁最大厚度 ≥ 30 mm。

对于本例患者，需进一步完善基因筛查以明确具体病因，并推荐直系家属一并行基因检测并进行详细的临床检查。本患者建议在积极严格的药物治疗 3 个月后进一步复查以评估手术指征。

 病例启示 对于心肌肥厚的患者，首先应该诊断肥厚型心肌病相关综合征，再进行具体病因分析。

参考文献 >>

［1］ 中华医学会心血管病学分会《中国成人肥厚型心肌病诊断与治疗指南》编写组，中华心血管病杂志编辑委员会. 中国成人肥厚型心肌病诊断与治疗指南［J/OL］. 中华心血管病杂志，2017，45（12）：1015-1032. https://doi.org/10.3760/cma.j.issn.0253-3758.2017.12.005.

［2］ Elliott PM，Anastasakis A，Borger MA，et al. 2014 ESC Guidelines on diagnosis and management of hypertrophic cardiomyopathy：the Task Force for the Diagnosis and Management of Hypertrophic Cardiomyopathy of the European Society of Cardiology（ESC）［J/OL］. Eur Heart J，2014，35（39）：2733-2779. https://doi.org/10.1093/eurheartj/ehu284.

［3］ Chen X，Zhao S，Zhao T，et al. T-wave inversions related to left ventricular basal hypertrophy and myocardial fibrosis in non-apical hypertrophic cardiomyopathy：a cardiovascular magnetic resonance imaging study［J/OL］. Eur J Radiol，2014，83（2）：297-302. https://doi.org/10.1016/j.ejrad.2013.10.025.

［4］ Green EM，Wakimoto H，Anderson RL，et al. A small-molecule inhibitor of sarcomere contractility suppresses hypertrophic cardiomyopathy in mice［J/OL］. Science，2016，351（6273）：617-621. https://doi.org/10.1126/science.aad3456.

（曹宾、王骏）

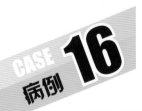

CASE 病例 16

胸闷、室性心动过速

临床资料

患者，女，81岁。因"突发心悸胸闷伴冷汗5h"来院急诊。既往体健，否认高血压、糖尿病等慢性病史，否认吸烟史，否认家族性遗传病史。急诊查体：血压90/60 mmHg，神志清楚，呼吸略促，两肺未闻及啰音，心率200次/min，心律齐，心脏各瓣膜区未闻及明显杂音，下肢无浮肿。实验室相关检查：肌钙蛋白T（TNT）1.7 ng/ml，肝肾功能、电解质正常；心电图提示左心室心尖部起源的室性心动过速（室速）（图1），予同步电复律后转复窦性心律（图2）。初步诊断：急性冠脉综合征，持续性室速。

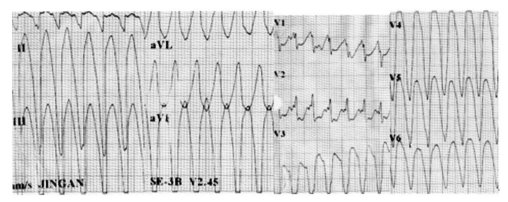

图 1 急诊心电图提示左心室心尖部起源的室性心动过速

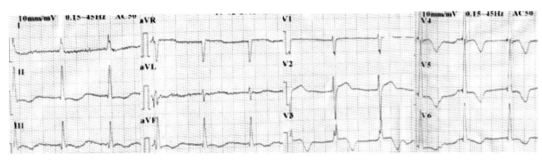

图 2 电复律后心电图提示窦性心律，$V_3 \sim V_6$ 导联 T 波倒置

诊疗经过

入院后予以胺碘酮、阿司匹林、氯吡格雷、低分子肝素、美托洛尔、赖诺普利、瑞舒伐他汀等药物治疗；初次超声心动图未见异常；冠状动脉造影未见冠状动脉明显狭窄及血栓影，左心室造影（图3）显示心尖部瘤样病变，左心室中部收缩期梗阻呈"沙漏形"，心尖部疑似血栓影，左心室憩室可能。进而再次行超声心动图检查，显示乳头肌水平心室明显增厚，舒张期约 22 mm，增厚心肌突出于左心室腔内形成瘤颈样狭窄，瘤颈部可探及收缩末期出瘤体和舒张期入瘤体的血流频谱，估测压力差 32 mmHg。心脏磁共振（图4）提示左心室中部明显增厚，舒张期约 20mm，延迟钆剂增强显示心尖部血栓影。

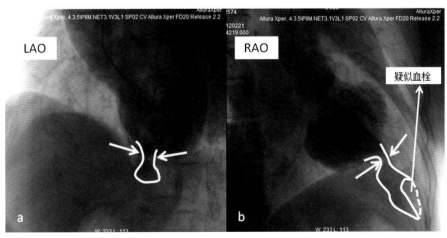

图 3 左心室造影提示心尖部瘤样病变，左心室中部收缩期梗阻呈"沙漏形"（箭头），
a 为左前斜位（LAO），b 为右前斜位（RAO），显示可疑血栓影

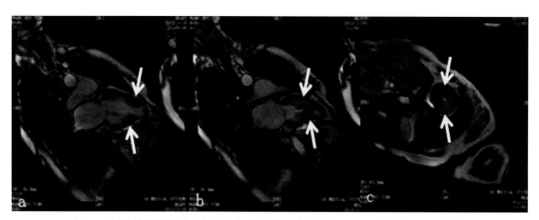

图 4　心脏磁共振提示左心室中部明显增厚（箭头），a、b 为长轴，c 为短轴

病例分析

左心室中部肥厚型梗阻性心肌病（mid ventricular obstruction in hypertrophic obstructive cardiomyopathy，MVHOCM）相对少见，1975 年，Falicov 和 Resnekov 首次报道了 2 例[1]。其临床诊断主要依靠超声心动图、心脏磁共振及左心室造影。蔡迟等[2]报道了中国人群 MVHOCM 的患病现状，在阜外医院 8 年间收治的共 943 例肥厚型心肌病患者中，共检出 20 例 MVHOCM 患者，占同期肥厚型心肌病患者的 2.3%。

左心室中部闭塞与舒张早期二尖瓣反流是 MVHOCM 最具特征性的病理生理学特点。MVHOCM 肥厚部位发生于左心室游离壁与室间隔中部，收缩期左心室中部形成狭窄的肌性通道，该通道将左心室腔分隔为上端的基底腔和下端的心尖腔，基底腔内的血流在收缩期经左心室流出道射入升主动脉，而心尖部血液淤滞形成的高压腔随着左心室中部梗阻的解除，可在舒张早期反流入左心房，形成舒张早期二尖瓣反流。二维多普勒超声心动图为目前诊断 MVHOCM 最常用和最简便的无创性检查手段，其诊断标准为[3]：①显著的左心室中部室壁肥厚，舒张末期最大室壁厚度 ≥ 15 mm（或有明确家族史且室壁厚度 ≥ 13 mm）；②左心室心尖部至左心室基底部存在压力阶差 ≥ 30 mmHg，常伴特征性收缩末期持续的异常高速血流（由心尖至心底部）及舒张早期二尖瓣反流信号，且左心室中部收缩期梗阻或闭塞，呈"沙漏形"；③需除外其他原因引起左心室肥厚的疾病，如主动脉瓣狭窄、高血压病、心肌淀粉样变性等。心脏磁共振可清晰显示室间隔和乳头肌肥厚部位，心尖室壁瘤和附壁血栓，近年来在临床开展亦较广泛。左心室造影为有创检查手段，不作为首选检查方法，但其敏感性高，且可同时进行冠状动脉造影，观察其是否合并存在冠状动脉病变。本病无特异性心电图表现，前壁和前侧壁导联上可表现为 T 波倒置等，可发生室速。

本例以室速起病，从室速心电图分析为左心室心尖部起源，左心室造影提示左心室憩室可能，但后经过再次超声心动图和心脏磁共振检查确诊为 MVHOCM，因患者左心室心尖部存在血栓，未进行导管射频消融术，而给予美托洛尔、地尔硫卓缓释片及华法林治疗，随访 14 个月无室速发作。

非心室基底部肥厚的肥厚型心肌病超声容易漏诊，但心电图已经给了我们足够的提示。

（本文 2014 年发表于《中华老年心血管病杂志》第 16 卷第 5 期，部分有改动。）

参考文献 >>

［1］Falieov RE，Resnekov L. Mid ventricular obstruction in hypertrophic obstructive cardiomyopathy. New diagnostic and therapeutic challenge［J/OL］. Br Heart J，1977，39（7）：701-705. https://doi.org/10.1136/hrt.39.7.701.

［2］安硕研，樊朝美，赵世华，等.左心室中部肥厚梗阻型心肌病的临床特点及预后［J/OL］.中国循环杂志，2015，30（11）：1053-1057. https://doi.org/10.3969/j.issn.1000-3614.2015.11.006.

［3］蔡迟，樊朝美.左心室中部肥厚型梗阻性心肌病的研究进展［J/OL］.中华心血管病杂志，2012，40（12）：1064-1067. https://doi.org/10.3760/cma.j.issn.0253-3758.2012.12.018.

（蒋巍、孙育民）

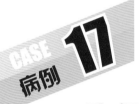

病例 **CASE 17**

胸闷、心悸伴俯身呼吸困难

临床资料

患者，男，69岁。因"阵发性胸闷、心悸、气短20年，再发1天"入院。患者20年前开始出现阵发性胸闷、心悸症状，多在俯身弯腰时发作，每次持续数秒钟即可好转，与活动关系不大。2016年曾至外院行冠状动脉造影提示正常冠状动脉，行动态心电图提示"房性早搏、室性早搏、非持续性房性心动过速、非持续性室性心动过速"。后在我院多次就诊行心电图检获"室性早搏"。2017年至中山医院就诊，查肺CT提示"两肺上叶少许纤维灶"，肺功能提示"轻度限制性通气功能障碍"，超声心动图提示"左心室壁多节段收缩活动异常，双心房增大伴轻度二尖瓣及轻度三尖瓣反流，左心室射血分数0.51"。患者本次入院前1天傍晚准备沐浴时突发胸闷、气短，呼吸不畅，伴心悸，持续约3 min后缓解，伴少许出汗，无胸痛、恶心呕吐，无黑矇晕厥。为进一步诊治，收治入院。既往史：有2型糖尿病病史6年，否认其他慢性病史，否认先天性心脏病史。入院查体：神清，呼吸平稳，口唇无绀，平卧时双侧颈静脉无明显怒张，俯身弯腰后呼吸急促伴颈静脉怒张；两肺未及明显异常；心界无明显扩大，心率76次/min，心律齐，心音可，各瓣膜区未闻及明显病理性杂音，无心包摩擦音。双下肢无浮肿。

诊疗经过

　　患者入院后完善相关检查，查心肌酶谱示肌酸激酶同工酶（CK-MB）7.2 ng/ml，肌红蛋白57 ng/ml，肌钙蛋白 T 0.071 ng/ml，N 末端 B 型利钠肽原（NT-proBNP）1 829 pg/ml，余血气分析、血常规、肝肾功能、电解质、甲状腺功能、肿瘤标记物、自身抗体、D 二聚体等均正常。心电图提示"窦性心律、室性早搏、左前分支传导阻滞、侧壁 ST-T 改变、下壁异常 Q 波"（图 1）。结合患者临床表现及辅助检查，初步诊断为慢性心力衰竭急性加重，但具体病因不明确。在排除了常见的心力衰竭（心衰）病因，比如冠心病、瓣膜性心脏病后，初步考虑心肌病可能。为进一步明确心衰病因，行心脏磁共振（CMR）检查提示"左心室心肌致密化不全"（图 2A、B），再次复查超声心动图亦提示"左心室心肌致密化不全"（图 2C）。最终患者确诊为左心室心肌致密化不全、慢性心力衰竭急性加重，给予纠正心力衰竭、预防血栓栓塞等治疗后症状改善，病情稳定后出院。

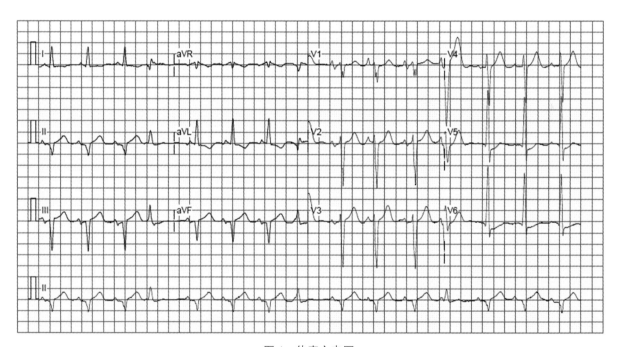

图 1　体表心电图

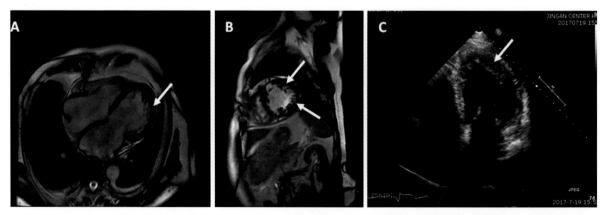

图 2　心脏磁共振（A、B）以及超声心动图（C），白色箭头提示非致密心肌

病例分析

　　该患者以心律失常及俯身呼吸困难为主要临床表现就诊。根据患者临床表现、NT-proBNP 水平及超声心动图结果，入院初步诊断为心力衰竭。心力衰竭是由于任何心脏结构或功能异常导致心室充盈或射血能力受损的一组临床综合征。其典型的临床表现包括气促、端坐呼吸、阵发性夜间呼吸困难、疲乏乏力、运动耐量降低及液体潴留等。但该患者的临床症状却并不典型，而是以俯身呼吸困难为主要表现。进一步复习文献，俯身呼吸困难（bendopnea）作为一种新的心力衰竭症状，于 2014 年由美国得克萨斯州西南医学中心 Thibodeau 博士所定义[1]。顾名思义，俯身呼吸困难是指个体向前弯腰俯身时 30 秒内出现的气短、呼吸急促、头晕、头胀、胸闷或者腹胀感等一系列症状。许多患者描述在他们穿鞋时容易出现呼吸困难，其在日常生活中并非罕见，尤其是在慢性心力衰竭患者中尤为常见。由于既往未引起足够的重视，大多被认为与肥胖等因素有关。2016 年欧洲急慢性心力衰竭诊治指南将其正式列为不典型的心力衰竭症状之一[2]。由于患者容易发现这一症状，且其临床评估具有操作简单、无创等优点，因此在评价心力衰竭的发生、发展及预后方面具有一定的应用价值。研究结果提示俯身呼吸困难与高右房压和肺毛细血管楔压相关，而与心脏指数无关。俯身呼吸困难提示患者体内液体过多，导致循环压力增高，俯身时压力会进一步增加。当出现俯身呼吸困难时，患者及临床医师应给予足够重视。

　　此外，该患者引起心力衰竭的病因最终确诊为左心室心肌致密化不全，其在临床上亦并不多见。心肌致密化不全（noncompaction of the ventricular myocardium，NVM）是一种少见的先天性心室肌发育不全性心脏病，是以心室腔内丰富粗大突起的肌小梁及深陷隐窝为特征的一种原发性心肌病，又称为"海绵状心肌"，有明显的家族遗传倾向。目前认为是由胚胎期心肌正常致密化过程失败，导致心室腔内突出的肌小梁与左心室腔交通且深陷的小梁间隙。由于 NVM 主要累及左心室，因此经常称为左心室致密化不全（left ventricular noncompaction，LVNC）。1990 年 Chin 等[3]首次报道了左心室心肌致密化不全，1995 年世界卫生组织及国际心脏病学会工作组（WHO/ISFC）将左心室心肌致密化不全归类于未定型心肌病，2006 年美国心脏病学会将其归为原发性心肌病中的遗传性心肌病，2008 年欧洲心脏病学会将其归为未分型的心肌病。

　　LVNC 的发病率在过去常被低估，近年来随着对该疾病认识的加深以及诊断技术的不断应用和完善，LVNC 的诊断获得日益普及。普通成人的发病率在不同的报道中不尽相同，为 0.05%～0.24%[4]，男性发病率多于女性。临床分型根据是否合并其他心脏畸形，分为孤立性和非孤立性（合并房间隔缺损、室间隔缺损、左右室流出道梗阻等）。

　　LVNC 的首发年龄及临床表现差异较大，从无症状到充血性心力衰竭、心律失常、血栓栓塞以及心源性猝死，其决定因素在于心肌受累范围、肌小梁厚度、慢性缺血程度。主要有三大临床表现为：心律失常、心力衰竭及血栓栓塞事件。LVNC 主要依靠影像学诊断，常用的检查方法为超声心动图和 CMR，其他的包括 CT 扫描、左心室造影等。Jenni 等[5]提出了诊断左心室心肌致密化不全的超声心电图标准：①心室壁异常增厚，分为薄而致密的心外膜层和增厚的非致密的心内膜层，心内膜层由粗大突起的肌小梁和小梁间的隐窝构成，且隐窝与左心室腔相通而具有连续性，成人非致密化的心肌层与致密的心肌层厚度之比＞2，幼儿则＞1.4；② 80% 以上主要受累心室肌为心尖部、心室下壁和侧壁；③彩色多普勒可测及小梁间的深陷隐窝充满直接来自左心室腔的血液，但不与冠状动脉循环交通；④排除合并其他先天性或获得性心脏病，CMR 目前被认为诊断 NVM 的金标准。因超声心动图在测量非致密化层和致密化层厚度值上精确度和可重复性差，故联合 CMR 诊断弥补了这种不足。目前应用较多的是 Peterson 等提出的 CMR 诊断标准[6]：左心室舒张末期非致密层心肌厚度（NC）/致密层心肌厚度（C）≥ 2.3，其敏感性为 86%，特异性为 99%。 NVM 尚缺乏有效的治疗方法，治疗目的主要为改善症状，延缓病情进展。治疗原则主要是纠正心力衰竭、控制心律失常以及预防血栓栓塞。治疗手段包括药物治疗、器械治疗（ICD、CRT、射频消融）、外科手术和心脏移植等。既往研究报道左心室心肌致密化不全患者预后较差，死亡的主要原因是心力衰竭及恶性心律失常。因此，应及早诊断，对症治疗，以改善患者预后，提高生存质量。

病例启示　典型疾病可有不典型的症状，俯身呼吸困难可以是心衰的首发症状，在临床上不能忽视。

参考文献 >>

［1］ Thibodeau JT，Turer AT，Gualano SK，et al. Characterization of a novel symptom of advanced heart failure：bendopnea［J/OL］. JACC Heart Fail，2014，2（1）：24-31. https://doi.org/10.1016/j.jchf.2014.05.009.

［2］ Ponikowski P，Voors AA，Anker SD，et al. 2016 ESC Guidelines for the diagnosis and treatment of acute and chronic heart failure［J/OL］. Eur J Heart Fail，2016，18（8）：891-975. https://doi.org/10.1016/j.rec.2016.11.005.

［3］ Chin TK，Perlloff JK，Williams RG，et al. Isolate noncompaction of left ventricular myocardium. A study of eight cases［J/OL］. Circulation，1990，82（2）：507-513. https://doi.org/10.1161/01.cir.82.2.507.

［4］ Stollberger C，Finsterer J，Blazek G. Left ventricular hypertrabeculation /noncompaction and association with additional cardiac abnomalities and neuromuscular disorders［J/OL］. Am J Cardiol，2002，90（8）：899-902. https://doi.org/10.1016/s0002-9149（02）02723-6.

［5］ Jenni R，Oechslin E，Schneider J，et al. Echocardiographic and pathoanatomical characteristics of isolated left ventricular non-compaction：a step towards classification as a distinct cardiomyopathy［J/OL］. Heart，2001，86（6）：666-671. https://doi.org/10.1136/heart.86.6.666.

［6］ Petersen SE，Selvanayagam JB，Wiesmann F，et al. Left ventricular non-compaction：insights from cardiovascular magnetic resonance imaging［J/OL］. J Am Coll Cardiol，2005，46（1）：101-105. https://doi.org/10.1016/j.jacc.2005.03.045.

（黄少华、孙育民）

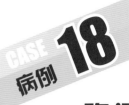

胸闷、气短伴大量心包积液

临床资料

　　患者，女，63岁。因"活动后胸闷气促半年加重2个月余"就诊。入院前2个月患者出现胸闷、气促加重，夜间不能平卧，稍活动即感气促明显；期间曾有短暂发热，伴咳嗽、咳痰。患者有高血压病2级及2型糖尿病史，控制可。外院心电图示窦性心动过速、房性早搏、T波改变。超声心动图示心包积液，左心室射血分数0.71。胸部CT示心包积液、双侧胸腔积液、右肺下叶部分膨胀不全、纵隔淋巴结肿大。实验室检查结果：C反应蛋白71 mg/L，谷草转氨酶60 U/L，谷丙转氨酶72 U/L，白蛋白24 U/L。胸水乳酸脱氢酶100 U/L、腺苷脱氨酶21 U/L、结核抗体阴性、抗酸杆菌涂片阴性以及脱落细胞未查见恶性细胞。辗转多家医院心内科和呼吸科，曾给予抗生素和短期激素治疗无任何改善。

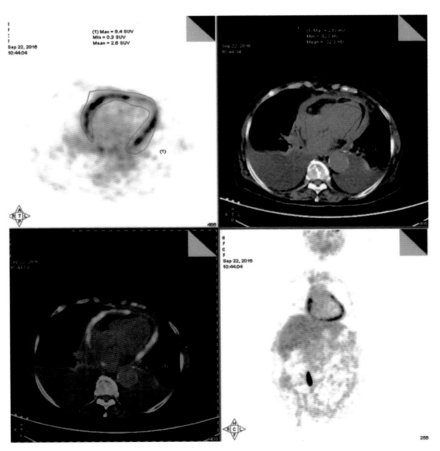

图1　PET-CT显示心包积液，心包明显增厚伴环状FDG摄取

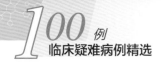
诊疗经过

患者入院后复查超声心动图提示室间隔摆动、心包膜增厚、回声增强，运动幅度明显降低，考虑缩窄性心包炎可能，遂行 PET-CT 示心包积液、心包明显增厚伴环状 FDG 摄取，考虑心包炎；两肺炎症伴两下肺实变、不张；多发淋巴结肿大，胸腔积液（图 1）。给予抗炎（秋水仙碱片 + 布洛芬）及利尿（托拉塞米 + 螺内酯）治疗，症状略有改善。病因筛查发现血清及胸水 T-SPOT 检测阳性，血清巨细胞病毒、EB 病毒、柯萨奇病毒等抗体阴性，抗 ENA 抗体、抗核抗体阴性、腺苷酸脱氢酶正常，肿瘤标记物基本正常。因此考虑缩窄性心包炎系结核分枝杆菌感染所致，予抗结核治疗（吡嗪酰胺、乙胺丁醇、异烟肼、利福平、左氧氟沙星）。药物治疗 4 周后患者胸闷气短症状未进一步改善，遂建议转上级医院行心包剥离切除术。术后患者继续抗结核治疗 1 年余，胸闷气短症状明显改善。

病例分析

缩窄性心包炎（Constrictive pericarditis，CP）是指致密增厚的纤维化或钙化的心包使心室舒张期充盈受限，从而引起一系列循环障碍表现。病程一般为渐进、慢性过程，也可见于急性或一过性，临床较为少见。各种病因引起的心包炎症过程均可造成缩窄，以细菌性心包炎最常见，其次是免疫介导的心包炎和肿瘤相关性心包炎，病毒性和特发性心包炎危险较低[1]。调查发现发达国家 CP 病因有特发性和病毒性心肌炎（42% ～ 49%）、心脏手术（11% ～ 37%）、放射治疗（9% ～ 31%）、结缔组织病（3% ～ 7%）、结核或化脓性心包炎（3% ～ 6%）及其他相对少见的因素（如创伤、肿瘤、药物、结节病、石棉沉着病及尿毒症心包炎）等[2]，在发展中国家结核为第一病因（79.5%），2000 年以后非结核性病因有显著增加[3]。本文患者血清及胸水 T-SPOT 检测阳性，排除其他因素并结合患者临床病程特点，考虑为结核性心包炎迁延至 CP。

CP 目前最主要的治疗手段是外科手术，新版指南提出，对于以下三种情况，药物治疗具有一定价值：①针对原发病因治疗，如结核病患者接受抗结核治疗可显著降低 CP 的发生和进展；②一过性心包缩窄综合征患者接受 2 ～ 3 个月抗感染治疗，部分患者的心包缩窄可消失。因此，可通过检测 C 反应蛋白等炎症标志物，行 CT/ 磁共振发现心包炎症，筛选宜接受药物治疗的患者，从而避免非必要的手术创伤；③充血症状进展或有手术禁忌的患者应接受辅助药物治疗，但处于疾病进展期的患者应及时接受手术[4]。本病例 CP 原发病因为结核，接受抗结核治疗，因心衰症状未明显改善故行心包部分切除术，术后胸闷气短好转。

典型 CP 诊断不难，但因 CP 起病隐匿，临床表现不典型，易漏诊及误诊，早期诊断、及时行心包切除术和针对病因治疗预后良好，若病程发展至中晚期，手术难度升高、术后并发症多而且无法改善，因此早期正确诊断及治疗是关键。心导管检查和心包穿刺因安全性在临床应用受限，超声检获的征象也无特异性，脏层心包增厚有时达不到影像学察觉程度，近年来国内应用心脏磁共振技术诊断 CP，除了能够较敏感检测出心包增厚，还能提供支持或代表缩窄性病理改变的功能信息，并且与限制性心肌病进行鉴别，是诊断 CP 的有力工具。临床医师应加强对该少见病的理论认识，运用有效诊断工具，早期做出准确诊断及治疗。

病例启示 本病例是典型的结核杆菌导致的缩窄性心包炎，然而却辗转多家医院未获得正确诊断。因此，临床对结核病还需加强认识。

参考文献 >>

[1] Imazio M，Brucato A，Maestroni S，et al. Risk of constrictive pericarditis after acute pericarditis［J/OL］. Circulation，2011，124（11）：1270-1275. https://doi.org/10.1161/CIRCULATIONAHA.111.018580.

[2] Mutyaba AK，Balkaran S，Cloete R，et al. Constrictive pericarditis requiring pericardiectomy at Groote Schuur Hospital，Cape Town，South Africa：causes and perioperative outcomes in the HIV era（1990-2012）［J/OL］. J Thorac Cardiovasc Surg，2014，148（6）：3058-3065. https://doi.org/10.1016/j.jtcvs.2014.07.065.

[3] 刘永太，严晓伟，朱文玲 .83 例缩窄性心包炎临床诊疗分析［J/OL］.中国循环杂志，2005，20（6）：445-447. http://kns.cnki.net/kns/detail/detail.aspx?QueryID=0&CurRec=2&DbCode=%20CJFD&dbname=CJFD2005&filename=ZGXH200506019&urlid=&yx=.

[4] 王骏 .2015 欧洲心脏病学会心包疾病诊断和治疗指南解读［J/OL］.世界临床药物，2016，37（5）：293-299. https://doi.org/10.13683/j.wph.2016.05.002.

（童欢、王骏）

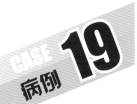

胸闷、气促伴心肌肥厚

临床资料

患者 1，男，70 岁。因"反复胸闷气促伴不能平卧 1 个月余"就诊。外院心电图提示窦性心律、肢体导联低电压，冠脉造影未见明显血管狭窄，超声心动图提示左心室射血分数（LVEF）0.44，予抗心力衰竭（心衰）治疗效果不佳。既往有高血压病 20 余年，2 型糖尿病 20 余年。患者 2，男，55 岁。因"反复胸闷、心悸 2 年余，加重伴双下肢水肿 1 个月余"就诊，2 年前超声心动图提示非梗阻性肥厚型心肌病，予美托洛尔等药物治疗。发现蛋白尿 10 余年。患者 3，男，65 岁。因"进行性吞咽困难 1 年余，活动后气促 1 个月"就诊，外院喉镜提示咽喉炎，钡餐检查未见明显异常。

诊疗经过

患者1入我院后常规心电图提示窦性心律、室性期前收缩、前间壁异常 Q 波、肢体导联低电压（图1）。超声心动图提示室间隔增厚17 mm（参考范围6～11 mm），左心室后壁增厚15mm（参考范围6～11 mm），左心室收缩功能及舒张功能均减退，LVEF 0.48。心脏磁共振提示左心室增大、左心室壁及室间隔增厚。唇黏膜活检提示真皮内部分纤维组织及横纹肌呈均质淡伊红色改变，刚果红染色阴性（图2），符合淀粉样变。诊断为心脏淀粉样变，予抗心衰等对症治疗。患者2入院后心电图提示房性心动过速（房速），肢体导联低电压，胸前导联 R 波移行不良（图3）。超声心电图提示室间隔增厚16 mm，左心室后壁增厚21 mm，病变处回声粗糙，呈斑点样改变（图4），左心室整体收缩活动减弱，LVEF 0.37。24 小时尿蛋白定量3.6 g。尿蛋白电泳提示 κ- 轻链36.6 mg/L

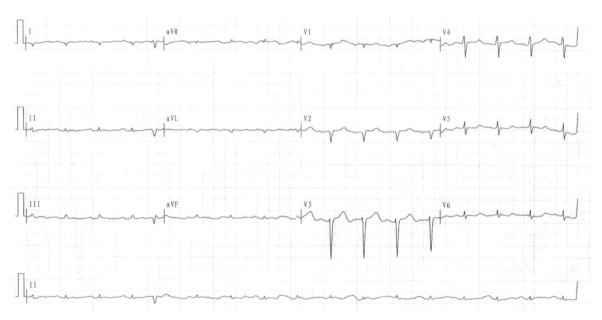

图1　患者1心电图提示窦性心律、室性早搏、肢体导联低电压

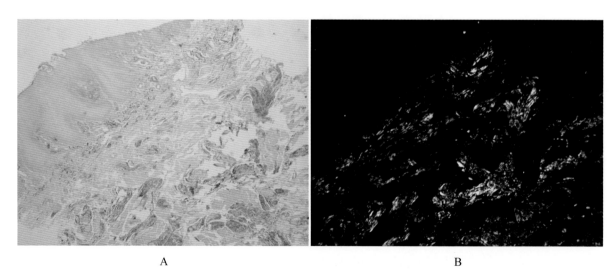

A	B

图2　患者1唇黏膜活检呈均质淡伊红色变（A），刚果红染色（+）(B)

（参考范围＜ 8 mg/L），尿 λ- 轻链 34.6 mg/L（参考范围＜ 5 mg/L），κ/λ 比值正常。考虑淀粉样变，行下唇黏膜活检：黏膜内血管壁、小唾液腺腺体及导管周围嗜伊红物质沉淀，刚果红阴性。建议患者行肾脏活检，当时患者拒绝。患者出院后至三甲医院行肾脏穿刺活检提示刚果红阴性。随访 1 年左右患者死于心衰。患者 3 入院心电图提示心房颤动（房颤），肢体导联低电压（图 5）。超声心动图提示室间隔增厚 14 mm，LVEF 0.62。心脏磁共振提示室间隔增厚。头颈部磁共振提示舌尖向右侧偏移，舌根部软组织略肿胀，左侧较明显，左侧上缩肌增厚。唇黏膜病理提示真皮层见散在淀粉样物沉积（图 6），伴炎症细胞反应，免疫组化结果：KP-1（散在少量 ＋），S100（散在 ＋），CK（－），刚果红（＋）。诊断为淀粉样变性累及心脏、食道、舌等。

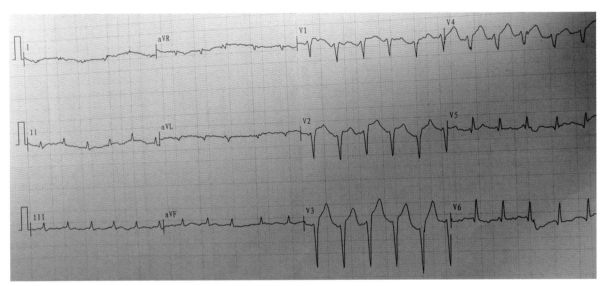

图 3　患者 2 心电图提示房速、肢体导联低电压、胸前导联 R 波移行不良

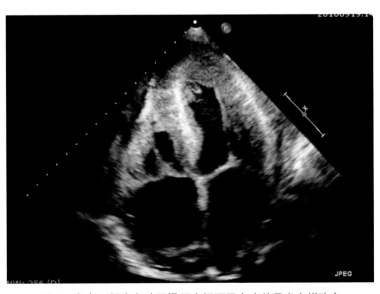

图 4　患者 2 超声心动图提示室间隔及心尖处呈斑点样改变

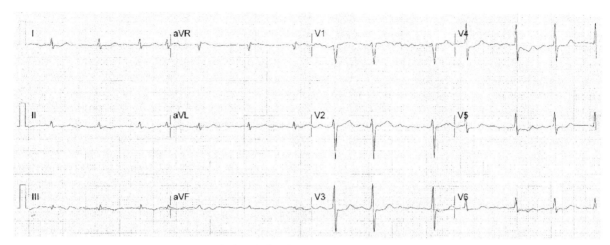

图5　患者3心电图提示房颤、肢体导联低电压

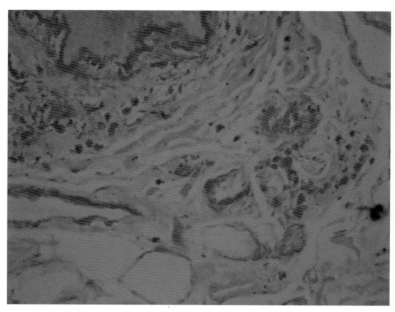

图6　患者3唇黏膜活检提示散在淀粉样物沉积

病例分析

　　心脏淀粉样变性指淀粉样蛋白物质在心肌组织内沉积所致的一种限制性心肌病[1]。临床上分以下5类：①原发性淀粉样变性；②遗传性淀粉样变性；③老年性淀粉样变性；④继发性淀粉样变性；⑤透析相关性淀粉样变性。心脏淀粉样变的临床表现从早期心脏舒张功能障碍发展到限制性心肌病，有右心衰竭的症状和体征，部分患者发展为难治性心衰，如果影响到心脏传导系统可导致多种难治性心律失常，最常见传导阻滞和心房颤动[1]。多伴有系统性淀粉样变的症状，如皮肤、眼、肾脏、肺脏、消化系统、血液系统、神经肌肉系统等受累的表现。

　　心电图和超声心动图对心脏淀粉样变有重要诊断价值。其特征性心电图表现为肢体导联低电压和胸前导联R波递增不良（类似于恢复期前间壁心肌梗死波形），常伴有心房颤动和传导阻滞。超声心动图特征性表现为心室壁和室间隔明显对称性肥厚，左心室心腔正常或缩小，左心室舒张功能减退，合并有心肌特征性回声增强（颗粒状闪烁样表现）[1, 2]。心内膜活检是心脏淀粉样变最直接的确诊方法，但如果在心脏以外活检发现淀粉样物质沉积，结合超声心动图、心电图特征性改变，也可诊断。刚果红染色在偏光显微镜下产生苹果绿样折射是淀粉样变性的最特异表现。此外，血尿蛋白电泳、尿本周蛋白等在诊断淀粉样变性中也有一定价值。本文中患者2虽活检为阴性，但存在典型的心电图及超声心动图表现，同时有心脏受累的症状和体征，心脏淀粉样变临床诊断明确，或许皮下脂肪垫活检结合骨髓刚果红染色可提高组织学诊断率[1]。心脏淀粉样变常因心室肥厚被误诊为肥厚型心肌病[3]，值得注意的是肥厚型心肌病所致的心室肥厚常伴 QRS 高电压。本文中患者1和患者2均存在心室肥厚及肢体导联低电压，却在外院多次就诊均被误诊为肥厚型心肌病，如果能识别此疾病的典型心电图和超声心动图表现，可避免误诊。

对于心脏淀粉样变性治疗包括基础病治疗和心脏对症治疗，其预后较差，发生慢性心衰后平均存活期为6个月。所以早期发现、早期治疗对改善患者预后有重要意义。

病例启示 心肌肥厚只是一种临床表现，我们应探究其背后的疾病，给予患者及时治疗、改善预后。

参考文献 >>

［1］ 马爱群，吴格如．心脏淀粉样变性诊断与治疗（附病例介绍与分析）［J/OL］．中华心血管病杂志，2006，34（12）：1150-1152. https://doi.org/10.3760/j：issn：0253-3758.2006.12.030.

［2］ Falk RH，Alexander KM，Liao R，et al. AL（Light-Chain）Cardiac Amyloidosis：A Review of Diagnosis and Therapy［J/OL］. J Am Coll Cardiol，2016，68（12）：1323-1341. https://doi.org/10.1016/j.jacc.2016.06.053.

［3］ 时向民，王玉堂，杨庭树．心脏淀粉样变误诊为原发性肥厚型心肌病11例临床分析［J/OL］．临床内科杂志，2012，29（2）：112-114. https://doi.org/10.3969/j.issn.1001-9057.2012.02.016.

（夏盼盼、孙育民）

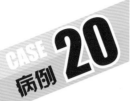

胸闷、气促伴心肌肥厚、耳聋和肾功能不全

患者，男，61岁。因"胸闷1个月，伴气促3周"于2015年5月7日就诊于我院心内科。患者1个月前无明显诱因出现胸闷不适，位于胸骨后，呈持续性压迫感，当时未至医院就诊，2天后胸闷有所减轻。3周前患者出现气促，活动后明显，活动耐量较前明显下降，走平路20 m或登2楼即出现气促，休息后可缓解，入院前2天静息状态下亦感气促伴夜间阵发性呼吸困难。患者于2001年因"病态窦房结综合征"在外院行双腔起搏器植入术，2010年行起搏器更换术。近3年患者出现间歇性胸闷伴泡沫尿，未予重视。患者否认高血压病、糖尿病、吸烟及心脏病家族史。入院查体：血压120/80 mmHg，双侧听力障碍，双侧颈静脉怒张，两肺底可闻及细湿啰音。心率60次/min，心脏向左扩大，心律齐，心尖区和三尖瓣区可闻及2～3级收缩期杂音。腹部平软，肝脏肋下4 cm，质中，肝颈反流征（＋），双下肢轻度凹陷性浮肿。

实验室检查结果：血常规提示白细胞计数13.11×10^9/L，红细胞计数4.1×10^{12}/L，血红蛋白126 g/L，血小板计数232×10^9/L，中性粒细胞88.8%。总蛋白53 g/L，白蛋白25 g/L，肝功能其余指标正常。血糖、血脂正常。血清尿素氮9.45 mmol/L，肌酐113 μmol/L，尿酸394 μmol/L。心肌酶谱示肌酸磷酸激酶同工酶（CK-MB）9.7 ng/ml，肌红蛋白72 ng/ml，肌钙蛋白T 0.122 ng/ml（正常值＜0.014 ng/ml），N末端B型利钠肽原（NT-proBNP）2 808 pg/ml。24 h尿蛋白定量286 mg。2015年5月4日心电图提示起搏心律，$V_4 \sim V_6$导联T波倒置（图1）；2015年5月7日心电图示起搏心律，$V_4 \sim V_6$导联T波直立（图2），与图1有明显变化。胸片提示两肺纹理增多，心脏明显扩大（图3A）。超声心动图提示左心室增大，左心室壁各节段均匀增厚，收缩活动普遍减弱，二尖瓣中度反流，三尖瓣中度反流，少量心包积液，左心室射血分数0.28，见"双轨征"（图3B）。肺功能提示以中度阻塞为主的混合性通气功能障碍。

入院后拟诊慢性心力衰竭急性发作，给予利尿（呋塞米＋螺内酯）、扩血管（硝酸异山梨酯）、正性肌力（多巴酚丁胺）治疗后患者症状稍缓解，但一般日常活动仍感气促，且有阵发性夜间卧位憋醒现象，改坐位可逐渐缓解。鉴于患者合并存在心脏传导系统病变、耳聋、蛋白尿、肾功能不

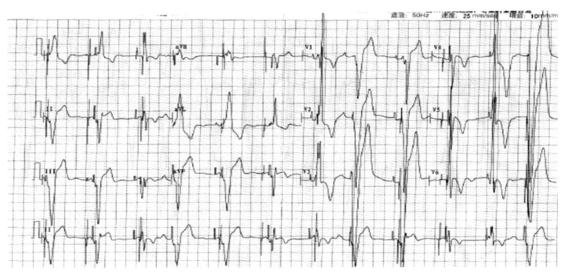

图 1 本次发病外院急诊心电图

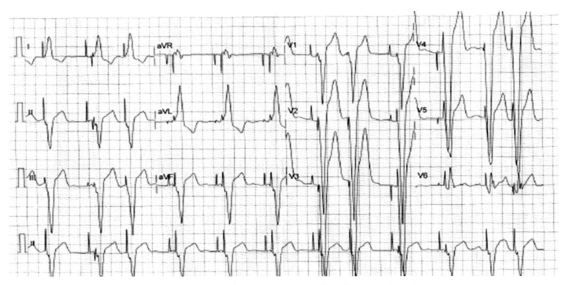

图 2 入院后心电图，$V_4 \sim V_6$ 导联 T 波存在动态改变

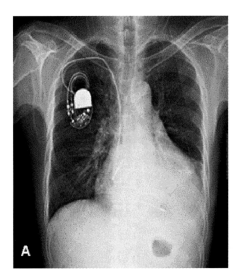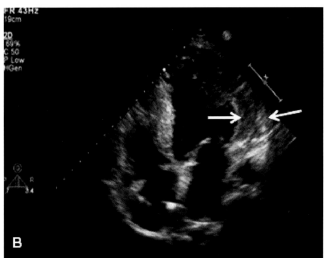

图 3 胸片（A）及超声心动图（B），箭头所示双轨征

全、左心室肥厚和心力衰竭，是单一疾病还是多种疾病仍未明确。予行肾穿刺活检及电镜检查，肾穿刺活检光镜可见足细胞大量空泡（图4A），电镜结果显示足突广泛融合，肾小球基底膜未见增厚，足细胞内见大量板层状髓样小体，系膜基质轻度增多，小管上皮细胞内可见较多髓样小体，小管上皮细胞坏死，管型形成，符合法布里病肾脏病理表现（图4B）。

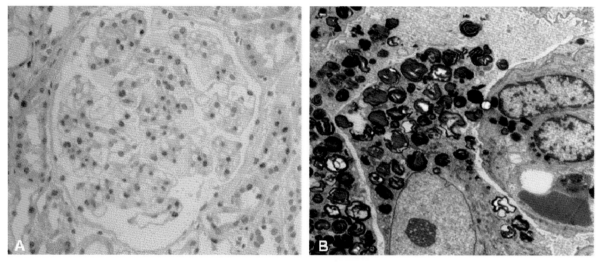

图4　肾穿刺活检光镜（A）及电镜（B）检查

因患者心电图存在动态改变，行冠状动脉造影检查显示前降支近段至中段长病变伴钙化，局部血栓可能，最重处狭窄约80%（图5A），血管内超声检查提示前降支钙化斑块伴血栓。对前降支行介入治疗，植入支架（图5B），术后增加他汀、双联抗血小板治疗。患者病情逐渐平稳，活动耐量较前改善。出院最终诊断为法布里病、冠心病、慢性心力衰竭、慢性肾功能不全。

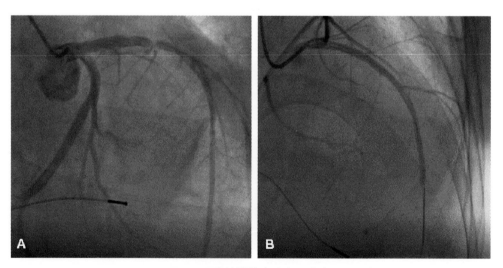

图5　冠脉造影检查及介入治疗

出院后至外院查 α- 半乳糖苷酶 A 的活性为 0 nmol/（mL.h），同时完善基因检查，提示 α- 半乳糖苷酶 A 的基因（GLA 基因：X144448，全长：4 951—15 173）存在两处异常：①第 5051 位发生点突变：由 C 变为 T，由于此位点并非位于蛋白质编码区，因此不会导致异常；②第 5078 位发生碱基 A 缺失，造成移框突变，此位点位于蛋白质编码区，导致蛋白功能异常。

病例分析

法布里病在全球的发病率为 1/117 000 ~ 1/40 000[1,2]，而 Spada[3] 等报道男性婴儿发病率高达 1/4 600 ~ 1/3 200，该病可累及心脏，但合并心肌梗死罕见报道。结合本例，作者检索 2001—2016 年共 12 例法布里病合并心肌梗死相关文献，结合本例共 13 例。其中男 10 例，女 3 例，年龄 28 ~ 70 岁（其中 ≤ 40 岁的 1 例），均以胸闷或胸痛为首发症状，行冠状动脉造影检查或尸体解剖明确心肌梗死诊断。法布里病引起心绞痛的机制可能为：①因 α- 半乳糖苷酶 A 缺乏导致其代谢底物三己糖酰基鞘脂醇和相关的鞘糖脂在心肌细胞、血管内皮细胞、血管平滑肌细胞沉积使细胞功能发生障碍，同时诱导肥厚、纤维化及凋亡通路的激活[4-6]；②可能与累及冠状动脉微循环，导致微循环功能障碍有关[7]。

法布里病常累及多器官，临床表现多样，易发生漏诊和误诊，临床应提高警惕。对于无法解释的左心室肥厚，伴或不伴相对早发的缺血性心肌病者应就法布里病进行鉴别，并仔细观察是否存在诸如血管角质瘤、肢端感觉异常、蛋白尿、角膜混浊等法布里病心外症状。超声心动图"双轨征"诊断法布里病的敏感性为 94%，特异性为 100%[8]，同时仔细检查有无法布里病心外症状，如血管角质瘤、肢端感觉异常、蛋白尿、角膜混浊等，α- 半乳糖苷酶 A 活性检测有助于进一步明确诊断。法布里病的治疗包括非特异性治疗和特异性治疗，非特异性治疗主要针对各脏器受累情况给予对应的处理，特异性治疗为酶替代治疗，此外，还有酶增强治疗、底物降解治疗、蛋白稳定性调节治疗、基因治疗等探索性治疗方法。

病例启示 左心室肥厚可见于多种疾病，须结合其他器官情况综合分析，尽量用一元论解释疾病全貌。

（本文发表于 2018 年《大连医学大学学报》第 40 卷第 3 期，有删减。）

参考文献 >>

［1］ Poorthuis BJ，Wevers RA，Kleijer WJ，et al. The frequency of lysosomal storage diseases in The Netherlands［J/OL］. Hum Genet，1999，105（1-2）：151-156. https://doi.org/10.1007/s004399900075.

［2］ Meikle PJ，Hopwood JJ，Clague AE，et al. Prevalence of lysosomal storage disorders［J/OL］. JAMA，1999，281（3）：249-254. https://doi.org/10.1001/jama.281.3.249.

［3］ Spada M，Pagliardini S，Yasuda M，et al. High incidence of later-onset fabry disease revealed by newborn screening［J/OL］. Am J Hum Genet，2006，79（1）：31-40. https://doi.org/10.1086/504601.

［4］ Kovarnik T，Mintz GS，Karetova D，et al. Intravascular ultrasound assessment of coronary artery involvement in Fabry disease［J/OL］. J Inherit Metabol Dis，2008，31（6）：753-760. https://doi.org/10.1007/s10545-008-0794-0.

［5］ Thurberg BL，Fallon JT，Mitchell R，et al. Cardiac microvascular pathology in Fabry disease：evaluation of endomyocardial biopsies before and after enzyme replacement

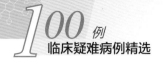

therapy［J/OL］. Circulation, 2009, 119（19）: 2561-2567. https://doi.org/10.1161/CIRCULATIONAHA.108.841494.

［6］Zarate YA, Hopkin RJ. Fabry's disease［J/OL］. Lancet, 2008, 372（9647）: 1427-1435. https://doi.org/10.1016/S0140-6736（08）61589-5.

［7］Linhart A, Elliott PM. The heart in Anderson-Fabry disease and other lysosomal storage disorders［J/OL］. Heart, 2007, 93（4）: 528-535. https://doi.org/10.1136/hrt.2005.063818.

［8］Pieroni M, Reinecke P, Garrert HE, et al. Fabry's disease cardiomyopathy: echocardiographic detection of endomyocardial glycosphingolipid compartmentalization［J/OL］. J Am Coll Cardiol, 2006, 47（8）: 1663-1671. https://doi.org/10.1016/j.jacc.2005.11.070.

（俞帅、王骏）

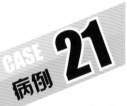

胸闷、气促之产后女性

临床资料

患者，女，26岁。因"活动后气促2个月余，加重3天"入院。患者于2017年10月23日行剖宫足月生产1子，2017年12月无明显诱因下出现活动后胸闷、气短，未重视，后逐渐加重，静息时亦有胸闷、呼吸困难，夜间不能平卧，伴端坐呼吸。病程中无发热，无腹泻，无胸痛，无咳嗽，无咳痰，无下肢浮肿，无关节痛，无皮疹等表现，自行在药房购"补血口服液"口服无好转。入院前3天，患者症状明显加重，伴食欲不振、恶心、尿量减少，遂于2018年1月25日入我院急诊。既往无其他病史，无流产史。急诊心电图（图1）提示窦性心动过速、室性早搏、前壁r波递增不良、下壁及 $V_2 \sim V_6$ 导联T波倒置。急诊肌酸磷酸激酶同工酶（CK-MB）2.0 ng/ml（正常值<3.6 ng/ml），肌钙蛋白T（TNT）0.015 ng/ml（正常值<0.014 ng/ml），氨基末端B型利钠肽原（NT-proBNP）5 334 pg/ml。遂收住入院。入院查体：呼吸22次/min，血压114/74 mmHg，神志清楚，半卧位，呼吸尚平稳，口唇无发绀，双侧颈静脉无怒张；右下肺呼吸低，两肺未闻及明显啰音；心率100次/min，心律不齐，可闻及早搏，未闻及病理性杂音。腹部软，可见手术瘢痕，下肢无浮肿。

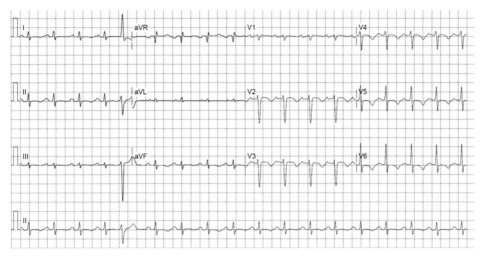

图 1　急性 12 导联心电图

诊疗经过

入院后辅助检查：生化提示谷丙转氨酶 135 U/L（正常值 10～60 U/L），谷草转氨酶 53 U/L（正常值 10～42 U/L），其余包括血尿常规、肾功能、甲状腺功能、抗核抗体及抗可溶性抗原（ENA）抗体等检查均未见明显异常；超声心动图检查提示全心扩大，左心室舒张末期内径（LVEDD）66 mm，左心室收缩末期内径（LVESD）57 mm，左心房前后径（LAD）42 mm，左心室射血分数（LVEF）0.30；心脏磁共振检查心室未见延迟钆剂显像；冠状动脉 CTA 检查未见冠脉狭窄及畸形起源；胸部 CT 提示右下肺少量胸腔积液。入院后给予终止哺乳、回奶、利尿、正性肌力、抑制心室重构、抗凝等治疗，症状明显缓解，出院诊断为围生期心肌病，慢性射血分数下降心力衰竭，纽约心功能分级（NYHA）Ⅲ级。给予呋塞米、螺内酯、美托洛尔、利伐沙班、溴隐亭治疗，因住院期间血压维持在 90/60 mmHg，未给予血管紧张素转换酶抑制剂。出院规律服药，3 月 28 日随访超声心动图心功能改善不明显（表 1），遂增加小剂量血管紧张素转换酶抑制剂（贝那普利 2.5 mg/d，2 周后改为 5 mg/d），血压维持在 88～96/56～60 mmHg。之后 2 次随访超声心动图提示心功能较前改善（表 1），因经济原因，2018 年 8 月底停用利伐沙班，目前（随访至 2018 年 9 月底）服药为美托洛尔（47.5 mg/d）、贝那普利（5 mg/d），体力活动略受限制，NYHA 分级为Ⅱ级，仍在密切随访中。

表 1　超声心动图随访相关指标

日 期	LVEDD（mm）	LVESD（mm）	LAD（mm）	LVEF（%）
2018 年 1 月 25 日	66	57	42	30
2018 年 3 月 28 日	67	52	42	36
2018 年 5 月 24 日	68	53	39	44
2018 年 8 月 16 日	63	43	36	48

病例分析

妊娠期以及围生期心力衰竭最早于 19 世纪由 Virchow 报道，1937 年 New Orleans 首次报道了大样本系列病例，然而，直到 1971 年 Demakis 和 Rahimtoola 才命名了该综合征——围生期心肌病（peripartum cardiomyopathy，PPCM）[1]。未经治疗的 PPCM 患者病死率在 9%～50%，PPCM 的早期诊断及规范化治疗可明显降低病死率。

PPCM 患者早期表现最常见的是心力衰竭症状。心衰症状多见于患者分娩后 4 个月内，少数见于产前或超过产后 4 个月。目前国外对于 PPCM 的诊断标准为：①既往无心脏病史，且妊娠前 1 个月无其他疾病致使心功能不全的因素；②妊娠最后 1 个月或产后 5 个月内发生的心力衰竭；③超声心动图标准：LVEDD > 2.7 cm/m²；LVEF < 0.45 和（或）左心室短轴缩短率（LVFS）< 0.30。不同研究对 PPCM 的发生时间定义较为宽泛，近年来，欧洲心脏病协会（ESC）对 PPCM 诊断的时间窗是妊娠终末期以及产后数个月内[2]。

美国妊娠妇女中 PPCM 总体发病率大约是 1/4 000 ～ 1/1 000，非洲和亚洲国家约为 1/1 000[1, 3]。目前 PPCM 的发病机制尚不明确，可能包括炎症、病毒性心肌炎、免疫异常或血流动力学异常、凋亡、激素异常、氧化应激增加、营养不良和遗传因素等多种因素。高龄、多产、多胎、妊娠期间血压增高状态（包括妊娠高血压、先兆子痫以及原有高血压病）等均为 PPCM 发生的危险因素。

治疗方面，及时诊断、规范治疗可缓解症状，促进左心室功能恢复，降低病死率。产前药物治疗包括肼苯达嗪、硝酸酯类、美托洛尔以及利尿剂等，产后药物选择范围较广，基本类同慢性心力衰竭，如血管紧张素转换酶抑制剂（ACEI）、β 受体阻滞剂、醛固酮受体拮抗剂、利尿剂、洋地黄。Sliwa 等[4]前瞻性初步随访观察溴隐亭治疗围生期心肌病的疗效，随机分为标准治疗组（10 例，对照组）和标准治疗加溴隐亭（治疗 8 周）治疗组（10 例，溴隐亭组）。随访 6 个月显示，溴隐亭组心功能恢复明显（LVEF 由 0.27 升至 0.58），而对照组则由 0.27 仅仅升高至 0.36；复合终点（死亡、NYHA 分级 Ⅲ / Ⅳ 级以及 LVEF 小于 0.35）溴隐亭组发生率为 10%，而对照组为 80%（P =0.006）。最近，多中心、随机研究显示[5]，溴隐亭 1 周治疗方案（2.5 mg/d×7d）不差于既往 8 周的治疗方案（2.5 mg/bid×2 周，后续 2.5 mg/d×6 周）。对于重症患者，必要时需要紧急终止妊娠，进行血流动力学支持，如正性肌力药物（左西孟旦）、左心室辅助装置、主动脉球囊反搏等。由于 PPCM 患者易发生血栓栓塞，因此对于 LVEF ≤ 0.35 或者口服溴隐亭的患者给予抗凝治疗，心功能较差者可在心功能恢复期可佩戴穿戴式心律转复除颤器预防心脏性猝死的发生。

目前对于 PPCM 患者应用药物治疗疗程尚未达成统一共识。一项前瞻性研究表明[6]，PPCM 患者平均恢复期为诊断后的 19.3 个月（3 ～ 42 个月），只有 6 例（30%）在诊断后 6 个月内观察到早期恢复，其中治疗超过 6 个月的延期恢复患者有 14 例（70%），4 例患者（2 例完全恢复和 2 例部分恢复）表现出延迟恶化（诊断后第 12、24、26、34 个月）。在 PPCM 患者中，由于在经过治疗后左心功能存在恢复或进一步恶化的可能，因此，未完全恢复和完全恢复的患者均需要长期随访。患者临床症状和超声心动图有明显恢复后，继续接受 1 ～ 2 年的药物治疗。PPCM 应建议避免再次妊娠，尤其是左心室射血分数 ≤ 0.25 或未恢复正常患者。

至于并发症和预后方面，全球注册数据显示，血栓栓塞事件发生率 6.8%[7]。丹麦全国的注册数据[8]显示，PPCM 患者多数于 1 年内恢复左心室功能，但仍有 14.8% 的患者预后较差，病死率为 3.3%。国内郭潇潇[3]总结了 1995—2014 年北京协和医院诊断围生期心肌病的 35 例住院患者资料，结果发现，平均 LVEF 为 0.341±0.08，22 例患者（0.629）在 6 个月内心功能恢复至 ≥ 0.50，而未在 6 个月内恢复正常心功能者预后差。有学者指出，围生期心肌病患者心脏磁共振延迟钆剂显像阳性者再次住院率高。另有研究显示[9]，初始 LVEF ≤ 0.30、LVEDD ≥ 60 mm、黑人以及产后 6 周后发病与产后 12 个月低 LVEF 相关，该研究还显示，基线 LVEF < 0.30 和 LVEDD ≥ 60 mm 者无 1 例患者在产后 1 年心功能恢复，而基线 LVEF ≥ 0.30 和 LVEDD < 60mm 者 91% 在产后 1 年心功能恢复。

本例患者在产后 6 周左右发病，发病后未足够重视，症状明显加重时方就诊，初诊 LVEF 仅仅 0.30，LVEDD 为 66 mm，在终止哺乳后给予正规药物治疗（包括溴隐亭和抗凝治疗），因血压偏低，最初未给予 ACEI 治疗，至服药 2 个月复查超声心动图改善仍不明显，尝试增加小剂量 ACEI 药物后心功能逐渐改善，此例患者恢复过程较慢，可能与治疗时机偏晚，以及 ACEI 后期增加有关。

病例启示 关爱女性，关注围生期心肌病。

参考文献 >>

[1] Arany Z，Elkayam U. Peripartum Cardiomyopathy［J/OL］. Circulation，2016，133（14）：1397-1409. https://doi.org/10.1161/CIRCULATIONAHA.115.020491.

[2] Sliwa K，Hilfiker-Kleiner D，Petrie MC，et al. Current state of knowledge on aetiology，diagnosis，management，and therapy of peripartum cardiomyopathy：a position statement from the Heart Failure Association of the European Society of Cardiology Working Group on peripartum cardiomyopathy［J/OL］. Eur J Heart Fail，2010，12（8）：767-778. https://doi.org/10.1093/eurjhf/hfq120.

[3] 郭潇潇，刘永太，方理刚，等. 围生期心肌病的临床特点和预后分析［J/OL］.中华内科杂志，2016，55（2）：127-130. https://doi.org/10.3760/cma.j.issn.0578-1426.2016.02.012.

[4] Sliwa K，Blauwet L，Tibazarwa K，et al.Evaluation of bromocriptine in the treatment of acute severe peripartum cardiomyopathy：a proof-of-concept pilot study［J/OL］. Circulation，2010，121（13）：1465-1473. https://doi.org/10.1161/CIRCULATIONAHA.109.901496.

[5] Hilfiker-Kleiner D，Haghikia A，Berliner D，et al.Bromocriptine for the treatment of peripartum cardiomyopathy：a multicentre randomized study［J/OL］. Eur Heart J，2017，38（35）：2671-2679. https://doi.org/10.1093/eurheartj/ehx355.

[6] Biteker M，Ilhan E，Biteker G，et al.Delayed recovery in peripartum cardiomyopathy：an indication for long-term follow-up and sustained therapy［J/OL］. Eur J Heart Fail，2012，14（8）：895-901. https://doi.org/10.1093/eurjhf/hfs070.

[7] Sliwa K，Mebazaa A，Hilfiker-Kleiner D，et al.Clinical characteristics of patients from the worldwide registry on peripartum cardiomyopathy（PPCM）：EURObservational Research Programme in conjunction with the Heart Failure Association of the European Society of Cardiology Study Group on PPCM［J/OL］. Eur J Heart Fail，2017，19（9）：1131-1141. https://doi.org/10.1002/ejhf.780.

[8] Ersbøll AS，Johansen M，Damm P，et al. Peripartum cardiomyopathy in Denmark：a retrospective，population-based study of incidence，management and outcome［J/OL］. Eur J Heart Fail，2017，19（12）：1712-1720. https://doi.org/10.1002/ejhf.882.

[9] McNamara DM，Elkayam U，Alharethi R，et al. Clinical outcomes for peripartum cardiomyopathy in north america：results of the IPAC Study（Investigations of Pregnancy-Associated Cardiomyopathy）［J/OL］. J Am Coll Cardiol，2015，66（8）：905-914. https://doi.org/10.1016/j.jacc.2015.06.1309.

（周赟、孙育民）

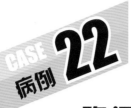

胸闷、气短伴左束支传导阻滞

临床资料

患者，男，64岁。因"阵发性心悸3年余，再发1天伴胸闷、气短"就诊。心电图提示心房颤动（以下简称"房颤"）、完全性左束支传导阻滞（以下简称"完左"）（图1），外院超声心动图提示左心房增大、左心室增大、左心室整体收缩活动普遍减弱、左心室射血分数（LVEF）0.44，外院冠脉CTA未见明显狭窄，诊断为扩张型心肌病、阵发性心房颤动、完全性左束支传导阻滞，慢性心力衰竭急性加重，纽约心功能分级（NYHA）Ⅲ级。既往发现完左20余年，高血压病10余年，5年余前超声心动图提示扩张型心肌病，正规给予美托洛尔、培哚普利、胺碘酮等药物治疗。

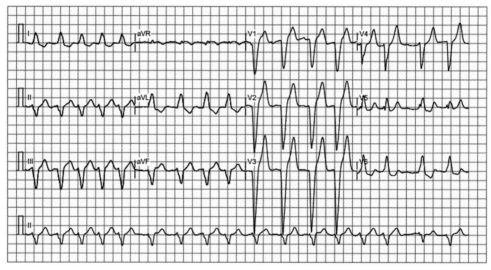

图1 体表心电图，示房颤快室率、完全性左束支传导阻滞

诊疗经过

入我院后患者房颤已经自行复律，常规心电图检查提示窦性心动过缓（以下简称"窦缓"）、完左。24 h动态心电图提示平均心率58次/min，最慢心率40次/min。超声心动图检查提示左心房内径增大（41 mm），左心室舒张末内径增大（57 mm），左心室整体收缩活动减弱，二尖瓣轻微反流，主动脉瓣轻度反流，三尖瓣轻—中度反流，LVEF 0.40。心脏磁共振提示左心房、左心室扩张伴室间隔肌壁纤维化，符合扩张型心肌病表现（图2）。予利尿剂、美托洛尔、培哚普利等药物治疗，症状改善。考虑到患者病程中左心室射血分数进行性下降，且患者基础心室率偏慢限制了美托洛尔最大剂量的使用而可能达不到优化药物治疗，遂行希氏束起搏（His起搏，图3、4），术后3

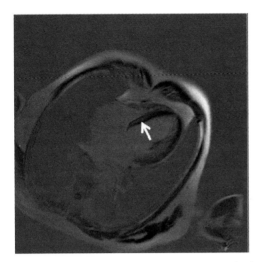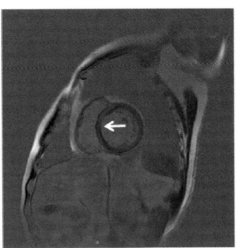

图 2　心脏磁共振检查

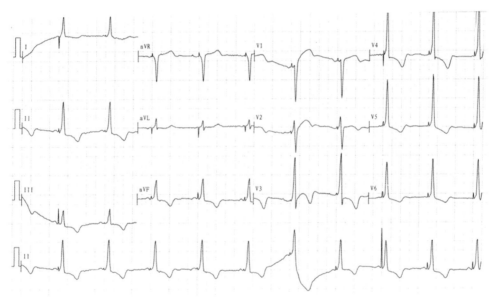

图 3　希氏束起搏心电图，注意起搏 QRS 波较术前明显变窄

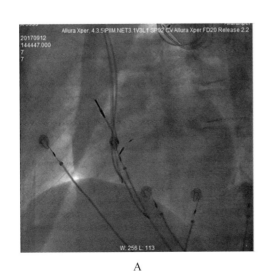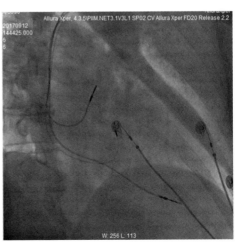

A　　　　　　　　　　　　　　　　B

图 4　希氏束起搏影像图，A 为左前斜，B 为右前斜

个月复查超声心动图提示左心室舒张末内径较前明显缩小（52 mm），LVEF 0.46。但后期随访希氏束电极起搏阈值明显升高，达 4.0 V，而致 His 起搏失败。

病例分析

引起左心室扩大、心功能下降的病因有缺血性心肌病、感染性病因（如病毒性心肌炎）、酒精性心肌病、特发性扩张型心肌病、甲亢性心肌病、高血压性心肌病、快速性心律失常所致心肌病、左束支阻滞性心肌病等[1]。对于本文患者，根据病史特点及相关检查，考虑其左心室扩大、心功能下降病因为左束支阻滞，不排除为左束支阻滞性心肌病。左束支阻滞性心肌病是指特发性左束支阻滞的长期存在逐渐引起左心室扩张、收缩功能减退，进而发展为心肌病，其发生机制可能为：长期左束支传导阻滞可引起心室电活动异常，包括左右心室不同步、左心室游离壁与室间隔不同步、左心室游离壁不同部位不同步，心室激动顺序的改变导致左心室收缩延迟及左心室舒张时间缩短，从而引起左心室收缩、舒张功能减弱、左心室内径扩张及射血分数降低[1, 2]。

诊断左束支阻滞性心肌病需同时满足以下三点：①确诊为特发性左束支阻滞；②逐渐发生心肌病；③纠正左束支阻滞后可逆转心肌病。既往不同文献报道纠正左束支阻滞后可逆转心肌病的发展[1-3]。本文患者虽存在完左，且 QRS 波宽度 > 150 ms，但其 LVEF 尚未达心脏再同步化治疗（CRT）指征，故予行希氏起搏以纠正左束支阻滞。希氏起搏模拟生理性起搏，可避免起搏介导的心肌病，可改善心功能、纠正左束支阻滞，作为双室起搏的替代治疗，然而有 10% 左右的患者会出现起搏阈值的增高[4]。本文患者在随访过程中短期左心室舒张末内径虽明显缩小，LVEF 升高，但后期起搏阈值升高后，未能持续有效进行希氏起搏，心功能未获得持续改善。

反思本例，结合患者长期完左病史、长期 20 年的规范随访情况以及短期有效的希氏起搏随访结果来看，支持左束支阻滞性心肌病可能，但因远期希氏束电极阈值升高原因未能给予更多的证据。因此，目前尚无充足的证据证实为左束支阻滞性心肌病，但亦不能完全排除。

 病例启示 导致左心室扩张、心功能下降的病因有多种，只有发现病因并针对病因治疗，才能从根本上为病人解决问题。

参考文献 >>

［1］ Blanc JJ，Fatemi M，Bertault V，et al. Evaluation of left bundle branch block as a reversible cause of non-ischaemic dilated cardiomyopathy with severe heart failure. A new concept of left ventricular dyssynchrony-induced cardiomyopathy［J/OL］. Europace，2005，7（6）：604-610. https://doi.org/10.1016/j.eupc.2005.06.005.

［2］ 郭继鸿. 左束支阻滞性心肌病［J/OL］.临床心电学杂志，2013，22（4）：299-308. https://doi.org/10.3969/j.issn.1005-0272.2013.04.019.

［3］ Vaillant C，Martins RP，Donal E，et al. Resolution of left bundle branch block-induced cardiomyopathy by cardiac resynchronization therapy［J/OL］. J Am Coll Cardiol，2013，61（10）：1089-1095. https://doi.org/10.1016/j.jacc.2012.10.053.

［4］ Ali N，Keene D，Arnold A，et al. His Bundle Pacing：A New Frontier in the Treatment of Heart Failure［J/OL］. Arrhythm Electrophysiol Rev，2018，7（2）：103-110. https://doi.org/10.15420/aer.2018.6.2.

（夏盼盼、孙育民）

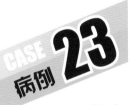

病例 23

胸闷、气短伴贫血、糖尿病

临床资料

患者，女，56 岁。因"胸闷、气促、下肢浮肿 4 天伴咽痛、咳嗽"入院。近 3 年活动耐力逐渐下降，登 2 楼或从事轻体力活动后即感气促、心悸，近半年间歇性下肢浮肿。既往 7 年前诊断"糖尿病"，应用胰岛素治疗。入院前 2 天自服头孢类抗生素无效。否认家族性遗传性疾病史，自幼有贫血史，病因不明，亦未进行诊治。入院查体：血压 110/66 mmHg，精神萎靡，呼吸急促，半卧位，全身皮肤泛黄，双下肢伸侧皮肤色素沉着，颈静脉怒张，两下肺呼吸音降低，两肺散在粗湿啰音伴哮鸣音，右肺明显。心界向左下增大，心率 118 次 /min，心律不齐、心音强弱不等，心尖部可闻及 2 级收缩期吹风样杂音。腹软，肝脾肋下可触及，肝颈返流征（＋），双下肢浮肿。生化检查：白细胞计数 13.7×10⁹/L，红细胞计数 2.0×10¹²/L，血红蛋白 81 g/L，血小板计数 150×10⁹/L，平均红细胞体积 119 fl，平均血红蛋白含量 41 pg，平均血红蛋白浓度 340 g/L，B 型利钠肽（BNP）753 pg/ml；肌钙蛋白 T 0.003 ng/ml；D-二聚体 0.3 mg/L；谷丙转氨酶 112 U/L，谷草转氨酶 56 U/L，胆红素正常；肾功能正常；叶酸、维生素 B₁₂ 测值正常；血清铁 27.4 μmol/L（9～30 μmol/L），血清铁蛋白＞1 000 μg/L（21.81～274.66 μg/L），转铁蛋白饱和度 50%；甲、乙、丙肝炎病毒指标正常。器械检查：心电图提示心房颤动；超声心动图提示左心室壁各节段不增厚，未见活动异常，二尖瓣中度反流，左心室舒张末期内径 58 mm，左心室射血分数 0.52；腹部 B 超提示慢性肝病表现，肝脏占位，脾肿大；上腹部 CT 主要提示肝密度均匀性增高（白肝症表现），CT 值 85 Hu，脾脏增大，密度正常，肝左右叶各见一低密度影（血管瘤可能），胆囊、胰腺正常，左肾囊肿（图 1）；磁共振成像显示肝、胰信号均匀性降低（黑肝症表现），肝区肿块影在低信号背景下呈明显高信号（血管瘤），胸水呈高信号，脾脏信号正常（图 2），心肌密度均匀性降低（图 3）。冠状动脉造影结果提示分流量较小的右冠状动脉左心室瘘，左右冠状动脉无明显狭窄。

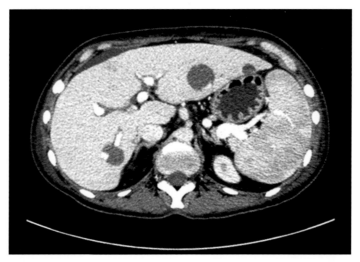

图1 上腹部CT成像，肝脏密度均匀性升高，呈"白肝症"表现

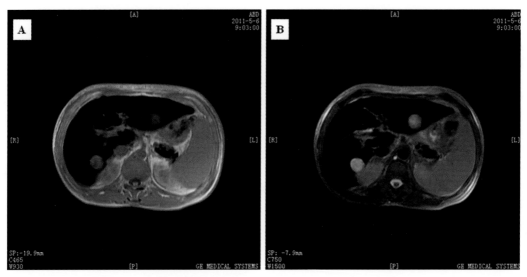

图2 肝脏磁共振成像（黑肝症表现），A图为T_1WI，B图为T_2WI

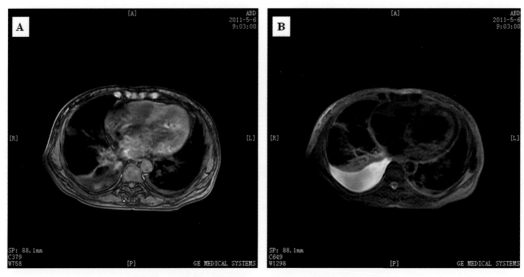

图3 心脏磁共振成像，A图为T_1WI，B图为T_2WI

诊疗经过

本例患者因呼吸道感染诱发心力衰竭急性发作入院，分析心力衰竭原因：①尽管患者入院时伴有上呼吸道感染病史，但距离本次发病时间较短，且既往存在慢性心功能不全症状3年，入院心肌酶正常，急性病毒性心肌炎依据不足；②冠脉造影尽管发现右冠状动脉左心室瘘，但分流量小，故此不足以导致心力衰竭，另因冠状动脉造影未发现冠状动脉狭窄，故冠状动脉粥样硬化性心脏病可排除；③特发性扩张型心肌病需排除继发性因素方可诊断；④该患者特征性表现为心力衰竭及肝功能损害。CT提示肝脏CT值明显升高，呈"白肝症"表现，表明高密度物质沉积；肝脏磁共振成像显示肝胰信号均匀降低，呈现特征性"黑肝症"表现，心脏磁共振亦提示心肌密度均匀降低，符合血色病表现，结合糖尿病病史及铁代谢异常情况，尽管未行活检病理检查，但仍可基本确诊血色病伴心力衰竭。因患者无输血病史和应用铁剂史，且CT和磁共振成像提示脾脏信号正常，故考虑为原发性血色病。

病例分析

血色病是一种铁代谢缺陷病，在我国尚属少见病，以心力衰竭为突出表现的更属少见[1]。血色病可分为原发性和继发性两大类，原发性血色病又称为遗传性血色病，由于先天性铁代谢异常，导致小肠铁吸收增加，储积过多，缓慢在肝、心、胰腺及其他器官的实质脏器沉积。导致相关器官损伤，从而引起肝硬化、心力衰竭、糖尿病等并发症[2]。继发性血色病临床常见于大量输血、过量应用铁剂、过度酗酒等患者，其过量铁沉积在肝、脾及脊髓的网状内皮细胞内，造成器官损害程度低于原发性血色病。而影像学检查为诊断本病的较为有效的方法，磁共振成像对血色病诊断意义价值大，当肝组织内铁含量大于1 mg/g时，磁共振即可出现信号变化，铁的超顺磁性效应使肝组织的 T_1 弛豫时间延长，T_2 弛豫时间缩短，肝脏信号强度明显减低，形成低信号的肝脏，称为"黑肝症"，且以 T_2 缩短更明显，故 T_2WI 对病灶的显示优于 T_1WI，且磁共振信号不受脂肪肝的影响，较CT更适合对肝血色病的评价[3]。

病例启示 血色病在我国不常见，以心力衰竭为突出表现的更属少见。

参考文献 >>

[1] 徐文娇，李昌平，石蕾，等.血色病的临床特征及诊治进展[J/OL].现代临床医学，2019，45（4）：303-306. http://dx.doi.org/10.11851/j.issn.1673-1557.2019.04.021.

[2] Tong JW，Sawamura MH. Subconjunctival hemorrhages: presenting sign for hereditary hemochromatosis[J/OL]. Optom Vis Sci，2011，88（9）：1133-1139. https://doi.org/10.1097/OPX.0b013e3182223683.

[3] 雷军强，王晓慧，陈勇.肝血色病的MRI和CT表现[J/OL].中国医学影像学杂志，2009，17（3）：218-220. https://doi.org/10.3969/j.issn.1005-5185.2009.03.018.

（连敏、孙育民）

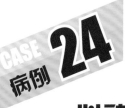

心动过速、气促、浮肿

临床资料

患者，男，59岁。发现"心房扑动1年，活动后气促2个月伴下肢浮肿"入院。患者1年前外伤后外院就诊心电图检查发现心房扑动，心室率在150次/min左右，因无不适症状，未重视及进一步诊治。近2个月来出现活动后气促伴乏力、浮肿，活动耐量较前明显下降，无发热，无尿少，无咳嗽。既往无风湿热、心肌炎、高血压、糖尿病等病史。入院查体：血压120/70 mmHg，心脏浊音界左下稍扩大，心率150次/min，心律齐，心音低钝，心尖区闻及2级柔和收缩期吹风样杂音，双下肢轻度浮肿。辅助检查：氨基末端B型利钠肽原（NT-proBNP）5 168 pg/ml，余生化未见异常；心电图示典型心房扑动（房扑），2:1传导（图1A）；胸片示心胸比例0.58（图2A）；超声心动图示左心室舒张末期内径（LVEDD）48 mm，左心室收缩末期内径（LVESD）40 mm，左心室射血分数（LVEF）0.35，未见瓣膜明显异常。

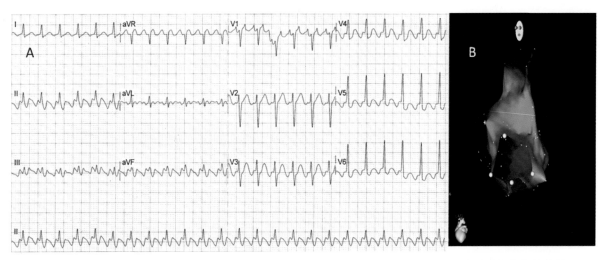

图1　A图示典型心房扑动，2:1传导；B图为三维电解剖标测图，提示为逆钟向三尖瓣峡部依赖性房扑

诊疗经过

入院初步诊断：扩张型心肌病（心动过速心肌病待排），持续性心房扑动，纽约心功能分级（NYHA分级）Ⅲ级。入院后给予贝那普利、美托洛尔、胺碘酮、呋塞米、华法林等治疗后气促缓解。药物治疗1个月余后随访心电图仍为房扑，超声心动图示LVEDD 50 mm，LVESD 40 mm，LVEF 0.41。遂再次入院行导管射频消融术，三维电解剖标测提示逆钟向三尖瓣峡部依赖性房扑

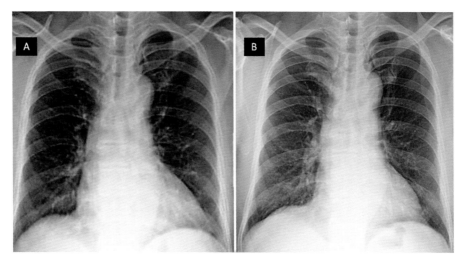

图2　A图为治疗前胸片，心胸比 0.58；B图为导管消融术后 1 个月胸片，心胸比 0.50

（图 1B），行三尖瓣峡部线性消融，终止房扑，并达到三尖瓣峡部双向阻滞。术后继续服用贝那普利、美托洛尔及华法林。术后 1 个月随访心电图示窦性心律；超声心动图提示 LVEDD 55 mm，LVESD 35 mm，LVEF 0.65；胸片显示心胸比例 0.50（图 2B）。结合患者随访结果，最终诊断为心动过速心肌病。

 病例分析

　　心动过速心肌病多在心功能受损前有长期的心动过速病史，发病初期需与扩张型心肌病、病毒性心肌炎等疾病进行鉴别[1]。本例患者至少有快速性心律失常病史 1 年，超声心动图排除瓣膜性心脏病，无心肌梗死和心绞痛病史排除冠心病，结合出现症状性心功能不全的时间特点以及治疗反应（心脏缩小，左心室射血分数显著提升），可确诊为心动过速心肌病。此病的治疗方法主要包括控制心室率或维持窦性心律，对于药物治疗无效或出现毒副作用者，可选择导管射频消融。此类患者一旦有效控制心率或恢复正常心律后，心脏可迅速缩小，心衰症状短期内得到控制，临床疗效明显[2]。

病例启示　　心衰能根治的病因其实不多，心律失常为其中之一。

（本文 2014 年发表于《心电与循环》第 33 卷第 5 期）

参考文献 >>

［1］　胡梅，王炎，薛玉梅，等. 心动过速心肌病的临床特点及与扩张性心肌病的对照分析［J/OL］. 临床内科杂志，2013，30（11）：752-754. http://dx.doi.org/10.3969/j.issn.1001-9057.2013.11.011.

［2］　祖建国，丁士勤. 射频消融治疗心动过速心肌病三例［J/OL］. 中国心脏起搏与心电生理杂志，2007，21（1）：31. http://dx.doi.org/10.3969/j.issn.1007-2659.2007.01.033.

（陶文其、孙育民）

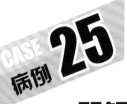

肌钙蛋白升高伴乏力、气短

临床资料

患者，男，70岁，因"乏力、咳嗽、气短10天"入院。患者于2017年11月7日无明显诱因下突发四肢乏力，意识清楚，持续约半小时后自行缓解，缓解后未遗留明显乏力，伴咳嗽咳痰、气短，无咽痛，无胸闷胸痛，四肢乏力发作过程中无肢体抽搐，无二便失禁，无言语不清等。因咳嗽、气短渐渐加重，10天后就诊当地医院，测体温38.2℃，血常规示白细胞15.4×10⁹/L，中性粒细胞85.6%，超敏C反应蛋白12.9 mg/L，血沉25 mm/h。予以头孢克洛抗感染等治疗后，体温降至正常，咳嗽咳痰好转，但仍存气短症状，为进一步治疗于2017年11月19日来我院急诊，查心肌酶谱提示肌酸激酶同工酶（CK-MB）6.6 ng/ml，肌钙蛋白T 0.302 ng/ml，N末端B型利钠肽原（NT-proBNP）6 413 pg/ml；胸部CT平扫示：两肺慢性支气管炎伴少许感染改变；心电图示：窦性心律，完全性右束支传导阻滞，室性早搏，下壁导联T波倒置（图1）。随访心肌酶渐进性升高（图2），拟诊非ST段抬高型急性冠脉综合征，收入心内科。

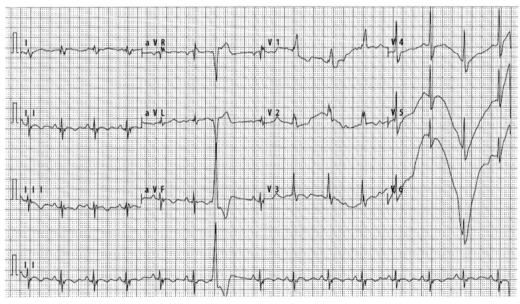

图1 体表心电图

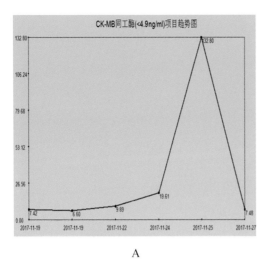
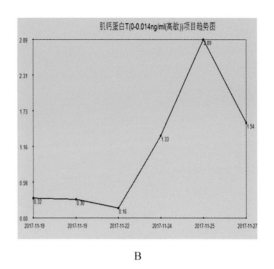

A   B

图2　肌酸激酶同工酶（A）和肌钙蛋白T（B）的动态变化曲线

诊疗经过

入院后查体：血压 126/70 mmHg，神志清楚，精神良好，静息下无明显气促，平枕卧位，双侧甲状腺未触及明显增大，无压痛，口唇无发绀；两肺未闻及明显干湿啰音；心率 104 次 /min，心律齐，心音正常，瓣膜区未闻及杂音。腹部无压痛，四肢肌力正常，下肢无浮肿，病理征阴性。予抗血小板、控制心率、调脂稳定斑块等治疗。完善超声心动图检查提示左心房、右心房轻度增大，主动脉、三尖瓣轻度反流，左心室射血分数 0.59。后甲状腺功能检查报告显示：TT34.76 nmol/L（正常值 1.18 ～ 3.48 nmol/L），TT4 288.90 nmol/L（正常值 57.60 ～ 161.30 nmol/L），FT3 31.24 pmol/L（正常值 3.39 ～ 6.47 pmol/L），FT4 ＞ 128.7 pmol/L（正常值 10.29 ～ 21.88 pmol/L），TSH ＜ 0.004 mIU/L（正常值 0.3 ～ 3.60 mIU/L）。抗核抗体谱阴性。甲状腺 B 超检查提示双侧甲状腺略增大，血流丰富，未见结节影。遂补充诊断甲状腺功能亢进症（甲亢），内分泌会诊后给予甲巯咪唑抗甲亢治疗。与患者沟通对比剂含碘可能对甲亢控制不利，建议暂缓行冠脉造影检查，甲亢治疗 1 个月后择期冠脉造影显示冠脉轻度不规则斑块，未见明显狭窄（图3）。

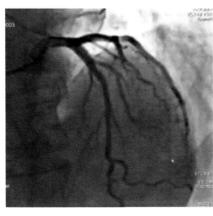
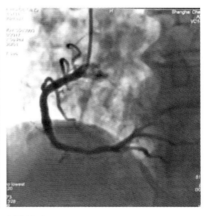

图3　冠脉造影检查

病例分析

本例患者以突发无力伴咳嗽、气短起病，心电图示下壁导联 T 波倒置，肌钙蛋白呈进行性升高，根据 2012 年发布的心肌梗死全球统一定义[1]，该患者可诊断为急性心肌梗死（AMI）2 型，但其缺乏典型胸闷胸痛症状，冠脉造影未见明显血管狭窄，病因诊断尚不明确。目前认为 2 型心肌梗死多继发于氧供需失衡，常见的病因有：冠脉内皮功能障碍、冠脉痉挛、冠脉栓塞、心动过速等，有报道指出甲亢也可导致 AMI[2, 3]。

Burstein 等[4] 研究了 384 例甲状腺毒症患者，其中有 7 例出现 AMI，推测冠心病发生率为 3.9%，而心绞痛发生率约为 0.5%～20%，多为 10%～12%。Kim 等[5] 回顾了 1990—2011 年因甲状腺毒症导致 AMI 的病例共 10 例，其中 7 例为 Graves 病，1 例为结节性甲状腺肿，2 例为医源性甲状腺毒症，行冠脉血管检查提示有 5 例为血管痉挛，4 例冠脉正常，1 例为冠脉粥样硬化阻塞所致。也有报道指出，甲亢可导致应激性心肌病[6, 7]，临床表现上可与急性心肌梗死极为相似。

甲状腺毒症时可导致体内出现明显的病理生理变化，从而导致 AMI 的发生。目前推测可能的机制为：①甲状腺毒症时，左心室负荷加重可导致心肌缺血；②冠脉对去甲肾上腺素及 NO 敏感性增加导致冠脉痉挛；③促栓物质增加及抗凝因子减少，导致血栓形成增加[5, 8, 9]。这些因素的共同作用，可导致冠脉痉挛、急性血栓形成、应激性心肌病等，从而出现心肌缺血，临床上则表现为典型的 AMI 特征。随着甲亢得到控制，这类患者的预后通常也较好。但也有研究通过长期随访发现，明显甲亢的患者因心脑血管疾病死亡的风险增加[10]。

上述研究表明，甲亢患者可出现冠心病甚至 AMI，而其中冠心病可能只占很少一部分。本例患者甲状腺功能提示存在明显甲亢，而冠脉造影未见异常，考虑其 AMI 为冠脉痉挛或者心肌应激可能。因此，这也提示我们临床上发现 AMI，但是血管造影未见明显异常或轻度狭窄时，需注意完善甲状腺功能，以防漏诊、误诊。

病例启示 肌钙蛋白升高是急性心肌损伤标志，并不意味一定是心肌梗死，临床需综合判断，谨慎解读，注意合理解释肌钙蛋白升高的原因。

参考文献 >>

［1］ Thygesen K，Alpert JS，Jaffe AS，et al. Third universal definition of myocardial infarction［J/OL］. Eur Heart J，2012，33（20）：2551-2567. https://doi.org/10.1093/eurheartj/ehs184.

［2］ Alexopoulos D，Lazarou N，Vagenakis AG. Electrocardiographic appearance of a non-Q wave acute myocardial infarction in a patient with thyrotoxicosis. A case history［J/OL］. Angiology，1995，46（4）：353-356. https://doi.org/10.1177/000331979504600411.

［3］ Patel R，Peterson G，Rohatgi A，et al. Hyperthyroidism-associated coronary vasospasm with myocardial infarction and subsequent euthyroid angina［J/OL］. Thyroid，2008，18（2）：273-276. https://doi.org/10.1089/thy.2007.0131.

［4］ Burstein J，Lamberg BA，Eramaa E. Myocardial infarction in thyrotoxicosis［J/OL］. Acta Med Scand，1960，166：379-393. https://doi.org/10.1111/j.0954-6820.1960.tb17392.x.

［5］ Kim HJ，Jung TS，Hahm JR，et al. Thyrotoxicosis-induced acute myocardial infarction due to painless thyroiditis［J/OL］. Thyroid，2011，21（10）：1149-1151. https://doi.org/10.1089/thy.2010.0428.

［6］ Rueda D，Aguirre R，Contardo D，et al. Takotsubo myocardiopathy and hyperthyroidism：a case report and literature review［J/OL］. Am J Case Rep，2017，18：865-870. https://doi.org/10.12659/ajcr.905121.

［7］ Eliades M，El-Maouche D，Choudhary C，et al. Takotsubo cardiomyopathy associated with thyrotoxicosis：a case report and review of the literature［J/OL］. Thyroid，2014，24（2）：383-389. https://doi.org/10.1089/thy.2012.0384.

［8］ Klein I，Ojamaa K. Thyroid hormone and the cardiovascular system［J/OL］. N Engl J Med，2001，344（7）：501-509. https://doi.org/10.1056/NEJM200102153440707.

［9］ Homoncik M，Gessl A，Ferlitsch A，et al. Altered platelet plug formation in hyperthyroidism and hypothyroidism［J/OL］. J Clin Endocrinol Metab，2007，92（8）：3006-3012. https://doi.org/10.1210/jc.2006-2644.

［10］ Franklyn JA，Maisonneuve P，Sheppard MC，et al. Mortality after the treatment of hyperthyroidism with radioactive iodine［J/OL］. N Engl J Med，1998，338（11）：712-718. https://doi.org/10.1056/NEJM199803123381103.

（冯　京、王　骏）

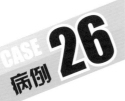

病例 **26**
CASE

肌钙蛋白升高伴发热、胸痛

临床资料

患者，女，56 岁。因"阵发性恶心、呕吐 3 天，胸痛 4 h"入院。患者 3 天前无明显诱因下出现阵发性恶心、呕吐症状，自觉有发热，但未测体温，略感轻度腹痛，无畏寒、寒战，无腹胀、腹泻。当地医院就诊考虑急性胃肠炎，予抗感染治疗后症状好转。入院前 4 h 患者在火车上突发畏寒、寒战，伴恶心、呕吐 4 次，继而出现胸骨下疼痛不适，伴冷汗。患者既往有肾结石史，3 个月前外院行左肾输尿管结石碎石术，否认高血压、糖尿病等疾病史。已绝经 8 年余。入院查体：体温 36.7 ℃，血压 117/84 mmHg，心率 106 次 /min。精神萎靡，两肺未及明显干湿啰音，心律齐，各瓣膜区未闻及明显病理性杂音。实验室检查提示：白细胞（WBC）5.4×10^9/L，中性粒细胞 92.2%；超敏 C 反应蛋白（CRP）92 mg/ml（< 8.0 mg/ml）；肌酸激酶同工酶 MB（CK-MB）18 ng/ml（< 4.9 ng/ml），超敏肌钙蛋白 T（cTNT）0.8 ng/ml（< 0.014 ng/ml）；心电图示窦性心律，$V_3 \sim V_6$ 导联 ST 段压低 0.05 mV（图 1）。

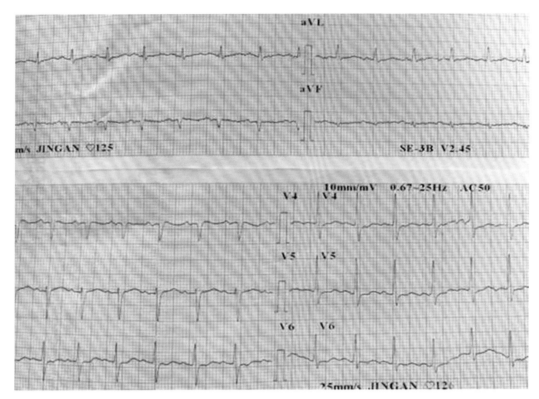

图 1　急诊 12 导联心电图

诊疗经过

　　入院后初步诊断急性冠脉综合征，因胸痛症状持续不缓解，遂行急诊冠脉造影，提示右冠中段轻度不规则斑块伴狭窄约 50%，余冠脉未见明显异常；左心室造影提示左心室节段收缩活动减弱，心尖部收缩期球形扩张（图 2），诊断为应激性心肌病。造影后 8 h 患者出现畏寒、寒战，伴发热，体温 39.5 ℃，复查血常规 WBC 12.76×10^9/L，中性粒细胞 92.2%；降钙素原（PCT）高达 51 ng/ml（＜ 0.02 ng/ml）；CK-MB 22.1 ng/ml，cTNT 0.736 ng/ml；尿常规提示 WBC 8.7/μl，RBC100/μl。抗菌治疗前行血培养、尿培养等检查（后血培养结果均阴性，尿培养结果为大肠埃希菌）。给予头孢他啶抗感染治疗后，第二天患者体温恢复正常，自觉胸闷症状明显好转。为进一步明确发热原

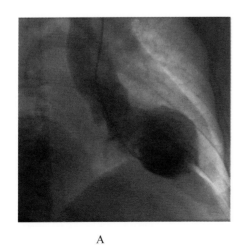
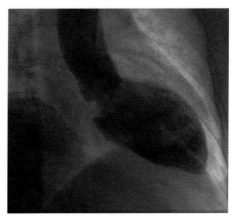

A　　　　　　　　　　　　　　B

图 2　左心室造影，A 为收缩期，B 为舒张期

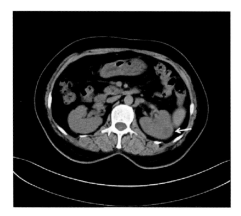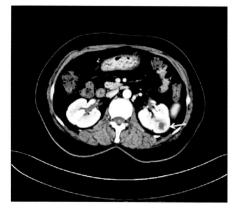

图 3　上腹部 CT 提示左肾占位（箭头）

因，完善胸腹部 CT 检查，提示左肾占位性病变，结合其尿培养为大肠埃希菌，首先考虑肾脓肿，肾肿瘤不能除外（图 3）。给予抗感染治疗 3 个月后，患者外院复查腹部 CT 左肾占位完全消失，最终提示左肾占位为肾脓肿。

病例分析

应激性心肌病是一类以急性、可逆性心力衰竭为表现的临床综合征，它又称为"心尖球形综合征""Takotsubo 心肌病"或"伤心综合征"。1990 年日本学者 Sato 及其同事最先报道该病，因患者心脏收缩末期时左心室形态酷似日本捕捉章鱼的篓子而得名[1,2]。应激性心肌病多有明确的诱因，常见为情绪激动或躯体应激等，多见于绝经后女性，典型表现是以突发胸痛、呼吸困难或晕厥为首发症状，心电图可有急性心肌缺血改变，心肌酶学标志物可有轻中度的升高[3]。临床表现上与急性心肌梗死极为相似，但冠脉造影检查多数提示冠脉血管正常或轻度狭窄，左心室造影检查则可因左心室不同部位功能障碍，呈现球形样改变，典型部位为心尖区受累，也可累及左心室中部、左心室底部或双心室[1]。根据 2016 年欧洲心脏病协会的新诊断标准[3]，本例患者应激性心肌病诊断基本明确，但该患者发生应激性心肌病时，并无情绪激动或运动等常见诱因。回顾本例发病及治疗随访全貌：因恶心呕吐伴畏寒、寒战起病，伴发热，白细胞、CRP、PCT 等炎症指标均明显升高，尤其是 PCT 竟然高达 50 ng/ml 以上，尿培养提示大肠埃希菌感染，腹部 CT 提示左肾占位，经抗感染治疗后左肾占位完全消失。我们推测该患者是因急性上尿路感染（肾脓肿）诱发应激性心肌病可能。严重感染诱发应激性心肌病临床报道较少。2007 年 Ohigashi-Suzuki 等[4]报道了一例糖尿病合并左侧肾盂肾炎的患者，发生了应激性心肌病。Simone Cappelletti 等[5]系统分析了近年来感染合并应激性心肌病的相关报道，共 26 例患者，其中细菌感染最常见，约占 57.7%，也可有病毒、真菌等感染，常见致病菌有大肠埃希菌、肺炎克雷伯菌、金黄色葡萄球菌等，经积极抗感染治疗后，这些患者的预后多良好（92.3% 好转或治愈）。目前，感染诱导应激性心肌病的机制还不是很清楚，推测与感染诱导的全身炎症反应及细胞因子释放（如肿瘤坏死因子 α、白细胞介素 1、白细胞介素 6 等）有关[5,6]。本病例的启示是，对于应激性心肌病在诱因分析时除了常见情绪因素外，还需注意存在严重感染的可能。

 应激性心肌病的诱因不仅仅有创伤、情绪变化等，重症感染同样是诱因之一。

参考文献 >>

[1] Dawson DK. Acute stress-induced（takotsubo）cardiomyopathy［J/OL］. Heart，2018，104（2）：96-102. https://doi.org/10.1136/heartjnl-2017-311579.

[2] Watanabe M，Izumo M，Akashi YJ. Novel understanding of takotsubo syndrome［J/OL］. Int Heart J，2018，59（2）：250-255. https://doi.org/10.1536/ihj.17-586.

[3] Lyon AR，Bossone E，Schneider B，et al. Current state of knowledge on Takotsubo syndrome：A position statement from the task force on Takotsubo syndrome of the Heart Failure Association of the European Society of Cardiology［J/OL］. Eur J Heart Fail，2016，18（1）：8-27. https://doi.org/10.1002/ejhf.424.

[4] Ohigashi-Suzuki S，Saito Y，Tatsuno I. Takotsubo cardiomyopathy associated with sepsis in type 2 diabetes mellitus［J/OL］. Am J Emerg Med，2007，25（2）：230-232. https://doi.org/10.1016/j.ajem.2006.11.003.

[5] Cappelletti S，Ciallella C，Aromatario M，et al. Takotsubo cardiomyopathy and sepsis［J/OL］. Angiology，2017，68（4）：288-303. https://doi.org/10.1177/0003319716653886.

[6] Santoro F，Di Biase M，Brunetti ND. Urinary sepsis associated with Takotsubo cardiomyopathy ［J/OL］. Int J Urol，2014，21（4）：432-433. https://doi.org/10.1111/iju.12303.

（冯 京、王 骏）

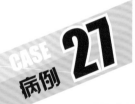

病例 27

肌钙蛋白升高伴四肢无力、抗信号识别颗粒抗体阳性

临床资料

患者，男，43岁。因"四肢无力9个月，加剧1周"于2013年9月22日入院。患者于9个月前无明显诱因出现四肢无力，以近端肌力减退为主，主要表现为上楼梯费力，提重物困难，易疲劳，尚可参加工作，无发热、皮疹、肌痛、感觉异常等，无明显晨轻暮重的波动现象，上述症状逐渐加重，劳动耐量和日常生活能力进行性下降，并且四肢近端肌肉萎缩，饮水偶尔呛咳，2月前在当地医院就诊，胸部CT未见异常，肌电图检查提示肌源性损害，口服泼尼松60mg/d治疗，肌力有所好转，可以每天行走3～4公里，上5～6层楼，服药后血糖升高，减少泼尼松用量到每天35mg，加用胰岛素治疗后好转。入院前1周感无力症状明显加重。父亲有类风湿关节炎，2哥1妹及1女身体尚健康。

入院查体：颅神经（−），抬头、转颈肌力正常，肩部、臀部和四肢近端肌肉萎缩，肌张力正常，左下肢近端肌力 4⁺ 级，其他肢体近端肌力 4 级，远端 5⁻ 级，腱反射（＋），深浅感觉正常，双侧指鼻试验和轮替试验慢（但仍稳准），双侧跟膝胫试验无法完成，双侧病理征阴性。心肺听诊无明显异常，双下肢无明显水肿。实验室检查：肌肉活检提示坏死性肌炎，肌炎抗体提示 SRP 抗体（+++），Ro-52 抗体（++），Mi-2 抗体、Ku 抗体、PM-Scl100 抗体、PM-Scl75 抗体、Jo-1 抗体、PL-7 抗体、PL-12 抗体、EJ 抗体、OJ 抗体均为阴性，抗核抗体谱均阴性，肌酸磷酸激酶同工酶 MB（CK-MB）106.8 ng/ml，肌红蛋白 387 ng/ml，肌钙蛋白 T 0.294 ng/ml，磷酸肌酸激酶 1 198 U/L。诊断"抗信号识别颗粒抗体阳性肌病（抗 SRP 抗体阳性肌病）"，予以联合应用糖皮质激素和环磷酰胺治疗。

诊疗经过

患者入院后除肌无力症状外，无胸闷、胸痛、气促等主诉，因肌钙蛋白 T 检查轻度升高，2 天后复查 CK-MB 同工酶 81.9 ng/ml，肌红蛋白 222 ng/ml，肌钙蛋白 T 0.169 ng/ml，肌酸激酶 1 526 U/L。随访心电图提示窦性心律，前间壁异常 Q 波，前壁导联 ST 段抬高 0.1～0.3 mV，并有动态改变（图 1，图 2）。超声心动图未见明显异常，左心室射血分数为 0.67。冠状动脉 CT 造影检查主要分支血管未见明显狭窄性改变。

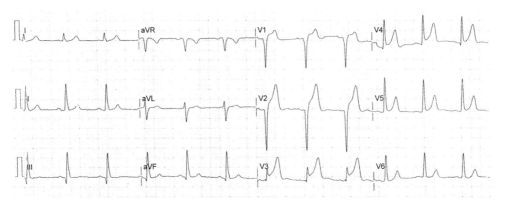

图 1　入院当日心电图（提示 V₁、V₂ 导联 QS 型，V₁～V₄ 导联 ST 段抬高 0.1 mV～0.3 mV）

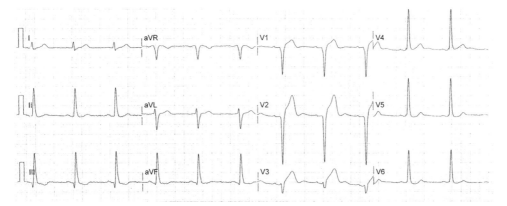

图 2　糖皮质激素和环磷酰胺治疗 2 天后复查心电图（提示 V₁、V₂ 导联 QS 型，V₃ 导联 R 波振幅明显降低，V₁～V₃ 导联 ST 段抬高 0.1～0.2 mV）

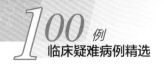

 病例分析

特发性炎症性肌病（IIM）分为三类：多发性肌炎、皮肌炎、散发性包涵体肌炎。1986 年 Reeves 等首次在一位多发性肌炎患者血清中发现针对信号识别颗粒的肌炎特异性抗体，即 SRP 抗体。由于抗 SRP 抗体阳性患者的临床、病理特征以及对治疗的反应性与多发性肌炎并不一致，学者们更倾向于将其归为 IIM 中的另一亚型，又称为免疫介导的坏死性肌病[1]。抗 SRP 抗体阳性肌病特征性病理表现为广泛的肌纤维坏死、无或较少炎症细胞浸润、没有明显的束周萎缩以及存在膜攻击复合物沉积[1]。

抗 SRP 抗体阳性肌病累及人群年龄分布较广，男女比例约为 1∶2，临床主要表现为严重的对称性进行性近端肌无力和肌萎缩、吞咽困难及血清肌酶显著升高，其与多发性肌炎相似，病程相对较短，多在几个月内造成患者不能行走，一半患者合并肺间质性疾病，小于 20% 患者存在心脏受累[2, 3]。多发性肌炎和皮肌炎合并心脏损害较为多见，抗 SRP 抗体阳性肌病导致心脏损害报道较少。Hengstman 等[3]总结欧洲 6 个中心的 23 例抗 SRP 抗体阳性肌病的临床、实验室和组织学特征。在进行了心电图检查的患者中有一半出现心电图异常，这些异常包括陈旧性心肌梗死、无症状性传导异常、窦性心动过速、室性期前收缩、PQ 间期延长、继发于高血压的左室高电压等。超声心动图可检获继发于心肌梗死的左室收缩减弱、瓣膜病变、心包渗出等。本例肌炎活动期入院后常规检查发现心电图出现胸前导联 ST 段抬高，CK-MB 和肌钙蛋白 T 升高，并有动态改变，尽管患者无胸痛、胸闷、气促等心脏相关症状，仍考虑心肌梗死，但冠状动脉 CT 造影检查未发现主要分支血管狭窄或闭塞，分析可能与炎症反应过程导致冠状动脉微循环障碍有关。

肌炎患者（尤其是多发性肌炎和皮肌炎）常伴 CK-MB 和肌钙蛋白 T 升高，但仅 2.5% 的患者肌钙蛋白 I 升高[2]，故对于肌炎患者，应用肌钙蛋白 I 作为心肌损伤特异性标志更为合适，本例未进行肌钙蛋白 I 监测为不足之处。

病例启示 肌钙蛋白只是反映心肌损伤的标志物，升高不代表就是缺血性心肌梗死。

（本文 2015 年发表于《心脏杂志》第 2 期，部分有改动）

参考文献 >>

［1］ 邸丽，笪宇威，王敏，等.抗信号识别颗粒抗体阳性的肌病一例并文献复习［J/OL］.中华临床医师杂志（电子版），2012，6（23）：7576-7579. https://doi.org/10.3877/cma.j.issn.1674-0785.2012.23.022.

［2］ Bazzania C，Cavazzana I，Ceribelli A，et al. Cardiological features in idiopathic inflammatory myopathies［J/OL］. J Cardiovasc Med，2010，11（12）：906-911. https://doi.org/10.2459/JCM.0b013e32833cdca8.

［3］ Hengstman GJD，ter Laak HJ，Vree Egberts WTM，et al. Anti-signal recognition particle autoantibodies：marker of a necrotising myopathy［J/OL］. Ann Rheum Dis，2006，65（12）：1635-1638. https://doi.org/10.1136/ard.2006.052191.

（蒋 巍、孙育民）

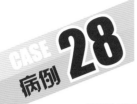

CASE **28** 病例

冠状动脉介入术后2周再发胸闷、心包积液

　　患者，男，68岁。因"冠状动脉介入术后2周，胸闷1天"入院。入院前2周曾因情绪波动后发作胸闷、胸痛、心前区压迫感至我院就诊，查心电图提示"窦性心律，$V_2 \sim V_6$导联ST段抬高，T波高尖伴下壁导联ST段压低"（图1），心肌酶显示肌酸激酶同工酶（CK-MB）15.4 ng/ml（正常值小于4.9 ng/ml），肌钙蛋白T 2.52 ng/ml（正常值小于0.014 ng/ml）。既往有高血压病10年余，血压控制可，否认其他病史，有吸烟史40年（10支/天）。行急诊冠脉造影，提示回旋支中段急性闭塞性病变，植入支架一枚，术后胸部CT平扫检查未见异常（图2），术后规律服用冠心病二级预防药物。本次因再发胸闷不适1天入院，症状持续存在，与活动关系不大，可平卧，否认明显胸痛、呼吸困难、口唇青紫、咳嗽咳痰、下肢浮肿、畏寒发热。再次入院时查体：体温36.6℃，血压130/80 mmHg，呼吸17次/min，神志清楚，呼吸平稳，两肺呼吸音粗，右下肺呼吸音低，未闻及明显啰音，心率84次/min，心律齐，各瓣膜听诊区未闻及明显杂音，无心包摩擦音。

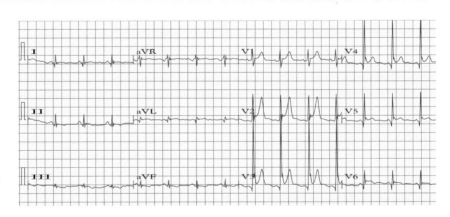

图1　入院前2周症状发作时急诊心电图

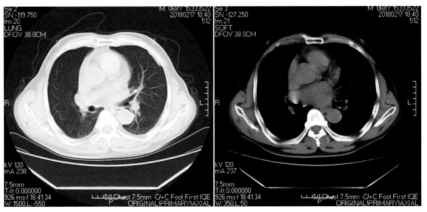

图2　第1次住院期间胸部CT平扫

诊疗经过

入院后积极完善相关检查，心电图提示窦性心律、房性早搏（期前收缩）、多导联 PR 段压低伴 T 波倒置（图 3），实验室检查提示：C 反应蛋白 78.6 mg/L，血沉 56 mm/h，CK-MB 0.7 ng/ml，肌钙蛋白 T 0.350 ng/ml，N 末端 B 型利钠肽原（NT-proBNP）882 pg/ml，D 二聚体 0.93 mg/L；余血常规、肝肾功能、血气分析等血液检查结果基本正常。胸部 CT 提示两肺局限性胸膜增厚伴右肺包裹性胸腔积液，与近期图像有变化（图 4），超声心动图提示心包积液，较 2 周前增多（图 5）。入院后予继续冠心病二级预防治疗，同时予利尿等治疗。

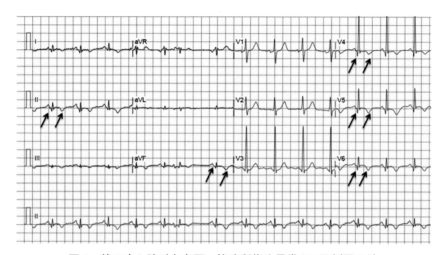

图 3 第 2 次入院时心电图，箭头所指为异常 PR 及倒置 T 波

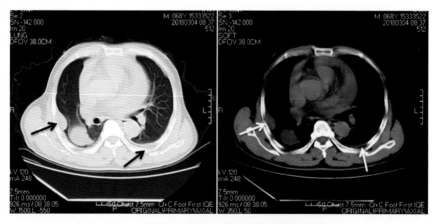

图 4 胸部 CT 平扫，箭头所指为胸腔积液

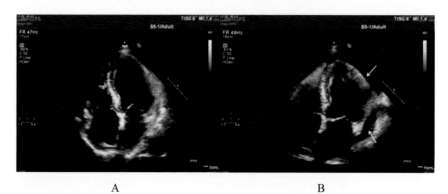

图 5 超声心动图检查，A 为第 1 次入院，B 为第 2 次入院，箭头所指为心包积液

病例分析

结合此次入院检查分析，需要鉴别：①冠脉病变加重：由于患者心肌酶基本正常，心电图无明显 ST-T 改变，故考虑可能性不大；②肺栓塞：尽管患者 D- 二聚体升高，但临床无明显肺栓塞诱因，心电图及血气分析未提示低氧血症、低碳酸血症及右心负荷加重表现，故考虑可能性不大；③肺炎：患者无相关诱因，无咳嗽，且胸部 CT 除胸腔积液外，未提示有明显肺实质渗出，故暂不考虑；④急性心力衰竭：患者冠状动脉介入术后 2 周，情况稳定，规律服药，胸闷持续，但无明显气短，肺部无啰音，尽管其 NT-proBNP 轻度升高，但急性心力衰竭似乎依据不是很充分。那到底是什么原因导致的胸闷发作呢？注意到患者 C 反应蛋白、血沉这些炎性指标明显升高，查阅文献后，考虑心后壁损伤后综合征（postcardiac injury syndrome，PCIS）可能性较大。该疾病在 20 世纪 50 年代首先被报道，起初发现在心脏瓣膜手术后的患者会出现此类现象[1]，随后在急性心肌梗死病人中也发现同样存在此类现象[2]。PCIS 的病因目前尚未完全明确，考虑是一种自身免疫现象，由原发性损伤导致相关胸膜、心包抗原释放入循环所致。此病多见于接受心脏手术者，其他包括肺血栓栓塞、起搏器植入术后、胸部创伤等会引起心肌损伤的情况同样可诱发 PCIS。

一般发病时间多在术后或创伤后 7 ~ 20 天[3]。其诊断取决于一些有特征性的临床表现，包括：发热、胸痛、心包炎和肺部受累。异常的实验室检查结果包括白细胞增多、炎性标记物升高，以及有或无肺浸润的胸部影像学异常。2015 年 ESC 给出了诊断标准[3]：在有心包或心肌损伤的前提下同时包含下述 5 项内 2 项者，可予诊断：①发热，除外其他原因；②心包炎或胸膜炎引发胸痛；③有心包或胸膜摩擦感；④有心包积液依据；⑤有胸腔积液依据，同时 C 反应蛋白升高。治疗上，主要依赖抗炎药物，如非甾体类抗炎药、糖皮质激素、秋水仙碱。一般推荐阿司匹林肠溶片或布洛芬服用 1 ~ 2 周，秋水仙碱服用 3 个月。本患者，应用泼尼松 10 mg/d，口服 6 天后，复查心包积液明显吸收（图 6），胸闷症状明显缓解出院。该疾病具有自限性，预后较好，症状好转消退后无须长期用药。

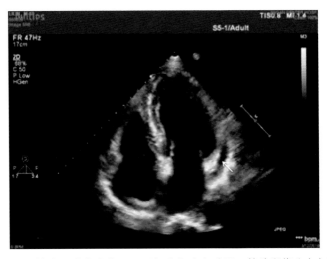

图 6　应用糖皮质激素治疗 6 天后复查超声心动图，箭头所指为心包积液

 心脏损伤后综合征并不少见，需加强认识。

参考文献 >>

[1] Ito T，Engle MA，Goldberg HP. Postpericardiotomy syndrome following surgery for nonrheumatic heart disease［J/OL］. Circulation，1958，17（4）：549-556. https://doi.org/10.1161/01.cir.17.4.549.

[2] Khan AH. Pericarditis of myocardial infarction：review of the literature with case presentation［J/OL］. Am Heart J，1975，90（6）：788-794. https://doi.org/10.1016/0002-8703（75）90470-6.

[3] Adler Y，Charron，P，Imazio M，et al. 2015 ESC Guidelines for the diagnosis and management of pericardial diseases：The Task Force for the Diagnosis and Management of Pericardial Diseases of the European Society of Cardiology（ESC）Endorsed by：The European Association for Cardio-Thoracic Surgery（EACTS）［J/OL］. Eur Heart J，2015，36（42）：2921-2964. https://doi.org/10.1093/eurheartj/ehv318.

（郭 瑛、王 骏）

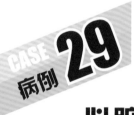

心脏电复律后心电图前壁导联ST段抬高

临床资料

患者，男，84岁。因"反复胸闷胸痛5年余，再发2天"入院。患者5年来有反复胸闷胸痛，位于心前区，呈压榨样，多次就诊外院诊断为"冠心病、心绞痛"，因有慢性肾功能不全史未行冠脉造影检查。2017年7月因肌酐明显升高行维持性血透治疗。2天前再次出现胸闷胸痛，心电图提示前间壁（$V_2 \sim V_4$导联）ST段较前明显抬高（图1），肌酸激酶同工酶（CK-MB）4.9 ng/ml，肌钙蛋白T 1.940 ng/ml，诊断为急性冠脉综合征。

诊疗经过

患者入院后于2017年11月23日行冠脉造影提示前降支开口处慢性闭塞，右冠脉远段向前降支提供侧枝；回旋支狭窄70%～80%（相对细小），右冠近至中远段不规则斑块伴狭窄，近端狭窄80%。造影后于右冠植入支架1枚，并予开通前降支闭塞病变，恢复正常血流，由于患者不能耐受手术，而未在前降支植入支架，术后予冠心病二级预防治疗。次日早上常规心电图检查（08:03，图2）无特殊，08:15患者突发意识不清、呼之不应、四肢抽搐，心电监护见持续性室性心动过

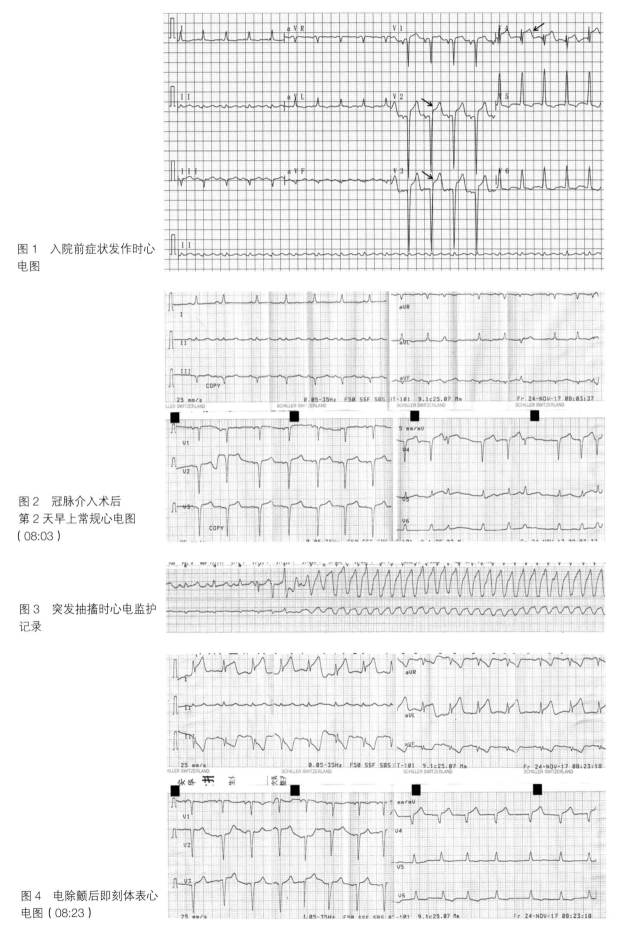

图1　入院前症状发作时心
电图

图2　冠脉介入术后
第2天早上常规心电图
（08:03）

图3　突发抽搐时心电监护
记录

图4　电除颤后即刻体表心
电图（08:23）

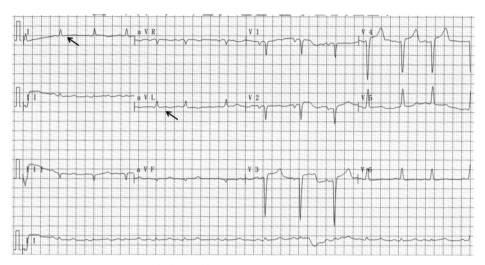

图 5　电除颤后约 2 h 复查体表心电图（10:12）

速（图 3），遂予以 360 J 电除颤 2 次恢复至窦性心律。复律后询问患者意识丧失前后均无胸痛、胸闷等不适症状，再次立即查心电图（08:23）提示 I、aVL 导联 ST 段抬高 0.3 mV（图 4），急查血钾 6.38 mmol/L，考虑恶性心律失常和高钾血症有关，予紧急床旁血透，血钾降至正常范围。10:12 复查心电图提示 I、aVL 导联 ST 段恢复至正常水平（图 5），复查 CK-MB 6.3 ng/ml，肌钙蛋白 T 0.890 ng/ml，此后多次随访心电图未再出现 ST 段动态改变。综合分析，患者除颤后一过性 ST 段抬高可能与电击有关。

病例分析

电除颤／复律是临床上常用的抗心律失常措施，对于快速性心律失常，如心房颤动、心房扑动、室上性心动过速等十分有效，对于致命性心律失常，如室性心动过速、心室扑动、心室颤动等则更是抢救成功的关键。但是，电除颤／复律也可导致许多并发症，常见的有心动过缓、心脏停搏、休克、血栓栓塞、心肌梗死等[1]。

目前有越来越多的报道提示，电除颤／复律后即刻心电图可出现 ST 段抬高[2, 3]。Lai-Chow Kok 等系统回顾了 130 例行心脏电生理检查的患者，因发生血流动力学不稳定的室性心动过速／心室颤动，而予电除颤治疗，通过分析发现，约 15.4% 的患者电复律后出现 ST 段抬高，其中左心室收缩功能障碍的患者发生率更高，ST 段抬高持续时间较短，多小于 24 h，且无急性冠脉事件增加的证据[3]。目前，对于这一现象的具体机制还不是很清楚。有学者提出电复律导致心肌损伤，从而引起 ST 段升高，但随后动物模型试验及心肌灌注显像等研究均未证实存在心肌损伤[4]。也有学者提出冠脉痉挛为潜在机制，然而临床研究发现，ST 段的升高可出现在电复律后数秒钟内，而冠脉痉挛缺血一般需要一定时间才能在心电图上体现[5]，因此多数学者认为应该与电流导致心肌细胞电活动异常有关。因此，现在有越来越多的学者认可"电穿孔"假说[6, 7]。这一假说认为：电击后导致心肌细胞膜出现微穿孔，使得心肌细胞存在持续的非透壁性去极化，导致心室壁存在电压梯度，从而在心电图上表现为 ST 段升高。

本例患者长期存在肾功能不全、冠心病史，冠脉血管条件较差，本次急性冠脉综合征发作，行冠脉造影提示三支血管严重病变，对右冠及左前降支行血运重建治疗。术后因高钾血症诱发持续性室性心动过速，行电复律后出现I、aVL 导联ST 段抬高，2 小时后即回落至正常，心肌酶谱较前未见明显升高，考虑再发心肌梗死可能性较小，推测为电复律后心肌细胞"电穿孔"可能。目前的多数研究认为，这一现象并不会引起严重的不良事件，多可自行恢复[2, 3]。因此，临床上对于电复律后出现ST 段抬高的患者，若排除心肌缺血等因素所致，应该要考虑为电流导致心肌细胞电穿孔可能，这类患者通常预后较好。

 医学常有一因多果、一果多因现象出现，临床医生是统帅和决策者，需要综合信息全面分析。

参考文献 >>

［1］ Divanji P，Badhwar N，Goldschlager N. Post-cardioversion ST-segment elevation：a case-based review of the pathophysiology［J/OL］. J Thorac Dis，2017，9（12）：5503-5506. https://doi.org/10.21037/jtd.2017.11.82.

［2］ Gurevitz O，Lipchenca I，Yaacoby E，et al. ST-segment deviation following implantable cardioverter defibrillator shocks：incidence，timing，and clinical significance［J/OL］. Pacing Clin Electrophysiol，2002，25（10）：1429-1432. https://doi.org/10.1046/j.1460-9592.2002.01429.x.

［3］ Kok LC，Mitchell MA，Haines DE，et al. Transient ST elevation after transthoracic cardioversion in patients with hemodynamically unstable ventricular tachyarrhythmia［J/OL］. Am J Cardiol，2000，85（7）：878-881，A9. https://doi.org/10.1016/s0002-9149（99）00886-3.

［4］ Wilson CM，Allen JD，Bridges JB，et al. Death and damage caused by multiple direct current shocks：studies in an animal model［J/OL］. Eur Heart J，1988，9（11）：1257-1265. https://doi.org/10.1093/oxfordjournals.eurheartj.a062438.

［5］ Bardy GH，Marchlinski FE，Sharma AD et al. Multicenter comparison of truncated biphasic shocks and standard damped sine wave monophasic shocks for transthoracic ventricular defibrillation. Transthoracic Investigators［J/OL］. Circulation，1996，94（10）：2507-2514. https://doi.org/10.1161/01.cir.94.10.2507.

［6］ Shan P，Lin J，Xu W，et al. ST-segment elevation after direct current shock mimicking acute myocardial infarction：a case report and review of the literature［J/OL］. Am J Emerg Med，2014，32（11）：1438. e1-3. https://doi.org/10.1016/j.ajem.2014.04.005.

［7］ Jung W，Manz M，Moosdorf R，et al. Changes in the amplitude of endocardial electrograms following defibrillator discharge：comparison of two lead systems［J/OL］. Pacing Clin Electrophysiol，1995，18（12 Pt 1）：2163-2172. https://doi.org/10.1111/j.1540-8159.1995.tb04643.x.

（冯 京、王 骏）

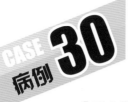

起搏器植入过程中突发胸痛、血压下降

临床资料

患者，女，86岁。因"活动后胸闷气促1周伴乏力、食欲不振"入院。既往有慢性支气管炎病史6年。心电图示窦性心律，II度房室传导阻滞（2:1传导），QT间期延长，心室率34次/min（图1）。胸片检查见两下肺肺纹理增多（图2A）。生化检查示血清肌酸激酶同工酶（CK-MB）1.3 ng/ml，肌钙蛋白T 0.013 ng/ml，N末端B型利钠肽原（NT-proBNP）746 pg/ml，肌酐86.2 μmol/L，钾3.66 mmol/L，肝功能、血脂及甲状腺功能正常范围。查体：血压150/62 mmHg，神志清楚，呼吸平稳，两肺呼吸音粗，未闻及明显干湿啰音，心率44次/min，心律齐，二尖瓣听诊区可闻及2级收缩期杂音，下肢无浮肿。超声心动图示心脏大小基本正常，左心室射血分数（LVEF）0.61。

诊疗经过

患者入院后完善必要检查，在临时心脏起搏器保护下行永久性起搏器植入术，电极植入途径为左侧锁骨下静脉途径。在血管穿刺完毕，心房、心室电极植入完成后患者主诉有不能忍受的胸痛（位置位于左下胸部）伴冷汗、血压下降（收缩压从140 mmHg降低至70 mmHg），心率降为临时起搏器设置的频率（60次/min）。立即予以多体位透视及即刻超声心动图检查，未见气胸及心包渗出，12导联体表心电图与前无明显动态改变，血氧饱和度未见降低（100%），经过生理盐水补液扩容后血压回升至正常范围。术毕行床边胸片检查亦未见气胸（图2B），心肌酶、血常规等检查与术前无明显变化。术后胸痛症状逐渐缓解，常规检查未能解释患者胸痛伴血压下降原因，遂行胸部CT检查（图3），提示左侧少量气胸，压缩20%左右。给予常规吸氧，1周后复查CT气胸基本吸收。

病例分析

患者术中胸痛，当时虽首先考虑气胸可能，但多次透视均未发现气胸征象，结合胸痛非穿刺锁骨下静脉时发生，且穿刺过程顺利，以及胸痛时血压降低、疼痛部位偏左下，一度考虑电极心肌穿孔刺激心包可能。但超声心动图以及多体位X线透视，亦未发现电极穿孔。术中患者补液后生命体征尚稳定，带着疑问结束手术。分析胸痛的可能原因包括：①手术操作导致患者疼痛，进而诱发迷走反射，出现血压降低，心率缓慢（因患者为起搏心律，心电监护未能显示实际心率变化情况）；②电极穿孔刺激心包导致疼痛，并可能出现心包渗出，导致心脏压塞，血压降低；③肺血栓、空气栓塞；④急性冠脉综合征；⑤锁骨下静脉穿刺导致气胸。患者胸痛即刻血氧饱和度未降低，超声心

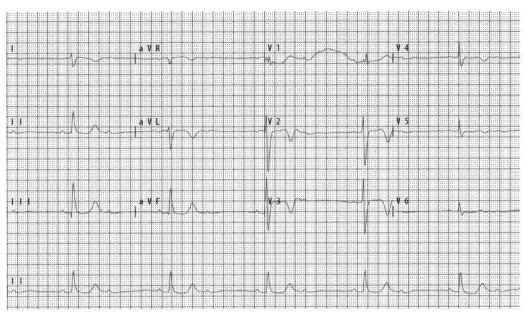

图1 体表心电图

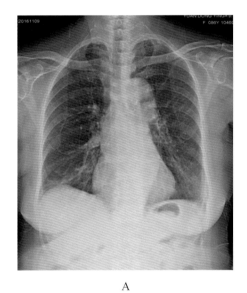 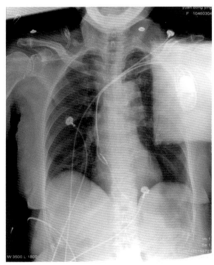

A B

图2 术前（A）及术后胸片（B）

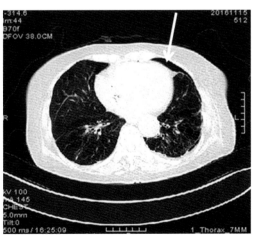 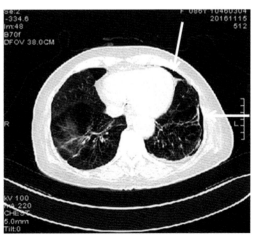

图3 胸部CT平扫，提示左侧少量气胸（白色箭头）

动图未见心脏压塞，心电图无动态改变，胸痛发生在电极植入后，准备缝扎固定电极时，因此可基本排除前4种原因。尽管术中多次透视以及术后胸片未提示气胸，但临床高度指向气胸发生概率较大，最终胸部CT证实了诊断。

起搏器是目前治疗缓慢性心律失常的主要手段，在起搏器植入过程中可能发生与术中操作相关的并发症，比如气胸、电极穿孔、肺栓塞、空气栓塞、出血等[1, 2]。本例术中虽然发生了常见的气胸并发症，但诊断还是颇费周折，究其原因有：①胸痛发生时间明显滞后于血管穿刺；②气胸程度较轻；③胸痛发生时血压降低，干扰了分析思路；④术者对血管穿刺技术过于自信；⑤术后压迫伤口的沙袋影响了胸片成像准确性。

病例启示 没有无缘无故的胸痛。

参考文献 >>

[1] 庞胜，王辉，王挺. 24例植入心脏起搏器患者临床分析 [J/OL]. 四川医学，2008，29（10）：1330-1331. https://doi.org/10.3969/j.issn.1004-0501.2008.10.017.

[2] 曲海波，侯平，金元哲，等. 起搏器置入术中右心系统大量气栓一例 [J/OL]. 中国心脏起搏与心电生理杂志，2006，20（1）：24. https://doi.org/110.3969/j.issn.1007-2659.2006.01.030.

（陶文其、孙育民）

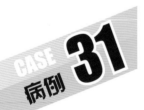

CASE 31 病例
灌注化疗过程中突发胸痛、血压下降

临床资料

患者，男，56岁。因"胃癌术后6个月余，欲行第6次化疗"于2015年7月入院。患者既往因胃癌行胃大部切除术，后因发现肝脏转移在我院介入科多次行肝动脉介入化疗。入院诊断为胃癌术后伴肝转移。2015年7月至我院介入科行常规第6次化疗，手术当日介入科医师行常规数字减影血管造影（DSA），并经肝总动脉及肠系膜上动脉微导管灌注化疗药物（5-氟尿嘧啶750 mg+四氢亚叶酸钙300 mg+奥沙利铂100 mg+表柔比星20 mg）。

诊疗经过

在化疗药物灌注完毕后，患者突发胸骨后压榨感伴冷汗，血压下降至 68/40 mmHg。即刻在快速补充容量的同时行心电图检查，提示窦性心动过速，前间壁、下壁 ST 段抬高 0.1～0.3 mV，伴广泛前、侧壁 ST 段压低 0.2～0.7 mV（图 1），拟诊急性 ST 段抬高型心肌梗死，行急诊冠状动脉造影检查，然而冠状动脉未见血栓及狭窄等异常（图 2）。造影结束后患者症状仍持续，并出现干咳、寒战。继续予以补液扩容、多巴胺升压，结合患者临床表现，考虑过敏可能，遂静脉推注甲泼尼龙 80 mg、肌注肾上腺素 0.5 mg。10 min 后患者寒战、干咳逐渐消失，胸闷症状缓解，血压恢复至 120/60 mmHg，复查心电图 ST 段较前明显回落。结束介入撤除铺巾，发现患者下肢内侧可见片状红色斑疹（图 3）。追问病史，患者 3 天前出现下肢片状皮疹伴瘙痒，自认为湿疹，未告知医生。复习术前检查，血常规提示嗜酸性粒细胞明显升高（12%，0.75×10⁹/L），术后检查总 IgE 升高，心肌酶无明显异常。后给予西替利嗪口服抗过敏治疗，皮疹逐渐消退，3 天后出院，1 个月后随访无胸闷及胸痛的发作。

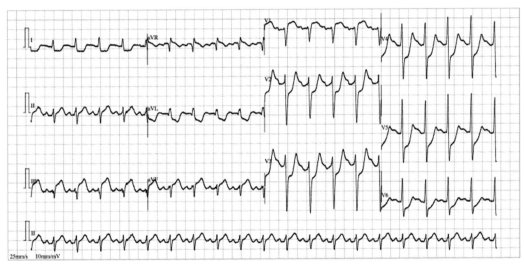

图 1　患者化疗药物灌注完毕症状发作时心电图（窦性心动过速，前间壁、下壁 ST 段抬高 0.1～0.3 mV，伴广泛前、侧壁 ST 段压低 0.2～0.7 mV，纸速 25 mm/s）

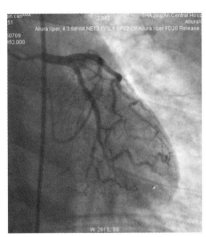

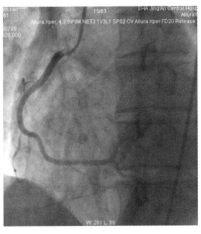

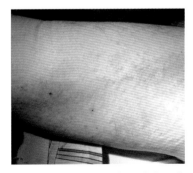

图 2　出现症状后即刻急诊冠状动脉造影，结果显示左右冠状动脉未见血栓及明显狭窄，左图为左冠状动脉造影，右图为右冠状动脉造影

图 3　下肢皮疹图，介入结束后发现下肢内侧见片状红色斑疹（3 天前出现）

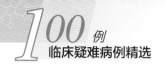

病例分析

本例患者多次行肝动脉介入化疗，造影剂及化疗药物均与前无任何变化。本次介入术后发生胸闷、低血压情况，由于持续动脉压监测，明确低血压发生于胸闷之后，心电图检获 ST 段抬高改变，考虑急性心肌梗死，但造影明确排除了冠状动脉狭窄和血栓病变，在冠状动脉造影再次推注造影剂后患者症状加重（出现寒战和干咳），方判断为过敏反应。结合患者术前检查血嗜酸粒细胞升高和发病前有皮疹（术后发现）等过敏表现，考虑过敏导致了心肌缺血。尽管患者多次介入未出现过敏，但由于本次术前患者机体处于高敏状态可能（嗜酸粒细胞值高和皮疹），可导致之前不过敏的药物对机体产生过敏作用。本次介入术中应用了造影剂和化疗药物，在冠状动脉造影时再次使用了造影剂后症状加重，故推测造影剂过敏诱发的冠状动脉痉挛（尤其是微循环痉挛）可能性更大。结合起病、诊疗及恢复过程全貌，诊断为 Kounis 综合征 I 型。

1991 年，Kounis 和 Zavas 首次完整地提出了 Kounis 综合征的概念，定义为一种由严重过敏反应诱发的急性冠状动脉综合征，亦称为过敏性心肌缺血综合征。目前认为其机制与过敏源使体内（特别是心脏内）的肥大细胞激活、脱粒，释放出大量生物胺、活性酶、细胞因子等炎性介质[1]，导致冠状动脉痉挛、斑块破裂或冠状动脉支架内血栓形成等有关。其临床特征为急性心肌缺血（急性心绞痛、心肌梗死或冠状动脉综合征）和急性过敏反应同时发生，可发生于各年龄段。根据冠状动脉造影结果 Kounis 综合征可以分 3 型[2]：I 型，冠状动脉正常型，患者冠状动脉正常或接近正常，无冠心病易患倾向，单纯急性过敏反应引起冠状动脉痉挛，心肌酶及肌钙蛋白不升高或冠状动脉痉挛致急性心肌梗死心肌酶及肌钙蛋白升高。II 型，冠状动脉粥样硬化型，已存在冠状动脉粥样硬化的患者，急性过敏反应即可引起冠状动脉痉挛又可以造成斑块糜烂和破裂表现为心肌梗死。III 型，冠状动脉支架内血栓型，药物洗脱支架置入后出现过敏反应及支架内血栓。

Kounis 综合征患者的治疗，必须同时处理急性心肌缺血和急性过敏性反应，虽然二者各有诊疗指南，但至今尚缺乏循证医学证据。从以往的病例报道经验可见，I 型患者经抗急性过敏性治疗常可取得满意效果，而 II 型和 III 型患者必须同时进行抗急性心肌缺血治疗才能缓解病情。本例患者在给予补液、激素、肾上腺素等抗过敏措施后临床症状获得改善，符合 I 型特点。该病预后与患者并发症、敏感性、抗原抗体反应的部位、变应原进入的通路、变应原的浓度、患者暴露的变应原数和起始变态反应的规模有关，而且症状的变异在预后判断中也起到了巨大作用。Kounis 综合征病因复杂，特别对没有冠状动脉粥样硬化危险因素的青少年，突然发生急性心肌缺血综合征，应考虑该病。

病例启示　过敏可以导致急性冠状动脉综合征。

（本文 2016 年发表于《中华心血管病杂志》第 44 卷第 11 期）

参考文献 >>

[1] Kounis NG. Kounis syndrome（allergic angina and allergic myocardial infarction）: a natural paradigm［J/OL］? Int J Cardiol, 2006, 110（1）: 7-14. https://doi.org/10.1016/j.ijcard.2005.08.007.

[2] Kounis NG, Mazarakis A, Tsigkas G, et al. Kounis syndrome: a new twist on an old disease［J/OL］. Future Cardiol, 2011, 7（6）: 805-824. https://doi.org/10.2217/fca.11.63.

（黄少华、孙育民）

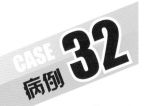

急性脑梗死并发心电图前壁导联 ST 段抬高

临床资料

患者，女，71岁。因"头晕伴口齿含糊、左侧肢体活动障碍半天"入院，头颅磁共振显像提示右侧侧脑室旁白质区急性脑梗死（图1）。既往有高血压10余年，规律服用降压药物，但血压控制不佳。有糖尿病5年，不规则服用降糖药物，未进行血糖监测。入院查体：血压140/100 mmHg，神志清楚，两肺呼吸音粗，下肺可及少许湿啰音，心界无明显扩大，心率92次/min，心律齐，瓣膜区未闻及明显杂音。右侧肌力及肌张力正常，左侧肢体肌力0度，肌张力正常，左下肢Babinski征阳性。入院当日心电图（图2），提示正常心电图，床边胸片未见异常。予以阿司匹林及氯吡格雷抗血小板，氯沙坦、硝苯地平控释片控制血压，依达拉奉静脉滴注等治疗，患者病情趋于稳定。第13天夜间突发气促，大汗淋漓，端坐呼吸，咳粉红色泡沫样痰，神志淡漠，当时血压升高至250/160 mmHg，心率增快至150次/min，考虑急性肺水肿，在给予甲泼尼龙、去乙酰毛花苷、呋塞米、硝普钠、吗啡及面罩呼吸机辅助机械通气等治疗的同时，行心电图检查（图3），提示窦性心动过速，$V_2 \sim V_6$导联ST段抬高0.15～0.9 mV，并与T波融合，急查心肌酶谱提示肌钙蛋白T 1.13 ng/ml，肌酸激酶同工酶（CK-MB）26.5 U/L。考虑急性前壁心肌梗死，在药物治疗急性肺水肿后5 h，症状部分缓解，复查心电图（图4），与家属沟通后行急诊冠状动脉（冠脉）造影，提示冠脉未见明显狭窄和血栓，1天后患者突发心搏停止，经抢救无效死亡。

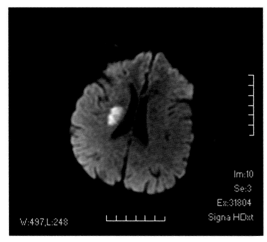
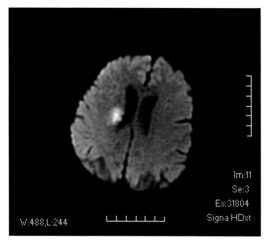

图1 头颅磁共振显像提示右侧侧脑室旁急性脑梗死

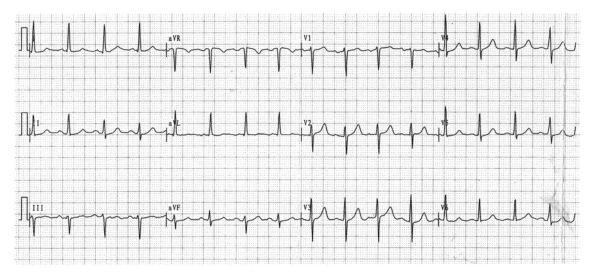

图 2　入院时心电图

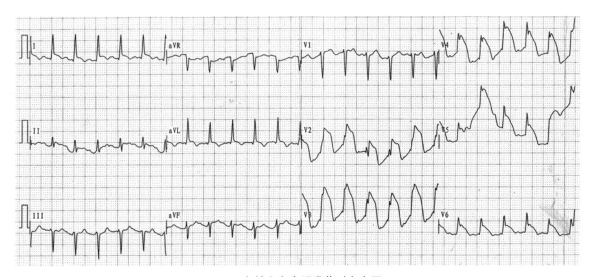

图 3　急性左心衰竭发作时心电图

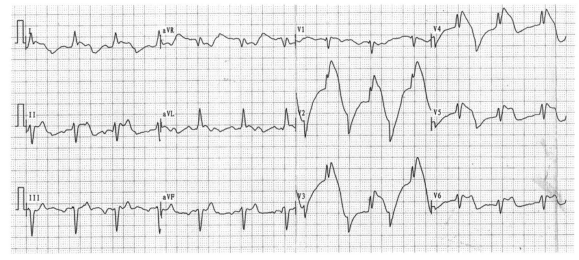

图 4　症状部分缓解后心电图

病例分析

该患者明确诊断急性脑梗死，于脑梗死治疗期间并发急性左心衰竭，心电图检查提示 V_2～V_6 导联 ST 段抬高，分析 ST 段抬高原因如下：①冠脉血栓形成致急性心肌梗死：患者为老年女性，合并高血压病、糖尿病，为冠状动脉粥样硬化性心脏病（冠心病）高危人群，心电图提示前壁导联 ST 段抬高，且心肌酶升高，临床判断为左前降支急性血栓形成，但冠脉造影却未见明显狭窄和血栓，故可排除；②冠状动脉痉挛：该患者心电图 ST 段抬高非一过性改变，症状缓解后 ST 段仍持续抬高，故依据不足；③脑心综合征：急性脑卒中常合并继发性心脏损害，临床上称为脑心综合征，这些患者既往通常无心脏疾病史，在急性脑卒中引起的神经、体液等调节功能障碍情况下，根据病变部位、病灶大小、受损程度的不同，可有不同心脏受损征象，如心肌缺血、心力衰竭、心律失常等[1]。急性脑卒中急性期时心电图变化颇常见，可表现为两种类型[1]：一为心电图复极改变，如 ST 段下移、Niagara 瀑布样 T 波、QT 间期延长等，严重者可有类似心肌缺血、心肌梗死的图形改变，但与急性心肌梗死比较，其持续时间短，无典型心电图动态演变过程，临床上将其称为"假性心肌梗死"；另一种为心律失常，常表现为窦性心动过速及心动过缓、心房颤动、室性早搏、室性心动过速及心室颤动等。该患者急性左心力衰竭发作时心电图 ST 段尽管可见明显抬高，但坏死性 Q 波始终未形成，与典型的急性心肌梗死心电图演变过程不同，且发作时血压明显升高、心率明显增快，亦与典型急性心肌梗死临床表现迥异，加之冠脉造影排除急性心肌梗死，故推测产生心电图 ST 段抬高的原因为急性脑梗死引起交感神经过度兴奋，儿茶酚胺及肾上腺素水平升高，从而导致心肌损伤。该病例心电图、血压、心率变化的特点与李云霞[2] 所报道的个案极为相似。

不同部位的急性脑卒中其心电图可有不同表现。左侧大脑半球卒中更易出现心电图 ST 段上升或下降，左侧岛叶皮质受刺激产生慢速率心律失常和降压反应；右侧大脑半球卒中并发室上性快速心律失常较左侧多见，右侧岛叶皮质刺激产生快速心律失常和升压反应[3]。Ay 等[4] 研究亦发现，右侧岛叶后部梗死，可引起前部的岛叶皮层去抑制，从而促进交感活性的增高。脑梗死后血清中去甲肾上腺素浓度可升高，且右侧半球梗死后升高的浓度要明显高于左侧梗死[5]，右侧岛叶梗死易引起梗死后心脏肌钙蛋白 T 浓度明显升高[4]。该患者梗死部位位于右侧，其心脏受损特点（快速性心律失常、血压升高、肌钙蛋白浓度明显升高）与岛叶梗死相符，推测患者存在治疗期间脑梗死范围进展，累及岛叶可能性大。因患者病情进展快，病情危重，未能及时复查头颅 CT 或磁共振检查为遗憾之处。

病例启示 不是所有的 ST 段抬高都是心肌梗死，不是所有的心肌梗死都有 ST 段抬高。

（本文 2014 年发表于《国际心血管病杂志》第 41 卷第 4 期，部分有改动）

参考文献 >>

［1］ 张琳，吕俊刚，徐海丽. 脑卒中合并脑心综合征的研究进展及临床分析 [J/OL]. 医学综述，2010，16（18）：2769-2771. https://doi.org/10.3969/j.issn.1006-2084.2010.18.017.

［2］ 李云霞. 脑梗死心电图酷似急性广泛性心肌梗死 1 例 [J/OL]. 中国现代医生，2010，48（14）：123. https://doi.org/10.3969/j.issn.1673-9701.2010.14.067.

［3］ Oppenheimer SM，Gelb A，Girvin JP，et al. Cardiovascular effects of human insular stimulation [J/

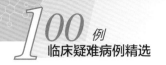
OL〕. Neurology, 1992, 42 (9): 1727-1732. https://doi.org/10.1212/wnl.42.9.1727.

[4] Ay H, Koroshetz WJ, Benner T, et al. Neuroarmtomic correlates of stroke-related myocardial injury〔J/OL〕. Neurology, 2006, 66 (9): 1325-1329. https://doi.org/10.1212/01.wnl.0000206077.13705.6d.

[5] Christensen H, Boysen G, Christensen AF, et al. Insular lesions, ECG abnormalities, and outcome in acute stroke〔J/OL〕. J Neurol Neurosurg Psychiatry, 2005, 76 (2): 269-271. https://doi.org/10.1136/jnnp.2004.037531.

（连　敏、孙育民）

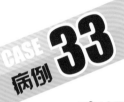

意识丧失、心律失常元凶之一

临床资料

患者，女，29岁。因"1年余反复发作意识丧失"入院。患者近1年多来反复出现行走时突发意识丧失，累计10余次，每次发作约1分钟左右，可自行恢复意识，苏醒后无便意、胸闷、冷汗、头晕。入院前3天下楼时再发意识丧失、摔倒，约1分钟后苏醒，遂就诊我院。入院体格检查示脉率53次/min，血压113/68 mmHg，未闻及心脏杂音。实验室检查：心肌损伤标志物：肌酸激酶同工酶（CK-MB）0.4 ng/ml，肌钙蛋白T0.006 ng/ml；肝肾功能电解质、心肌酶谱、血常规、血糖、血脂均大致正常，自身免疫抗体均阴性。静息下12导联心电图：窦性心动过缓，未见长QT或Brugada样改变（图1）。心脏超声未见明显心脏结构性异常；胸部正位片未见明显异常；测量左右手卧立位血压未见异常。诊断考虑晕厥待查，心源性晕厥可能性大。入院后持续心电监护示窦性心动过缓，见室性早搏二联律，未见长RR间期及快速性心律失常等发生。

诊疗经过

为进一步明确是否存在恶性心律失常或者缺血性心肌病可能，予行运动平板试验，随着患者窦性心律逐渐加快，其室性心律失常逐渐增加，出现频发室性早搏、非持续性室性心动过速（室速），在运动量仅为第一级时，患者即发生持续性双向性室速，随即出现意识丧失，全身抽搐，经两次非同步电复律（双向200 J）后，患者恢复窦性心律，恢复意识。运动平板试验结论：第一级诱发多形性室速（双向性），终止试验（图 2）。诊断考虑儿茶酚胺敏感性室速。为进一步明确诊断，对该患者行基因检测，结果提示贮钙蛋白 2（*CASQ2*）基因存在突变，这进一步支持儿茶酚胺敏感性室速的诊断。根据 2016 年中国室性心律失常指南，建议该患者应植入埋藏式心脏复律除颤仪（ICD）治疗，但患者因经济及家庭因素，暂不同意。治疗上予酒石酸美托洛尔控制心律、抑制交感神经兴奋。

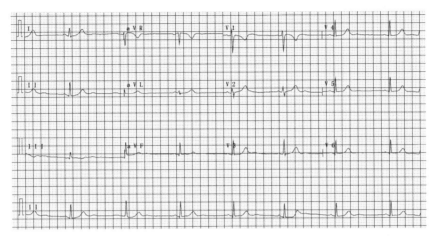

图 1　常规心电图提示窦性心动过缓

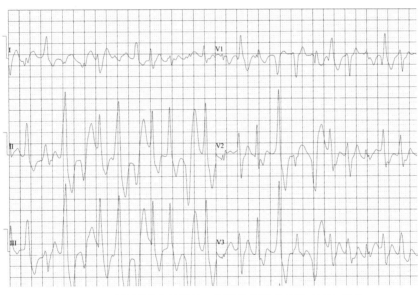

图 2　运动平板试验显示第一级诱发多形性室速（双向性）

病例分析

　　儿茶酚胺敏感性室速（catecholaminergic polymorphic ventricular tachycardia，CPVT）是一种少见的致命性遗传性心律失常性疾病，且心脏结构多为正常，临床上多表现为头晕、晕厥，甚至猝死[1, 2]。当这类患者运动或情绪激动时，可导致交感神经兴奋，诱发室性心律失常，甚至持续性室速、心室颤动等。目前，CPVT 在人群中的发病率还不是很清楚，估计约为 1∶10000[3]。尽管其发病率较低，但及早准确地识别这些患者也是十分重要的，因为它在青年心源性猝死人群中占有重要地位。该病患者多于 10 岁左右起病，约 1/3 以心脏骤停为首发表现，未治疗的患者至 40 岁时的死亡率约为 30%[4]。少数患者可在 30～40 岁起病，这类多见于女性，基因检测多为阴性结果。目前研究表明，40 岁以下心源性猝死的患者，约 15% 可检测到 CPVT 的致病基因突变[5]，怀疑是这些患者猝死的致病因素。目前认为，CPVT 的致病基因主要为：兰尼碱受体 2（*RyR2*）基因及贮钙蛋白 2（*CASQ2*）基因。另有报道，*TRDN*、*CALM*、*TRD*、*ANK2*、*KCNJ2* 等基因突变，也可导致 CPVT 的发生，但发病率则要低得多[1]。而这些基因突变导致 CPVT 发生的一个共同机制，是可导致 *RyR2* 通道蛋白出现异常，引起舒张期心肌细胞肌质网缓慢释放钙离子，从而产生"延迟后除极"，触发室性心律失常，导致室速、室颤的发生[1, 2]。

目前，CPVT 的诊断尚无统一的"金标准"。2013 年美国心脏节律协会（HRS）发布的先天性遗传性心律失常疾病指南[3]指出，在心脏结构正常、心电图正常的青年患者中，若出现运动或儿茶酚胺诱导的双向性室速或多形性室性早搏 / 室速，可以诊断为 CPVT。若出现典型的致病基因突变，则可进一步支持该诊断。目前 CPVT 的一线治疗方案是 β 受体阻滞剂。当 β 受体阻滞剂疗效欠佳时，氟卡尼应考虑作为 β 受体阻滞剂首选的附加治疗药物。而心脏骤停幸存者应接受 β 受体阻滞剂和 ICD 治疗。左心交感神经切除术在某些患者中，也是一种十分有前景的治疗手段。本例患者心脏结构正常，心电图提示窦性心动过缓，运动平板试验诱发双向性室速，基因检测提示 *CASQ2* 致病基因存在突变，可诊断为 CPVT。根据目前指南推荐，应予 β 受体阻滞剂联合 ICD 治疗，但该患者未行 ICD 预防治疗，提示远期预后可能不佳。因此，对于临床上以晕厥起病的年轻患者，可行动态心电图、运动平板试验等评估是否存在 CPVT 可能，若出现典型的双向性室速发作，应考虑该诊断，推荐有条件的患者应植入 ICD 治疗。

 病例启示 青少年活动后晕厥要注意遗传性离子通道病导致的恶性心律失常可能。

参考文献 >>

［1］ Perez-Riera AR，Barbosa-Barros R，Barbosa MP，et al. Catecholaminergic polymorphic ventricular tachycardia，an update［J/OL］. Ann Noninvasive Electrocardiol，2018，23（4）：e12512. https://doi.org/10.1111/anec.12512.

［2］ van der Werf C，Wilde AA. Catecholaminergic polymorphic ventricular tachycardia：from bench to bedside［J/OL］. Heart，2013. 99（7）：497-504. https://doi.org/10.1136/heartjnl-2012-302033.

［3］ Priori SG，Wilde AA，Horie M，et al. HRS/EHRA/APHRS expert consensus statement on the diagnosis and management of patients with inherited primary arrhythmia syndromes：document endorsed by HRS，EHRA，and APHRS in May 2013 and by ACCF，AHA，PACES，and AEPC in June 2013［J/OL］. Heart Rhythm，2013，10（12）：1932-1963. https://doi.org/10.1016/j.hrthm.2013.05.014.

［4］ Hayashi M，Denjoy I，Extramiana F，et al. Incidence and risk factors of arrhythmic events in catecholaminergic polymorphic ventricular tachycardia［J/OL］. Circulation，2009，119（18）：2426-2434. https://doi.org/10.1161/CIRCULATIONAHA.108.829267.

［5］ Jimenez-Jaimez J，Peinado R，Grima EZ，et al. Diagnostic Approach to Unexplained Cardiac Arrest（from the FIVI-Gen Study）［J/OL］. Am J Cardiol，2015，116（6）：894-899. https://doi.org/10.1016/j.amjcard.2015.06.030.

（冯　京、孙育民）

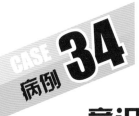

意识丧失、心律失常元凶之二

临床资料

　　患者，男，85岁。因"24 h内意识丧失2次伴摔倒1次"入院。入院前一天夜间无明显诱因下出现意识丧失，持续时间1～2 min，伴面色苍白，自行醒转，无四肢抽搐，无口吐白沫，醒后无头晕、头痛，无恶心、呕吐，无四肢偏瘫，未至医院就诊。晨6点左右上述情况再次出现，伴摔倒在地，自行醒转，持续1 min左右，醒后左上肢疼痛，被120救护车送至我院急诊，途中心电图提示Ⅲ度房室传导阻滞，心室率30次/min。急诊心电图提示Ⅱ～Ⅲ度房室传导阻滞，室性逸搏，心室率40次/min左右（图1）。头颅CT：未见明显异常。腕关节平片提示左腕关节舟骨撕脱性骨折可能，桡骨远段骨裂。生化检查：肝功能、电解质、心肌酶、肌钙蛋白T未见异常，血肌酐120 μmol/L。患者既往有"肥厚性心肌病、慢性心力衰竭"病史，长期口服美托洛尔，近期因频发室性期前收缩增服胺碘酮，有肾功能不全病史，否认高血压病、糖尿病病史。

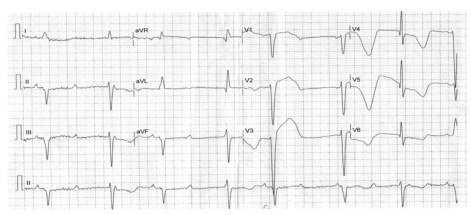

图1　急诊心电图

诊疗经过

　　入院后根据心电图检获的房室传导阻滞证据，考虑患者晕厥为缓慢性心律失常所致，遂停用所有抗心律失常药物（美托洛尔、胺碘酮），予异丙肾上腺素静滴提高心室率。患者入院后心电监护提示Ⅱ～Ⅲ度房室传导阻滞（心室率50次/min左右，基本为室性逸搏心律）。入院后凌晨患者四肢抽搐，即刻心电监护提示尖端扭转性室性心动过速（Torsades de Pointes，TdP，图2），1 min自行终止，但仍反复发作TdP，其间曾予200 J非同步电除颤1次，急查心肌酶、电解质均未见异常，予静脉补钾、补镁对症治疗。至此，考虑患者意识丧失并非Ⅲ度房室阻滞伴过慢的心室率引发，而是快速室性心律失常（TdP）导致。仔细回顾分析患者急诊及入院心电图（图3），可见QT间期明显延长，考虑药源性QT间期延长诱发TdP。追问病史，患者1周前因支气管炎而应用阿奇霉素、茶碱类药物。遂植入临时心脏起搏器提升心室率，缩短QT间期（图4）。临时起搏器植入提升心率后，患者TdP发作明显减少，3天后撤除临时心脏起搏器，复查心电图提示窦性心律，心室率68次/min，QTc间期430 ms，8天后稳定出院。

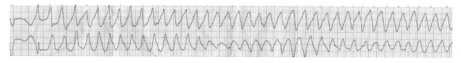

图2 心电监护提示尖端扭转型室速

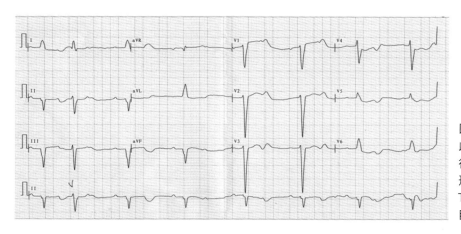

图3 入院后心电图，注意此图具备TdP预警3个特征：QT间期延长；TU波变形（T波平坦、双相T波、T波降支平缓、U波突出、巨大T-U波）；T波电交替

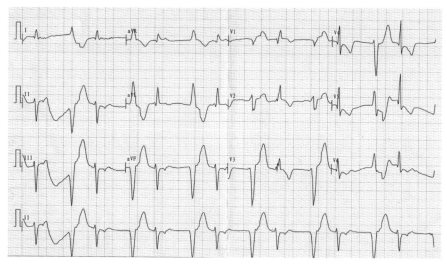

图4 临时心脏起搏器植入后的心电图

病例分析

尖端扭转型室性心动过速（室速）是由法国著名的心脏病学家Dessertenne在1966年描述并命名。现代观念认为尖端扭转性室速是一种特殊类型的多形性室速，常用于描述QT间期显著延长（> 500 ms）伴有T-U波畸形的多形性室速。与缺血性心肌病、儿茶酚胺敏感性室速等引致的多形性室速的根本区别在于是否伴有QT间期延长，并有间歇依赖现象。

QT间期延长：传统认为QTc > 400 ms，"原发性或获得性QT延长AHA/ACC专家委员会2010年院内预防尖端扭转型室速的专家建议共识"[1]中认为男性QTc > 470 ms，女性QTc > 480 ms，另外不分男女QTc > 500 ms，都属于明显异常。共识中指出：停药QTc标准：QTc >

500 ms 或者用药后延长＞60 ms 同时存在预警性心电图表现时应立即停药（胺碘酮和维拉帕米除外）。该例患者发病前后常规心电图提示 QTc 为 534 ms 和 670 ms，属于显著 QT 间期延长，治疗过程中应首先停用相关导致 QT 延长的药物措施。临床上导致 QT 间期延长的原因有两方面：先天性长 QT 综合征和获得性 QT 间期延长。前者通常是基因突变所致，至少 16 种基因突变可引起先天性长 QT 综合征，其中有 3 种触发的心律失常事件（晕厥、心脏骤停或猝死）很大程度上具有基因特异性，主要涉及钾通道，但也有涉及晚钠通道的报道。然而临床上更应重视后者，往往在处理策略上起到重要作用。获得性 QT 间期延长涉及原因包括：①心源性因素，包括缓慢性心律失常、心肌缺血、心肌炎等；②代谢性因素，比如电解质紊乱、可卡因或有机磷中毒、酗酒、神经性厌食症或贪食症等；③神经源性因素，包括脑血管意外、脑炎、创伤性脑损伤、自主神经系统疾病等；④药物性因素，包括抗心律失常药物和非抗心律失常药物。前者引起 QT 间期延长导致 TdP 的发生率为 1%～10%，具体药物可以登录 www.qtdrugs.org 网站查询，多种导致 QT 间期延长的获得性原因叠加更加促使 TdP 的发生，更应十分警惕。该例患者缓慢性心律失常是其主要原因，肾功能不全、药物因素等在一定程度上均增加了 TdP 的发生概率。间歇依赖现象：间歇依赖现象是指在异常 U 波随前一次 RR 间期不等出现规律的变化：长—短周期变化，可以诱发 TdP 的发生。长间歇后 QT 更长，T、U 波异常更明显，间歇越长其后发生室早或 TdP 的可能越大。临床上常见原因是期前收缩后的代偿间歇，也可由窦性停搏或窦性心律不齐所致，其细小的 RR 间期变化可引起很明显的 T、U 波异常。分析该例患者 TdP 发生时的心电监护可以发现这种间歇依赖现象（图 5）。

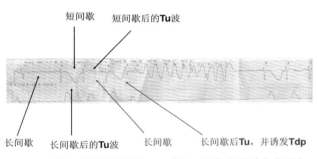

图 5　患者心电监护检获的 TdP 发生时的短长间歇依赖现象

该患者晕厥原因推断为心源性晕厥不难，初看是缓慢性心律失常引发，但结合监护过程最终判定是快速性心律失常导致。通过该病例，一旦发现 TdP 的心电图先兆，应首先考虑有无继发原因。及时去除导致 QT 间期延长的相关因素，应使用镁剂、补钾治疗，必要时实施临时心脏起搏[2]。

 病例启示　　TdP 可以预防，关键是要熟悉特征性的预警信号；TdP 可以治疗，关键是要及时诊断。

参考文献 >>

［1］ Drew BJ，Ackerman MJ，Funk M，et al. Prevention of torsade de points in hospital settings：a scientific statement from the American College of Cardiology Foundation［J/OL］. Circulation，2010，121（8）：1047-1060. https://doi.org/10.1161/CIRCULATIONAHA.109.192704.

［2］ 中华医学会心血管病学分会心律失常学组. 获得性长 QT 间期综合征的防治建议［J/OL］. 中华心血管病杂志，2010，11（38）：961-968. https://doi.org/10.3969/j.issn.1007-2659.2010.06.001.

（徐志强、王　骏）

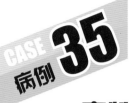

室性心律失常、肌无力之少年

临床资料

患者，女，16岁。因"阵发性心悸11年，再发伴双下肢无力1年"入院。自5岁起阵发性心悸不适，当地医院心电图提示"室性期前收缩"（未明确诊断）。近1年患者心悸较前频繁，伴双下肢无力，行走时有双足拖地，有多次无力摔倒病史，无胸痛、冷汗、意识丧失等。既往史及家族史：否认慢性病史，否认传染性疾病及不良嗜好；否认手术外伤史；否认药物过敏及毒物接触史。祖父因病去世（60多岁，病因不详）；否认父母近亲婚配史；其父亲有心悸史（原因不详），同胞姐姐一名（健康）。体格检查（图1）：体型偏小，体重39.5 kg，身高145 cm（BMI18.8），眼距增宽，眼窝四陷，小耳，下颌小，阔鼻，末端指节弯曲伴指纹稀疏。体温36.2 ℃，呼吸16次/min，血压110/75 mmHg，心率120次/min，心律不齐，期前收缩约8次/min，心脏及血管听诊均未及杂音。双肺呼吸音清，未及干湿啰音。体格检查（神经系统）：神清，脑神经（−），四肢肌张力正常，转颈、耸肩正常，抬头肌力5级，髂腰肌肌力5级，四肢远端肌力5级，四肢腱反射（++），双侧病理征阴性，四肢及躯干部浅感觉、深感觉对称存在；双下肢关节位置觉稍差；轮替、指鼻、跟膝胫试验稳准。实验室检查：钾3.0 mmol/L；心肌酶正常、肝肾功能、甲状腺功能、免疫全套及抗核抗体谱均正常；尿、粪常规均正常；24 h尿钾正常范围。心电图：窦性心律，频发多形性室性早搏，QT间期延长（图2）。24 h动态心电图：总心率70 222次，24 h室性早搏23 983个，成对4 036次，短阵室性心动过速（室速）1 847阵（图3）。超声心动图：三尖瓣轻中度反流，二尖瓣轻度反流，左心室射血分数0.73。胸片未见异常。长时间运动试验骨骼肌离子通道损害，考虑周期性麻痹。大腿核磁共振平扫：未见明显异常。小腿核磁共振平扫：双侧比目鱼肌轻度萎缩伴脂肪浸润。

诊疗经过

入院后即予美托洛尔控制心率及辅酶Q_{10}营养心肌。由于患者年轻，否认引发器质性心脏病的诱因，否认先天性心脏病史，且入院后经查无心脏结构性改变，各项心功能指标均正常，故考虑器质性心脏病可能性不大。其次是药物及毒物引发，患者否认服药史，同时根据患者家人反映，其居住环境良好，周边无环境污染源，故考虑可能性不大。根据患者周期性麻痹临床表现及其室性心律失常特点（QT间期延长），我们查阅文献[1]后发现一种疾病的可能性：Andersen-Tawil综合征

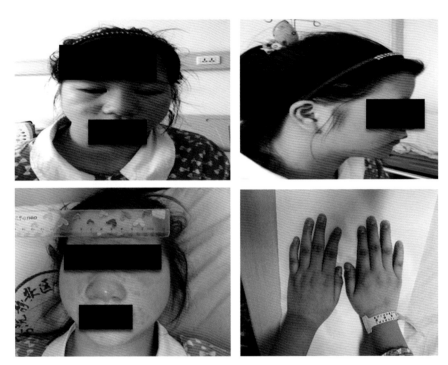

图1 体格检查

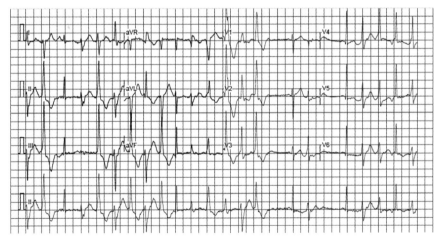

图2 入院时心电图

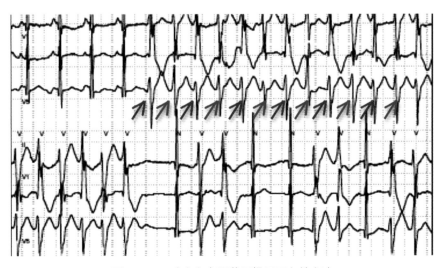

图3 24 h动态心电图截图提示双向性室速

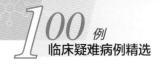

（Long QT 综合征 7 型）。

病例分析

  Andersen-Tawil 综合征是一种常染色体显性遗传病，由染色体突变引发。突变位于 KCNJ2 位点，目前研究报道的主要突变体有 *R67Q*、*R85W*、*T305A*、*T75M*。由于形成突变体，使得内向整流 Kir2.1 通道失活，钾离子内流减少，影响了心肌复极化末期及静息电位恢复时间，从而导致 QT/QU 间期延长，引发室性心律失常。除引起心律失常外，这类疾病还表现为外形发育异常，患者可出现阔鼻、眼窝凹陷、眼距增宽、低位耳、末端指节弯曲、足趾宽、手脚偏小等与实际年龄发育程度不符的情况及周期性麻痹[2]。我们对患者采样进行 DNA 测序（图 4），最终提示患者 *KCNJ2* 基因出现突变，形成 *T305A* 突变体，该突变已被证实为 Andersen-Tawil 综合征的致病基因[3]。根据检测结果，调整治疗方案，以 β 受体阻滞剂为主，辅助以碳酸酐酶抑制剂（乙酰唑胺），同时纠正电解质紊乱。如若患者出现持续慢频率依赖的室性心动过速，则可考虑人工心脏起搏。若患者在接受 β 受体阻滞剂治疗过程中出现心脏骤停、反复晕厥，或首次发病即表现为心脏骤停时则需考虑行埋藏式心律转复除颤器（ICD）植入。

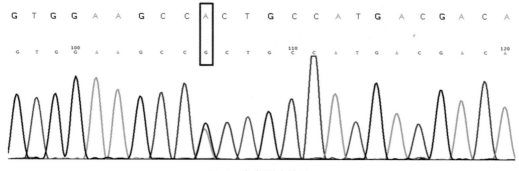

图 4　患者测序结果

  临床上双向性室速需考虑三种相对常见疾病：儿茶酚胺敏感性室速、洋地黄 / 乌头碱等生物碱类中毒以及 Andersen-Tawil 综合征。

参考文献 >>

［1］Mizusawa Y，Horie M，Wilde AA. Genetic and clinical advances in congenital long QT syndrome［J/OL］. Circ J，2014，78（12）：2827-2833. https://doi.org/10.1253/circj.cj-14-0905.

［2］Jurkat-Rott K，Lehmann-Horn F. Paroxysmal muscle weakness：the familial periodic paralyses［J/OL］. J Neurol，2006，253（11）：1391-1398. https://doi.org/10.1007/s00415-006-0339-0.

［3］Eckhardt LL，Farley AL，Rodriguez E，et al. KCNJ2 mutations in arrhythmia patients referred for LQT testing：a mutation T305A with novel effect on rectification properties［J/OL］. Heart Rhythm，2007，4（3）：323-329. https://doi.org/10.1016/j.hrthm.2006.10.025.

（郭　瑛、王　骏）

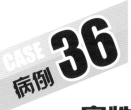

室性心律失常、纵隔肿瘤之青年

临床资料

患者1，女，18岁。因"阵发性心悸6年"就诊。心电图提示室性期前收缩（图1），外院24h动态心电图（Holter）提示室性期前收缩12 086次/24 h，超声心动图未见异常，病因诊断为病毒性心肌炎后遗症，给予普罗帕酮等药物治疗无效。患者2，男，14岁。因"阵发性心悸4个月"就诊。心电图提示室性心动过速（室速）（图2），几乎每次进食均有发作，外院给予胺碘酮治疗无效。

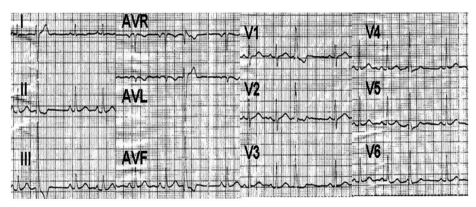

图1 患者1心电图提示室性期前收缩

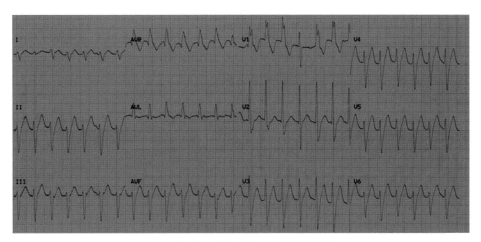

图2 患者2心电图提示室性心动过速

诊疗经过

患者1入我院后超声心动图提示肺动脉外侧探及一高回声不均质光团，约41 mm×47 mm，肺动脉内径较小，其余均正常。胸部 CT 提示左侧前上纵隔内主动脉弓旁至肺动脉分叉层面可见软组织团块样阴影，直径 52 mm，肿块断面呈类圆形，边界尚光整，与周围血管分界清晰，肿块内密度不均匀，平均 CT 值最低为 –21.3 Hu，最高为 4.1 Hu，增强后边界更清晰，内见分隔及囊样密度，分隔强化明显，实性部分强化不明显，CT 值为 –32.1 Hu，纵隔内未见明显偏移受压改变，亦未见明显肿大淋巴结影，肺纹理清晰，肺野内未见明显浸润影，两侧胸膜无异常，无胸腔积液，考虑左前纵隔占位，畸胎瘤可能大。于 2007 年 8 月 20 日行外科手术，术中快速病理以及术后石蜡病理切片提示囊性畸胎瘤（图 3）。术后 8 个月随访 Holter 提示室性期前收缩 42 次 /24 h（未服用抗心律失常药物）。患者 2 入院后超声心动图提示左心室侧、后壁以及局部左心房外侧壁探及一中等回声光团大小约 82 mm×84 mm，左心房室活动未受限。胸片及胸部 CT 提示自主肺动脉分叉水平至膈面水平于纵隔内左侧见不规则包块影，境界清晰，边界清楚有包膜，平扫 CT 值 –93.3～–112.1 Hu，增强后为 –105.6 Hu，无强化，呈脂肪密度，肺野内未见明显异常密度阴影，所见气管以及支气管腔通畅，肺门及纵隔未见肿大淋巴结，胸膜无增厚，胸腔内无积液，考虑纵隔内脂肪样包块，脂肪瘤（图 4）。于 2007 年 10 月 8 日行外科手术，术中因肿块与心肌无法完全分离，遂局部切除肿瘤组织 110 mm×80 mm×50 mm。术后病理提示心外膜下脂肪瘤，包膜不完整，局部浸润心肌（图 5）。术后随访心电图以及 Holter 无室速发作。

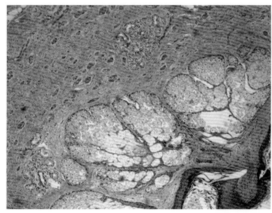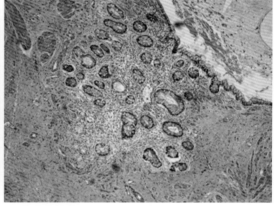

图 3　患者 1 病理切片提示囊性畸胎瘤

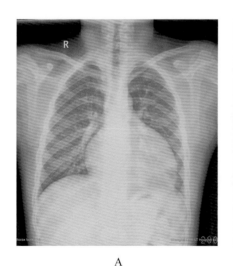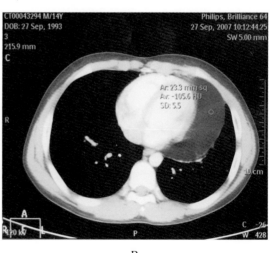

A　　　　　　　　　　　　　　　　　　B

图 4　患者 2 胸片（A）及胸部增强 CT 表现（B）

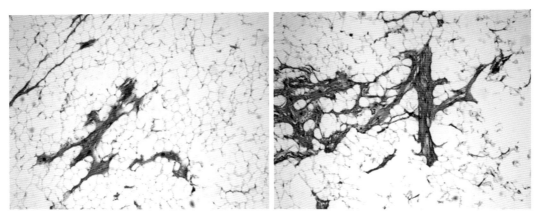

图 5　患者 2 病理切片提示心外膜下脂肪瘤

病例分析

纵隔肿瘤引起室性心律失常较为少见，文献中多为个例报道，且肿瘤种类亦多种多样，如心脏横纹肌瘤、淋巴瘤、纤维瘤、脂肪瘤、错构瘤、血管瘤、转移瘤以及纵隔囊肿等。纵隔肿瘤引起心律失常的机制目前尚不清楚，可能与瘤体压迫、浸润或出血累及肿瘤周围心肌或阻塞冠状动脉发生心肌缺血和损伤，导致心电复极不均匀而发生折返或异位灶兴奋性增加有关，亦可能与瘤体干扰心脏瓣膜运动有关，切除肿瘤后心律失常多可消失[1-3]。本文患者 1 室性期前收缩可能系肿瘤组织压迫肺动脉所致，患者 2 室速可能与肿瘤侵犯心肌壁引起异位兴奋性增加有关。

分析心电图室速起源部位对纵隔肿瘤有一定的定位价值。尤士杰等[3]分析 5 例以室速为首发表现的心脏肿瘤，心电图所显示室速起源部位与超声心动图、心脏磁共振成像等影像发现的肿瘤部位一致，而且与肿瘤生长的实际部位也基本一致。本文例 1 室性期前收缩形态下壁导联 R 波较高，提示高位起源，与胸部 CT 检查及术中所见相符。患者 2 室速心电图似左后分支起源的室速，提示肿瘤位于左室后间隔部，但胸部 CT 以及术中所见提示肿瘤除累及上述部位外，还较大范围地侵犯了其他心肌组织，故心电图对此病例的肿瘤定位价值有限。

本文 2 例患者均经胸部 CT 以及外科手术病理检查证实为纵隔肿瘤。值得重视的是此 2 例青少年患者在确诊之前均被误诊，患者 1 误诊时间长达 6 年，其间曾多次行超声心动图检查未发现异常，患者 2 因在进食时室速发作较多，曾考虑吞咽导致迷走神经张力增高而引起室速。2 例患者临床上均以发作性室性心律失常为首发临床表现，而无其他症状和体征，既往无明确的心脏病史，室性期前收缩及室速也非经典部位起源，后经超声心动图常规检查被偶然发现纵隔肿瘤才得以进一步明确诊断和治疗。因此，对于临床以室性心律失常为首发症状，而无其他临床表现的青少年患者，不应轻易做出"心肌炎"或者"特发性室性心律失常"的诊断，在鉴别诊断上需考虑纵隔或心脏肿瘤的可能，超声心动图检查以及胸部 CT 可作为常规检查以防漏诊或误诊。

室性心律失常可能只是"海面上的浮冰"，临床医师要深究"水下的冰山"，才能避免发生大事故。

（本文 2009 年发表于《中国心脏起搏与心电生理杂志》第 23 卷第 3 期，部分有改动）

参考文献 >>

[1] Krasuski RA, Hesselson AB, Landolfo KP, et al. Cardiac rhabdomyoma in an adult patient presenting with ventricular arrhythmia [J/OL]. Chest, 2000, 118 (4): 1217-1221. https://doi.org/10.1378/chest.118.4.1217.

[2] Garson AJ, Smith RTJ, Moak JP, et al. Incessant ventricular tachycardia in infants: Myocardial hamartomas and surgical cure [J/OL]. J Am Coll Cardiol, 1987, 10 (3): 619-626. https://doi.org/10.1016/s0735-1097 (87) 80205-x.

[3] 尤士杰, 杨跃进, 张奎俊, 等. 以室性心动过速为首发临床表现的心脏肿瘤五例 [J/OL]. 中华心律失常学杂志, 2000, 4 (4): 266-269. https://doi.org/10.3760/cma.j.issn.1007-6638.2000.04.007.

（孙育民、王　骏）

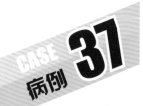

CASE 37

室性心律失常、咳嗽咳痰、四肢抽搐

临床资料

患者，女，68岁。因"反复咳嗽咳痰7年，气喘2年，加重伴发热5天"入院。患者于入院前7年来反复咳嗽、咳痰，2年前出现气喘。本次入院前5天患者体温升高，最高达39℃，咳嗽、咳痰加重，咳黄脓痰，量中，不易咳出，伴胸闷、气促、心慌。既往年轻时有反复上呼吸道感染史，二三十年前外院确诊为"风湿性心脏病，二尖瓣狭窄（轻度）"。查体：神志清楚，呼吸略促，两肺呼吸音低，可闻及少许干啰音，心率84次/min，心律齐，瓣膜听诊区杂音不明显，下肢明显浮肿。胸部CT提示两肺炎症、纵隔内散在淋巴结增大；心电图提示窦性心律不齐，T波改变；超声心动图示风湿性心脏病，左心房扩大，二尖瓣狭窄伴轻度反流，主动脉瓣钙化，主动脉瓣狭窄，主动脉瓣轻—中度反流，三尖瓣轻度反流，左心室射血分数63%；血气分析提示pH 7.461，PCO_2 39.7 mmHg，PO_2 77.9 mmHg，血氧饱和度96.1%；血常规示白细胞$4.24×10^9$/L，血红蛋白108 g/L，中性粒细胞54.0%；钾2.90 mmol/L，钠134.5 mmol/L，氯100.7 mmol/L，钙1.83 mmol/L。

诊疗经过

患者自 2016 年 1 月 19 日起给予哌拉西林 / 他唑巴坦 + 左氧氟沙星抗感染，以及补钾、化痰等治疗。1 月 25 日体温升高，调整为美罗培南 + 万古霉素抗感染，治疗后患者体温下降，于 1 月 31 日调整为氨曲南 + 莫西沙星抗感染，但患者 2 月 4 日再次出现体温升高，故调整为头孢哌酮 / 舒巴坦 + 磷霉素抗感染，其后体温下降至平稳。抗炎期间患者于 1 月 28 日起出现急性肾功能衰竭，经还原性谷胱甘肽等保肾治疗无效后于 2 月 6 日起行血液透析治疗。但 2 月 13 日下午患者突发四肢抽搐、双眼上翻，即刻连接心电监护，提示为心室颤动（室颤），立刻给予电除颤治疗后恢复正常心律，但之后仍多次反复发作室颤（图 1），多次电除颤成功复律。分析室颤原因，复习入院前心电图，发现 QT 间期为 580 ms（当时未重视），考虑室颤和低钙血症导致的 QT 间期延长有关，遂积极静脉补钙，之后室颤发作渐渐减少，复查血钙 2.5 mmol/L，患者平稳出院。

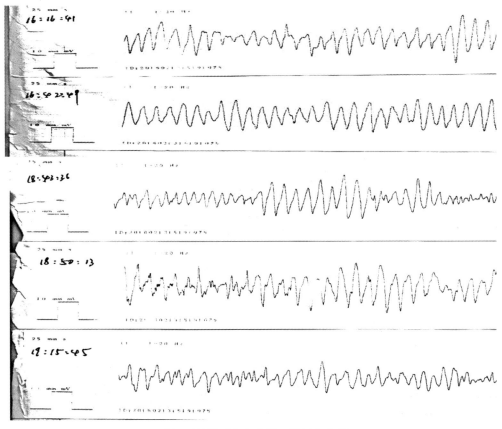

图 1　抽搐时心电监护，提示为室颤

病例分析

低钙血症是指各种原因导致的甲状旁腺激素分泌减少或其作用抵抗，维生素 D 缺乏或代谢异常，使骨钙释放减少，肾小管重吸收或肠道钙的吸收障碍，从而引起血清游离钙浓度降低的一组临床症候群。主要表现为神经肌肉兴奋性增高，严重者可致呼吸困难、心律失常甚至猝死。血总钙通常 ≤ 2.13 mmol/L，有症状者一般血总钙低于 1.88 mmol/L，游离钙低于 0.95 mmo/L[1]。由于 40% ～ 50% 的血钙为蛋白结合钙，而主要与钙结合的蛋白是血白蛋白，因此在诊断时应注意血白蛋白对血钙的影响。校正公式为：校正总钙 =［4- 血白蛋白（g/dl）］×0.2+ 实际测得总钙。

低钙血症引起 2 相动作电位时程延长，心电图可表现为 ST 段平直延长，T 波直立（严重低钙时可平坦或倒置），QT 间期延长[2]。而 QT 间期延长可诱发心律失常，甚至恶性心律失常。本例患者因肺部感染入院，入院注意力均在治疗肺炎和就诊低钾血症上，而未注意到一开始就存在的低钙血症以及心电图的 QT 间期延长，加之治疗过程中急性肾功能衰竭，可能使低钙血症更为严重，从而引发了恶性心律失常事件。本例患者入院前血钙测值为 1.83 mmol/L，已经属于严重降低程度，所幸抢救成功，在抢救过程中床位医生正确地进行了心电监护，并未想当然地认为抽搐单纯为低钙抽搐发作，及时分析出了室颤原因和低钙血症相关，未酿成大错。

病例启示 任何电解质紊乱都不能掉以轻心。

参考文献 >>

［1］ 陈彦，成刚. 英国成人急性低钙血症的紧急处理［J/OL］. 创伤与急诊电子杂志，2017，5（1）：45-46. https://doi.org/10.3969/j.issn.2095-5316.2017.01.016.

［2］ 郭继鸿. 获得性长 QT 间期综合征的防治建议解读［J/OL］. 中华心血管病杂志，2011，（4）：289-292. https://doi.org/10.3760/cma.j.issn.0253-3758.2011.04.001.

（徐 晶、张伟伟）

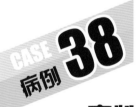

病例 CASE 38
室性心律失常该如何平复躁动的心

临床资料

患者，男，66 岁。2014 年 5 月因"发作心悸伴黑矇 1 次"入院。既往有缓慢性心律失常及室性期前收缩病史 10 余年。入院后 24 h 动态心电图提示窦性心动过缓、Ⅰ度房室传导阻滞、间歇性Ⅱ度 2:1 房室传导阻滞、室性期前收缩、非持续性室性心动过速（室速）。超声心动图示左心室舒张末期内径（LVEDD）57 mm、左心室射血分数（LVEF）0.51，冠状动脉造影未见异常，诊断为扩张型心肌病、心律失常。

诊疗经过

考虑患者晕厥和快速性室性心律失常有关，且有缓慢性心律失常情况，建议植入置入型心律转复除颤器（ICD），并在此基础上加用抗心律失常药物治疗，但患者未接受该方案，遂出院口服赖诺普利及曲美他嗪。1 年后患者类似症状再发，超声心动图提示 LVEF 降低至 0.35。心电监护检获持续性室速（图1），行单腔 ICD 植入术（Maximo Ⅱ VR D284VRC），并增用胺碘酮（0.2 g/d）及美托洛尔缓释片（71.25 mg/d）抗心律失常，术后监护提示室早及室速明显减少。术后 3 个月因"半天内 ICD 反复放电十余次"再次入院，追问病史，患者 ICD 术后 1 个月自行停用赖诺普利，并将美托洛尔缓释片自行减量至 23.75 mg/d。程控 ICD 发现放电半天内 34 次（图2），患者极度恐惧，给予提高室速/心室颤动（室颤）ICD 低限识别频率，静脉补钾、泵入盐酸胺碘酮以及艾司洛尔等治疗无效，室速、室颤仍反复发作，部分需体外电除颤，遂静脉泵入右美托咪定 0.5 μg/kg·h，室速及室颤风暴获得明显控制，应用右美托咪定 1 h 后再无室速/室颤发作。美托洛尔缓释片剂量增至 142.5 mg/d，随访 1 年未再发作持续性室速以及 ICD 放电干预。

图 1　心电监护检获持续性室性心动过速，此时患者卧床，感心悸及头晕

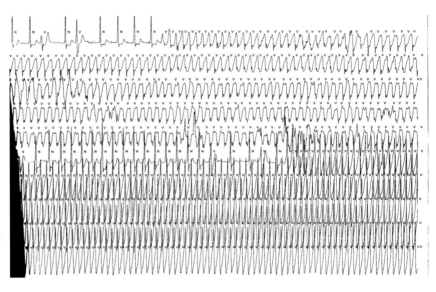

	Prior Session 10-Jul-2015 to 17-Jul-2015 37 days		Last Session 17-Jul-2015 to 03-Aug-2015 17 days		Device Lifetime Total (Since 15-May-2015) 80 days
VT/VF Counters					
VF	0		16 ⬆		16
FVT	0		0		0
VT	1		184 ⬆		185
Monitored VT (133 - 162 bpm)	0		0		
VT-NS (>4 beats, >162 bpm)	75		255 ⬆		
PVC Runs (2-4 beats)	25.7	per hour	3.9	per hour ⬇	
PVC Singles	173.0	per hour	12.9	per hour ⬇	
Runs of VRS Paces	0.0	per hour	0.0	per hour	
Single VRS Paces	0.0	per hour	0.0	per hour	
SVT: VT/VF Rx Withheld					
Wavelet	0		0		0
V. Stability	0		0		0
Onset	0		0		0
VT/VF Therapy Summary					
Pace-terminated	1 of 1		169 of 190		170 of 191
Shock-terminated	0		30 of 31		30 of 31
Total VT/VF Shocks	0		34		34
Aborted Charges	0		2		2

图 2　程控 ICD 提示短时间内 34 次除颤

病例分析

电风暴的概念于 20 世纪 90 年代提出，ICD 术后室性心律失常电风暴目前较广为接受的定义为 24 小时内出现 3 次或 3 次以上的室性心律失常事件导致 ICD 治疗（包括抗心动过速起搏、同步电复律和 / 或电除颤），或植入装置监测到持续 30 s 以上的室性心律失常事件但未进行干预治疗[1, 2]。二级预防患者 ICD 术后电风暴发生率为 10%～28%，一级预防为 4%～5%[2]。ICD 术后电风暴的治疗应为综合性，其包括祛除诱因、降低交感神经张力、应用抗心律失常药物、优化 ICD 相关参数以及导管射频消融治疗等。本例电风暴发作尝试补钾、静脉应用抗心律失常药物、优化 ICD 参数收效甚微，最后尝试重症医学科及麻醉科常用的新型镇静药物右美托咪定病情逐渐得到控制。

陈荔红等[3] 报道 1 例应用咪达唑仑控制 ICD 术后室性心律失常风暴，效果颇佳，提示镇静药物对于控制交感神经过度亢进所致的室性心律失常风暴具有重要价值。右美托咪定高选择性激动 α2- 肾上腺素能受体，作用于突触前 α2 受体，突触前受体激活后，负反馈调节突触前递质的释放，可以抑制突触前膜对去甲肾上腺素递质的释放。相比其他诸如丙泊酚、咪达唑仑等镇静药物，其具有独有的无呼吸抑制、抗交感神经兴奋及可唤醒等优点。国外有文献报道[4, 5]应用于房颤导管消融术中辅助芬太尼等镇痛治疗，疗效优于其他镇静剂。值得注意的是，尽管右美托咪定可以安全地应用于多数心脏疾病患者[6]，但仍需注意其不良反应[7]，如心动过缓、低血压，甚至心脏骤停等，故应用时应严密进行血压和心电监护。

病例启示

处理电风暴切勿忘记"镇静"这一高招，右美托咪定可为优选。

（本文 2017 年发表于《中国心脏起搏与心电生理杂志》第 31 卷第 1 期，部分有改动）

参考文献 >>

［1］ Israel CW，Barold SS. Electrical storm in patients with an implanted defibrillator: a matter of definition［J/OL］. Ann Noninvasive Electrocardiol，2007，12（4）: 375-382. https://doi.org/10.1111/j.1542-474X.2007.00187.x.

［2］ 余金波，杨兵，徐东杰，等.心律转复除颤器植入术后电风暴的发生及其对预后的影响［J/OL］.中华心律失常学杂志，2011，15（3）: 190-194. https://doi.org/10.3760/cma.j.issn.1007-6638.2011.03.007.

［3］ 陈荔红，吴有华，郭继鸿.镇静与抗焦虑药终止交感飓风暴 1 例［J/OL］.临床心电学杂志，2015，24（1）: 34-36. http://www.wanfangdata.com.cn/link.do?url=BE78DC6926613EC3C61D070E578356F9C0FCD10AD4DC13D1A570C0F65213F934E7333D88E62F5656E4482B654AA454D40449AC4FCB6C7DE63E8660470B3A76A04B2756CDEBA43448FC5EC47A0591E8AC.

［4］ Sairaku A，Yoshidal Y，Hirayamal H，et al. Procedural sedation with dexmedetomidine during ablation of atrial fibrillation: a randomized controlled trial［J/OL］. Europace，2014，16（7）: 994-999. https://doi.org/10.1093/europace/eut363.

［5］ Cho JS，Shim JK，Na S，et al. Improved sedation with dexmedetomidine-remifentanil compared with midazolam-remifentanil during catheter ablation of atrial fibrillation: a randomized，controlled trial［J/OL］. Europace，2014，16（7）: 1000-1006. https://doi.org/10.1093/europace/eut365.

［6］ Lin YY，He B，Chen J. Can dexmedetomidine be a safe and efficacious sedative agent in post-cardiac surgery patients? a meta-analysis［J/OL］. Critical Care，2012，16（5）：R169. https://doi.org/10.1186/cc11646.

［7］ Bharati S，Pal A，Biswas C. Incidence of cardiac arrest increases with the indiscriminate use of dexmedetomidine：A case series and review of published case reports［J/OL］. Acta Anaesthesiologica Taiwanica，2011，49（4）：165-167. https://doi.org/10.1016/j.aat.2011.11.010.

（俞 帅、孙育民）

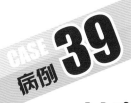

病例 39

以言语不清、肢体活动不利为首发症状的疾病

临床资料

患者，女，32岁。右利手。因"言语不清，伴左侧肢体无力2天"就诊。2天前患者静坐时突然出现言语欠清（但能正常交流），左侧肢体无力，左手握力减弱，左下肢抬腿费力，行走时拖步，左侧口角歪斜，无饮水呛咳，无吞咽困难，无感觉异常，无头晕头痛，无肢体抽搐，无意识丧失。症状急骤出现后无变化。1天前因发热（38.5℃），予抗生素治疗。无咳嗽、咳痰，无尿急、尿痛等感染症状。曾发现血压偏高，具体不详，不服药。无特殊用药史。

查体：体温37.1℃，心率72次/min，呼吸16次/min，血压110/64 mmHg。贫血貌。神清，构音障碍，无找词困难，复述可，事物命名可，计算力不配合，双瞳等大等圆，对光反射灵敏，左侧鼻唇沟略浅，伸舌左偏，余脑神经检查（-）。双肺呼吸音清，未及明显心脏杂音。无肌肉萎缩，四肢张力正常，左侧肢体近端肌力5级、远端4级，右侧肢体肌力5级，左侧腱反射（++），右侧腱反射（+），左侧掌颏反射可疑阳性，左侧巴氏征阳性，双侧指鼻试验、跟膝胫试验稳准，粗测感觉功能可。

诊疗经过

该患者为青年女性，出现急性的神经功能缺失症状，结合头颅影像学表现（图1A，B），首先考虑青少年卒中。给予抗血小板药物治疗。接下来需要查找病因。结合患者的起病方式和头颅影像特点，重点筛查心脏。超声心动图检查（图1C）提供了重要的线索，补充血培养检验，发现链球菌感染。再次仔细查体，发现了结膜、手指皮下异常暗红色斑点（图1D，E），为微栓塞的体征。诊断为感染性心内膜炎。在感染科医生的指导下，抗生素方案为万古霉素和利福平（患者对青霉素和头孢曲松均过敏），患者未再出现发热，临床症状好转，2周后复查头颅磁共振，左侧皮层下有无症状栓塞（图1F）。后转心外科行瓣膜置换术。

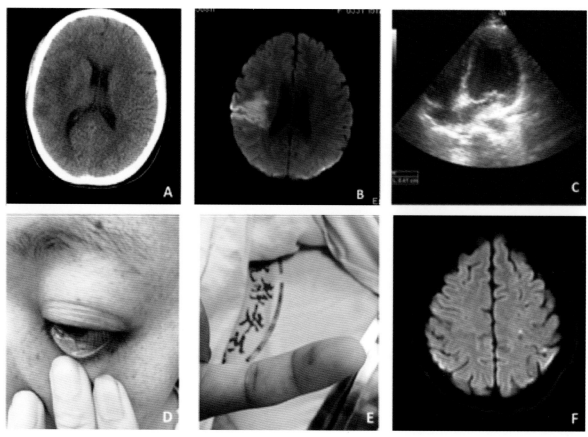

图1　A图为头颅CT提示右颞顶叶低密度灶；B图为头颅磁共振DWI像，提示右颞顶叶高信号；C图为经胸超声心动图，提示二尖瓣脱垂、瓣膜及瓣环左心房面赘生物形成伴中重度反流；D图为结膜异常出血点；E图为手指皮下异常暗红色斑点；F图为头颅核磁共振DWI像，左侧额顶叶高信号，提示急性栓塞。

病例分析

该例患者为青少年卒中。结合起病方式和头颅影像学，考虑脑栓塞。病前有过"发热"，并且有贫血、结膜出血（图1D）和Osler结节（图1E，略陈旧），均是感染性心内膜炎的线索。最终通过超声心动图和血培养明确诊断。

感染性心内膜炎（infective endocarditis，IE）是由细菌、真菌和其他病原微生物循血行途径引起心内膜、心瓣膜或邻近大动脉内膜感染并伴赘生物形成的一组疾病。IE典型的临床表现为持续的菌血症或败血症，活动性心瓣膜炎，血管栓塞和免疫性血管现象。但这种"教科书"般的表现较少见，实际的临床表现异质性大，常漏诊和误诊。为满足诊断需要，需要敏感性和特异性均较高的诊断标准。来自Duke大学的Durack及其同事于1994年制定了IE诊断标准，目前采用改良Duke标准作为诊断标准（表1）[1]。

表 1　改良 Duke 标准

确诊 IE	（1）病理确诊：赘生物、栓子或心内脓肿内存在细菌或有赘生物的心内膜活动性炎症改变 （2）临床确诊：符合 2 项主要标准，或 1 项主要标准 +3 项次要标准，或 5 项次要标准	主要标准： ① 血培养阳性 　a. IE 有关的典型微生物，而且 2 次血培养为同一病原菌 　　如：绿色链球菌，牛链球菌，HACEK，金黄色葡萄球菌，缺乏主病灶的社区获得性肠球菌 　b. IE 有关的微生物而且持续血培养阳性：至少 2 次，或者 3 次血培养阳性，血培养的时间间隔≥ 12 小时；≥ 4 次血培养阳性（第一次和最后一次血培养的时间间隔 >1 小时） 　c. 贝纳特氏立克次体血培养单次阳性或者反 1 期 IgG 抗体滴度≥ 1∶800
可能 IE	1 项主要标准 + 1 项次要标准或 3 项次要标准	② 心内膜受累依据 　超声心动图提示 IE（在人工瓣膜，临床疑诊 IE，或者复杂 IE［瓣周脓肿］时推荐 TEE，在其他情况下首选 TTE） 　典型表现为：在瓣膜或者支持结构上，反流通路上的震荡的心内赘生物，或者人工瓣膜上无法用改变的解剖结构所能解释的赘生物；脓肿；人工瓣膜上的新裂隙，或者新的瓣膜反流（已有杂音的恶化或者变化并不是必需的）
排除 IE	其他明确的可以解释临床表现的诊断 ≤ 4 天的抗生素治疗有效 ≤ 4 天的抗生素治疗后，手术或尸检病理不提示 IE 不满足可能 IE 的标准	次要标准 ① 存在易患因素，或者为 IDU ②发热≥ 38 ℃ ③ 血管现象，如大动脉栓塞，细菌性肺栓塞，真菌性动脉瘤，脑出血，结膜出血和 Janeway 病灶 ④ 免疫现象，如血管球性肾炎，Osler 结节，Roth 斑和类风湿因子升高 ⑤ 不符合主要标准的血培养阳性（排除单次凝固酶阴性葡萄球菌血培养阳性或者不引起心内膜炎的微生物）或致 IE 的细菌感染的血清学证据

注：HACEK 系 Haemophilus species，Aggregatibacter species，Cardiobacterium hominis，Eikenella corrodens，Kingella species 为嗜血杆菌属，放线杆菌属，心杆菌属，艾肯氏菌属，金杆菌属；IDU 静脉药瘾，吸毒；TEE 经食道超声心动图；TTE 经胸超声心动图。

在临床实践中，需要记住两个推荐：①至少从不同的静脉穿刺部位采血，做 3 次血培养。第一次和最后一次采样至少相隔 1 小时（I 级证据，A 级推荐）。②疑似 IE 患者应尽快进行超声心动图检查（I 级证据，A 级推荐）。

IE 本质上是一个系统性感染性疾病，治疗包括抗生素治疗和外科治疗两大基石。需要早期、足量、全程应用抗生素。具体用药包括基于病原学—药敏选择用药和经验性用药。抗生素的选择主要分为两大类：天然瓣膜心内膜炎（NVE）和人工瓣膜（包括其他人工心脏植入材料）心内膜炎（PVE），进一步根据病原学细化治疗方案。静脉用药疗程一般为 4～6 周。关于外科治疗的时机一直存在争议。对于反复栓塞或者持续的赘生物的 IE 患者，建议早期手术（指在住院初期，全程的抗感染治疗结束前），而对于通过影像学检查发现的无症状性栓塞 IE 患者，是否需要手术可以根据患者的情况。

22%～50% IE 患者会发生系统性栓塞事件。正如本例提示，借助于影像可以识别无症状（沉默）栓塞，所以系统性栓塞实际比例可能会更高。栓塞多发生在大动脉，包括脑、肺、冠状动脉、脾脏，膀胱和四肢血管。其中，65% 栓塞发生在中枢神经系统，超过 90% 发生在大脑中动脉。二尖瓣 IE 患者中，相对于后叶受累，前叶受累更易出现栓塞。病原菌为金黄色葡萄球菌，念珠菌和 HACEK 的 IE 患者，更易发生栓塞。缺血性脑卒中的发生率比颅内出血多 3 倍，金黄色葡萄球菌感染性心内膜炎患者发生神经系统并发症的风险可能更高，并且可以伴有多个瓣膜受累。二尖瓣受累导致缺血性脑卒中的风险较主动脉瓣受累更高。

病例启示 脑栓塞起病的感染性心内膜炎的诊断和治疗均是临床的一大挑战。

（本文收录于《神经科的那些病例》一书中，部分有改动）

参考文献 >>

［1］ Baddour LM，Wilson WR，Bayer AS，et al. Infective Endocarditis in Adults：Diagnosis，Antimicrobial Therapy，and Management of Complications：A Scientific Statement for Healthcare Professionals From the American Heart Association ［J/OL］. Circulation，2015，132（15）：1435-1486. https://doi.org/10.1161/CIR.0000000000000296.

［2］ Liang F，Song B，Liu R，et al. Optimal timing for early surgery in infective endocarditis：a meta-analysis ［J/OL］. Interact Cardiovasc Thorac Surg，2016，22（3）：336-345. https://doi.org/10.1093/icvts/ivv368.

［3］ Jiad E，Gill SK，Krutikov M，et al. When the heart rules the head：ischaemic stroke and intracerebral haemorrhage complicating infective endocarditis ［J/OL］. Pract Neurol，2017，17（1）：28-34. https://doi.org/10.1136/practneurol-2016-001469.

（王 蓓）

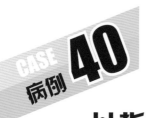

CASE **40**
病例

以指趾肿痛为主要表现的疾病

临床资料

患者，男，82岁。因"冠脉搭桥术后15年，指趾端肿痛1周"就诊。患者既往有高血压病史30余年，有吸烟史及饮酒史30年，有两次脑梗死病史。15年前因冠心病行冠脉旁路移植术，入院前1周自觉双手指及双足趾肿痛，伴指趾端瘀点，无畏寒、发热。

诊疗经过

患者入我院后查体：双手指及双足趾肿痛明显，指、趾端皮肤可见瘀点及紫红色小结节（图1A～1C）。左眼下睑结膜充血，可见小出血点（图1D）。听诊各瓣膜区未闻及明显病理性杂音。结合病史，尽管患者无发热，初步诊断仍考虑感染性心内膜炎可能。予以连续两天取6次血培养，结果均为阴性。经胸超声心动图提示除各心腔增大及活动异常外，主动脉瓣环钙化，主动脉瓣、二尖瓣、三尖瓣均可及轻度反流，未见明显赘生物形成（图2）；进一步予以经食道超声心动图检查亦未见明显血栓及赘生物形成征象。

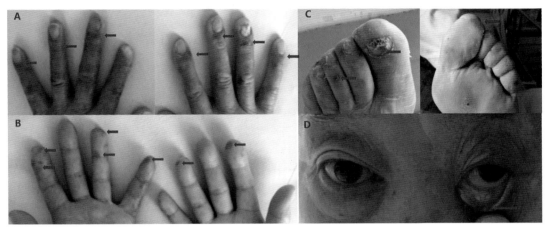

图1　患者双手指及足趾瘀点（A、B、C），患者眼结膜出血点（D）

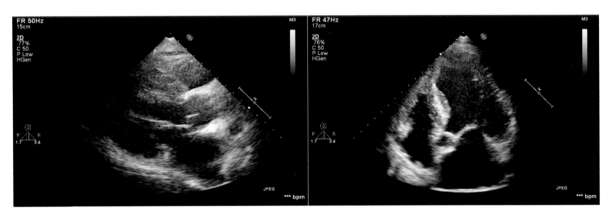

图2　经胸超声心动图检查

患者血培养及超声心动图均无发现，但根据其特异的体征，仍高度怀疑感染性心内膜炎。遂追溯病史：患者1个月前因心力衰竭在我科住院治疗，其间患者有一过性畏寒、寒战，随后出现发热，最高体温38.8 ℃。根据肺部CT检查结果，考虑肺部感染可能（图3），给予抗感染治疗后次日热退。此后血培养提示革兰阴性菌阳性，遂根据药敏结果予以头孢他啶抗感染治疗10天。

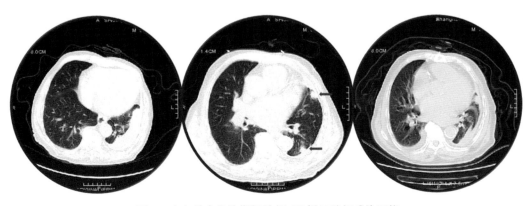

图3　患者前次住院期间肺部CT提示肺部感染可能

结合患者两次住院病史及临床表现，符合改良的 Duke 诊断标准[1]中的 5 条次要标准：①易患因素；②发热；③血管表现（结膜出血）；④免疫学表现（Osler 结节）；⑤微生物学证据。考虑"感染性心内膜炎"，予以积极抗感染（哌拉西林 / 他唑巴坦、庆大霉素）及其他常规对症支持治疗。患者经治疗后手足部皮损明显好转（图 4），生命体征平稳后予出院。此后随访患者手足部异常体征消退。

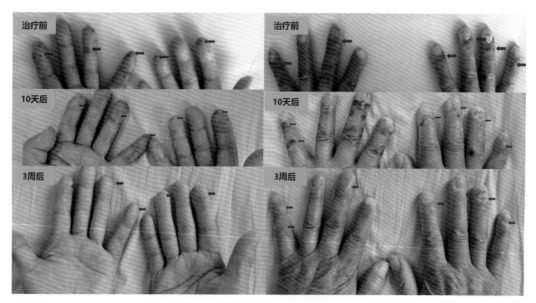

图 4　治疗前后指趾端异常体征变化情况

病例分析

感染性心内膜炎的典型特点为发热、听诊杂音及周围体征，辅以血培养阳性和查见赘生物。本文患者拟感染性心内膜炎，入院时无发热，查血培养阴性，超声心动图亦无发现，可谓十分不典型。近年来随着抗生素的广泛应用和病原微生物的变化，感染性心内膜炎的临床表现逐渐变得不典型[2]。基于此，改良的 Duke 诊断标准[1]包括 2 条主要标准（血培养阳性及心内膜感染证据）和 5 条次要标准（易患因素、发热、血管表现、免疫学表现及微生物学证据）。

发热是本病最常见的症状，但仍有约 3%～15% 的患者体温可正常或低于正常，此种情况多见于高龄伴有栓塞、真菌性动脉瘤破裂引起脑出血和蛛网膜下腔出血、严重心力衰竭、尿毒症以及未确诊前应用抗生素、退热或激素治疗者[3]。本文患者高龄、合并疾病多、基础情况较差，前次住院治疗病因为心力衰竭急性发作。患者在住院期间有一过性发热，伴有畏寒寒战，血培养为阳性，但菌血症持续时间较短，一日后热退，因而可以解释此后患者虽出现体征，但未再发热，亦无血培养阳性结果。

血培养阳性及心内膜感染证据是感染性心内膜炎的主要诊断方法。总的来说，本病的血培养阳性率约 75%～85%，但鉴于既往的抗生素应用情况，部分患者可出现阴性结果。此外，部分特殊病原体由于自身生长时间及培养条件限制，血培养检出率亦不高[4]。赘生物检出率的高低因其本身的大小、位置、数目及形态而不同，同时亦受限于检测技术的局限性。经胸超声心动图检查可诊断出 50%～75% 的赘生物，经食道超声心动图敏感性高于经胸超声心动图检查，两者分别可检出大于 5 mm 和大于 1 mm 的赘生物[3]。再加之受检者的基础条件及既往抗生素使用史，仍可有部分赘生物无法被检出。

随着医疗水平及对本病警惕性的提高，以风湿性心脏瓣膜病为病因的感染性心内膜炎发病率有所降低。由于人均寿命的延长，退行性瓣膜病变成为感染性心内膜炎最常见的病因。而随着各种内外科诊疗技术的广泛开展，医源性获得性感染性心内膜炎亦不再罕见。感染性心内膜炎的平均发病年龄有所增加，其发病率随年龄增加而出现增长[3]。老年人群通常合并多种疾病，一般情况较差，具有多种危险因素，经反复医疗干预的特点。这类患者常有更高的感染性心内膜炎发生率，却更不容易出现发热、心脏杂音，也常常无法获得血培养阳性结果和赘生物影像学表现。因此对于高危因素较多的人群应警惕本病的发生，如遇有发热、不明原因贫血、周围栓塞体征、杂音等情况，需及时进行鉴别诊断。在临床工作中需对可疑的高危患者进行及时采样及检查，以期提高早期诊断率。

此外，临床实践表明部分措施可有助于提高感染性心内膜炎的诊断：在使用抗感染治疗前严格按程序进行多次血培养，针对某些可疑特定病原体适当改变培养条件或延长培养时间，病程中多次进行超声心动图检查等。近年亦有新兴技术可用于本病诊断，包括基于分子生物学技术的血液病原体检测，取赘生物或皮损处组织进行病原生物学核酸检测等[5]，有一定临床价值。

病例启示　感染性心内膜炎的临床表现可不典型，临床医生应与时俱进，关注疾病谱的变化并综合分析。

参考文献 >>

[1] Li J S, Sexton D J, Mick N, et al. Proposed Modifications to the Duke Criteria for the Diagnosis of Infective Endocarditis [J/OL]. Clinical Infectious Diseases, 2000, 30 (4): 633-638. https://doi.org/10.1086/313753.

[2] Habib G, Lancellotti P, Antunes MJ, et al. 2015 ESC Guidelines for the management of infective endocarditis: The Task Force for the Management of Infective Endocarditis of the European Society of Cardiology (ESC)[J/OL]. Eur Heart J, 2015, 36 (44): 3075-3128. https://doi.org/10.1093/eurheartj/ehv319.

[3] 林果为，王吉耀，葛均波，等.实用内科学（第15版）[M].人民卫生出版社，2017: 1080-1089.

[4] Fournier PE, Gouriet F, Casalta JP, et al. Blood culture-negative endocarditis: Improving the diagnostic yield using new diagnostic tools [J/OL]. Medcine, 2017, 96 (47): e8392. https://doi.org/10.1097/MD.0000000000008392.

[5] Fida M, Dylla BL, Sohail MR, et al. Role of prolonged blood culture incubation in infective endocarditis diagnosis [J/OL]. Eur J Clin Microbiol Infect Dis, 2019, 38 (1): 197-198. https://doi.org/10.1007/s10096-018-3397-1.

（顾慧慧、王　骏）

CASE 病例 **41**

不明原因长期发热病因探究

临床资料

　　患者，男，42岁。因"反复发热1个月余"入院。1个月余前患者无明显诱因出现发热，峰值38℃，多为午后发热，伴乏力、食欲减退、恶心，呕吐1次，为胃内容物。自服退热药无效。查血常规正常，C反应蛋白（CRP）67.7 mg/L，血沉23 mm/h，胸腹部CT示双上肺局限性气肿、左肾病变，右肾小结石；血培养显示尿肠球菌阳性，尿培养提示多耐药大肠埃希菌，参考药敏，给予左氧氟沙星联合利奈唑胺静滴抗感染治疗，体温降至正常。用药1周后停药，停药后即再次发热。患者2年余前曾因"左肾囊肿、脓肿"住院，双肾增强CT示左肾囊性病变伴出血，尿培养发现多耐药大肠埃希菌（菌落计数 > 10^5），予亚胺培南西司他丁钠抗感染治疗，并行左肾脓肿切开引流、肾囊肿去顶减压术。个人史和既往史无特殊。

诊疗经过

　　患者入院后查体：体温37.6℃，睑结膜略苍白，皮肤黏膜未见皮疹、出血点、瘀斑，颈部、腹股沟可及散在黄豆大小淋巴结。双肺呼吸音清，未及干湿啰音。心前区无异常搏动。触诊心尖搏动位于左锁骨中线内侧0.5 cm处，未触及震颤，心包摩擦感。心率86次/min，心律齐，二尖瓣听诊区闻及4级收缩期杂音。腹部平软，无压痛，无反跳痛，肝脾脏肋下未及。复查生化，提示血红蛋白92 g/L，CRP 45 mg/L，血沉31 mm/h。

　　结合患者血培养阳性，尿培养阳性病史，高度怀疑亚急性感染性心内膜炎可能。查超声心动图提示二尖瓣后叶脱垂伴重度二尖瓣反流，合并前叶赘生物形成。左心室收缩功能正常，左心室舒张功能轻度减退，左心室射血分数0.60。入院后3次血培养均为阴性。参考入院前药敏予哌拉西林他唑巴坦和阿米卡星联合抗感染治疗，治疗后第二天，患者体温正常。之后行二尖瓣置换和赘生物清除术。赘生物基因测序为尿肠球菌，尿培养尿肠球菌，根据药敏，调整抗感染为万古霉素，患者未再发热。复查超声心动图人工瓣形态活动未见明显异常。治疗疗程满6周后出院。

病例分析

　　患者为中年男性，发热1个多月，有反复尿路感染病史，血培养、尿培养均有阳性结果。患者入院后实验室检查发现贫血，血沉中等程度增快，故需要高度怀疑感染性心内膜炎。感染性心内膜炎的诊断标准依然是Duke标准[1]。

此患者通过超声心动图检查证实存在赘生物，手术后二代测序明确为屎肠球菌感染，故亚急性感染性心内膜炎可以确诊。患者病程中尿培养提示大肠埃希菌、屎肠球菌。赘生物中为屎肠球菌感染，考虑和患者泌尿系结构异常，导致反复上尿路感染，反复的菌血症有关。

肠球菌是一组存在于人类和动物肠道的革兰阳性菌，为条件致病菌。免疫功能正常时，一般不发病。而在免疫功能低下的情况下，不仅可以引起尿道感染、皮肤软组织感染，还可引起危及生命的腹腔感染、败血症、心内膜炎和脑膜炎[2]。

临床标本中分离的肠球菌以粪肠球菌和屎肠球菌多见，分别占 80%～90% 和 5%～10%。据有关文献报道，肠球菌感染心内膜炎发生率仅有 5%～15%，其中大部分由粪肠球菌引起，屎肠球菌感染的极少[2]。相关危险因素为：年龄＞60 岁、风湿热、牙科手术、前期心脏手术。且肠球菌社区获得性血行感染并发心内膜炎比医院感染者更常见，前者约 1/3 合并心内膜炎，而后者仅 1% 合并心内膜炎[3]。其对心内膜的损害主要是分泌细菌活素对心内膜呈细菌毒力作用，常致左侧心内膜炎，并以侵袭二尖瓣为主。大部分肠球菌所致心内膜炎与败血症不伴行，并发心内膜炎、败血症的患者约有 42%～68% 的病死率[4]。

屎肠球菌有固有的多重耐药性。氨苄西林敏感菌感染的屎肠球菌首选青霉素或氨苄西林。对青霉素过敏或耐药者可选糖肽类如去甲万古霉素或万古霉素，也可选利奈唑胺。近年来对万古霉素耐药有所增加。其机制为该菌细胞壁制造具有不同末端的前体物质，使万古霉素不能与之结合。一般情况下，对万古霉素耐药的屎肠球菌较对万古霉素敏感的屎肠球菌而言，前者易致复发性败血症、心内膜炎，故应予足够的疗程治疗，以免复发。在败血症的病例中，骨髓培养往往比血培养有较高的阳性率，因此，必要时可进行骨髓培养，以免贻误病情。本病例培养出的屎肠球菌原先对青霉素敏感，故予以哌拉西林他唑巴坦加左氧氟沙星抗感染治疗有效，之后培养提示青霉素耐药，故换用万古霉素，经过 6 周治疗后，各项检查结果均恢复正常。

 病例启示 基因测序和药敏为感染性疾病，尤其是对耐药菌的诊断和治疗提供了依据。

参考文献 >>

［1］ Hricak V，Kovacik J，Marx P，et al. Etiology and risk factors of 180 cases of native valve endocarditis. Report from a year national prospective survey in Slovak Republic［J/OL］. Diagn Microbiol Infect Dis，1998，31（3）：431-435. https://doi.org/10.1016/s0732-8893（98）00030-3.

［2］ 陈灏珠．实用内科学．第 10 版［M］．北京：人民卫生出版社，2000，423：492-493.

［3］ Facklam RR，Sahm DF. Ent erococcus. Manual of Clinical Micro biology［C］. Washington DC ASM press，1995：308-314.

［4］ 彭文伟．现代感染性疾病及传染病学［M］．广州：广东科学技术出版社，2000：1005-1007.

（贾　雯、孙育民）

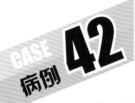

病态窦房结综合征突发腹痛原因

临床资料

　　患者，男，52岁。因"更换心脏起搏器"入院，既往有病态窦房结综合征和阵发性心房颤动史。因 CHA2DS2-VASc 评分为 1 分，未接受过抗凝治疗。患者 8 年前植入了双腔起搏器。基线血清肌酐为 0.97 mg/dl（参考范围 0.6～1.3 mg/dl）。入院后第 2 天主诉急性右侧上腹部疼痛，腹部 CT 扫描显示胆囊炎和左肾结石，给予阿托品和抗感染治疗症状未获改善。尿常规检查存在白细胞和蛋白；血清乳酸脱氢酶（LDH）212 U/L（正常范围为 100～280 U/L，腹痛后 72 h 升至 709 U/L）；复查血常规示白细胞计数为 15.9×10⁹/L 和血清肌酐 1.7 mg/dl。心电图显示心房颤动。

诊疗经过

　　鉴于尿液检查异常、心电图检获心房颤动以及抗炎无效，考虑肾脏急性缺血不能排除。行腹部增强 CT 检查（腹痛发作后 36 h），结果显示右肾上极广泛梗死，下极多发斑片状梗死（图 1）。遂经股动脉途径进行选择性肾动脉造影和血管内介入治疗。血管造影（图 2A）显示右肾动脉主干血栓性完全闭塞，采用 6F 血栓抽吸导管反复抽吸致部分再通（图 2B），肾动脉内缓慢推注 250 000 U 尿激酶后恢复正常血流（图 2C）。术后给予抗凝治疗，患者腹痛逐渐消失，血清肌酐和 LDH 水平恢复至正常，分别为 1.06 mg/dl 和 269 U/L，一周后随访 CT，肾脏灌注明显改善。

病例分析

　　肾动脉栓塞是由栓子引起的主要肾动脉或分支的急性闭塞，临床并不常见。由于疾病的罕见性及其非特异性临床表现，其诊断常常被延迟或遗漏[1]。有报道称血清 LDH 诊断急性肾动脉栓塞敏感性可以达到 90.8%，但特异性很差。因此，低 LDH 水平可用作排除急性肾动脉栓塞的生化标志物之一。本例 CT 检查发现伴有胆囊炎和肾结石，在某种程度上干扰了正确诊断。鉴于此，我们认为对于血栓栓塞风险高的患者，一旦出现非典型症状，如腹痛，要注意排除急性肾动脉栓塞的可能，以免漏诊[2]。

　　急性肾动脉血栓栓塞的治疗包括抗凝和血运重建，使用肝素和华法林作为标准治疗的抗凝治疗可以防止栓塞再次发作，但使用抗凝剂作为唯一的治疗方法往往不足以缓解肾梗死引起的症状和肾功能障碍。急性肾动脉栓塞的最佳再灌注时间和策略仍存在争议，已知的血运重建方法包括手术、

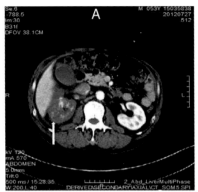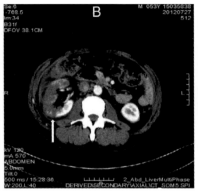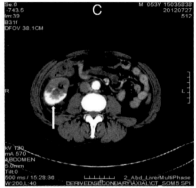

图 1　上腹部增强 CT 检查，A 图示右肾上极的对比剂摄取减少，B 图示仅有少数对比剂摄取涉及右肾中极的后部，C 图示右肾下部前方的灌注减少

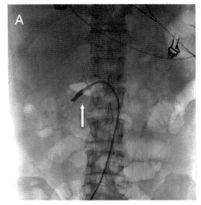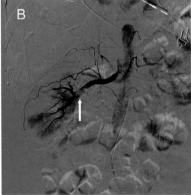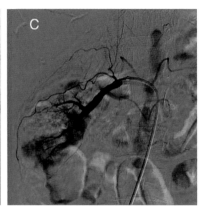

图 2　经股动脉途径进行选择性肾动脉造影和血管内介入治疗。A 图示右肾动脉主干血栓性完全闭塞；B 图示血栓抽吸后右肾动脉获得部分再灌注，可见残留的血栓影（白色箭头）；C 图示在肾动脉局部低剂量溶栓后恢复正常血流

介入取栓、全身溶栓、局部溶栓等。外科手术有其局限性，并不适用于所有患者，术后并发症和高死亡率进一步限制了其临床应用。溶栓治疗包括系统溶栓和动脉内溶栓，溶栓治疗没有明确的最佳时机，并且出血是最令人担忧的并发症，接受治疗的患者中有近 6% 出现颅内出血和出血性卒中[3]。随着医疗技术的进步，经导管血栓抽吸补充结合局部低剂量溶栓被认为是最有效的方法[4]。肾脏对缺血时间的抵抗力通常为 60 至 90 min，一些研究人员认为再灌注治疗应在 90 min 内进行[5]。然而，亦有学者认为由于不完全闭塞引起的急性肾动脉血栓形成，腰椎、肾上腺或输尿管血管的侧支循环仍可使肾脏得到一定灌注，因此延迟再灌注仍然具有其价值[6]。本例在肾脏缺血 36 h 后成功接受再灌注，肌酐水平完全恢复正常，随访 CT 扫描显示肾脏灌注显著改善，这表明患者的延迟再灌注仍然有用。

　当最初的诊断和治疗不能获得满意疗效时，一定要拓宽思路，仔细回顾分析病史、体征和各项检查，寻找新的线索。

（本文 2013 年发表于《Cardiovascular Revascularization Medicine》第 14 卷第 302—304 页，中文翻译有部分改动）

参考文献 >>

[1] Korzets Z, Plotkin E, Bernheim J, et al. The clinical spectrum of acute renal infarction [J/OL]. Isr Med Assoc J, 2002, 4（10）: 781-784. https://www.ncbi.nlm.nih.gov/pubmed/12389340.

[2] Hazanov N, Somin M, Attali M, et al. Acute renal embolism. Forty-four cases of renal infarction in patients with atrial fibrillation [J/OL]. Medicine, 2004, 83（5）: 292-299. https://doi.org/10.5301/tj.5000694.

[3] Lessman RK, Johnson SF, Kaufman JJ. Renal artery embolism: clinical features and long term follow up of 17 cases [J/OL]. Ann Intern Med, 1978, 89（4）: 477-482. https://doi.org/10.7326/0003-4819-89-4-477.

[4] Komolafe B, Dishmon D, Sultan W, et al. Successful aspiration and rheolytic thrombectomy of a renal artery infarct and review of the current literature [J/OL]. Can J Card, 2012, 28（6）: 760e1-3. https://doi.org/10.1016/j.cjca.2012.06.020.

[5] Blum U, Billmann P, Krause T. Effect of local low-dose thrombolysison clinical outcome in acute embolic renal artery occlusion [J/OL]. Radiology, 1993, 189（2）: 549-554. https://doi.org/10.1148/radiology.189.2.8210388.

[6] Gluck G, Croitoru M, Deleanu D, et al. Local thrombolytic treatment for renal arterial embolism [J/OL]. Eur Urol, 2000, 38（3）: 339-343. https://doi.org/10.1159/000020303.

（张　雁、王　骏）

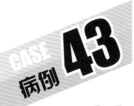

病例 CASE 43

青年患者反复脑梗死病因探寻

临床资料

患者，男，34岁。因"反复左侧肢体麻木无力伴口角歪斜4个月"入住我院神经内科。患者入院前4月某日进食时突发左手发麻，左侧流涎，左手乏力，次日症状完全消失，未重视。1月前（2016年3月22日，图1）晚上和朋友聚餐时，症状再次发作，伴行走时左侧下肢乏力，外院急诊头颅磁共振提示急性右侧额顶叶、左侧额叶多发性脑梗死，治疗后3天完全好转，出院后正规抗血小板（阿司匹林、氯吡格雷）、调脂（阿托伐他汀）治疗；2周后（2016年4月8日，图1）晨起后出现右侧颞顶部及右眼疼痛，伴口角歪斜、口齿不清，无肌力下降，再次头颅 MRI 提示急性右侧额颞叶、枕叶大面积脑梗死，当地治疗后疼痛缓解，但遗有口角歪斜、口齿不清后遗症。否认其他疾病史，否认吸烟和酗酒史，家族史无特殊。入院查体：血压 126/80 mmHg，神志清楚，双侧瞳孔对光发射灵敏，颈部软，抬头肌力 5 级，上肢远端 5 级，下肢远端 5 级，左侧面部和肢体针刺感觉减退，音叉震动觉正常，双侧上肢腱反射存在，膝反射（+++），双侧病理征阴性，指鼻和轮替试验正常，闭目难立征阴性。辅助检查提示免疫全套正常；肝肾功能正常；血糖、血脂正常（低密度脂蛋白 0.86 mmol/L，服用他汀中）；血沉 2 mm/h；梅毒抗体试验、HIV 抗体试验阴性。上、下肢动静脉 B 超未见血栓。24 h 动态心电图未见异常。头颈部 CTA 未见明显异常（图 2）。

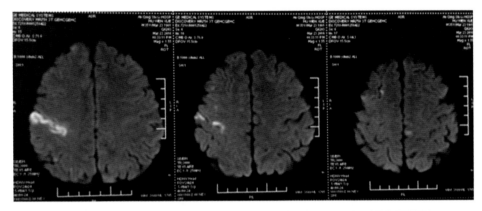

2016 年 3 月 22 日

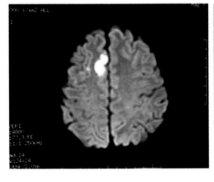 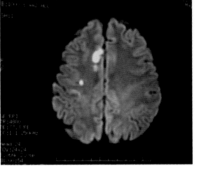

2016 年 3 月 22 日

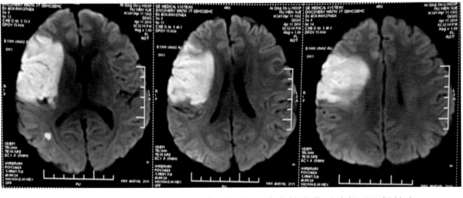

2016 年 4 月 8 日

图 1　短时间内两次症状发作后头颅磁共振检查

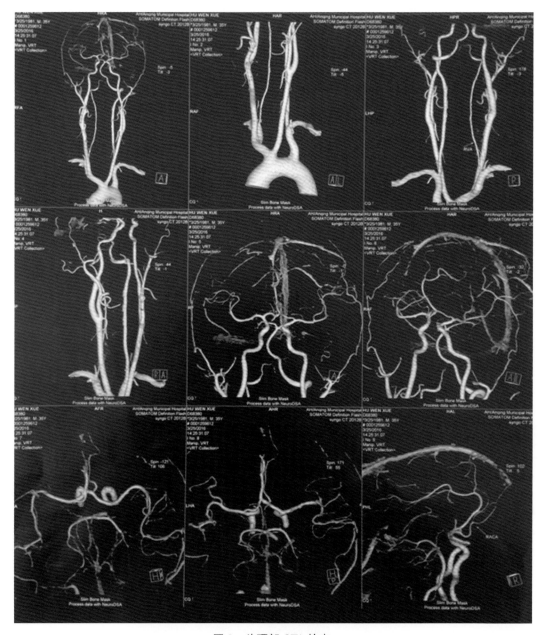

图 2　头颈部 CTA 检查

诊疗经过

　　患者短时间内多次不同部位脑梗死，高度怀疑脑栓塞可能，尤其是心源性栓塞可能最大。心源性栓塞的病因可分为节律异常（比如房颤）、瓣膜疾病（比如二尖瓣环钙化、机械瓣膜血栓形成、主动脉瓣钙化、感染性心内膜炎等）、左心室结构异常（比如左心室收缩功能降低、左心室致密化不全、心内膜纤维化等）、心脏肿瘤（比如左房黏液瘤等）、主动脉异常（比如主动脉弓粥样硬化斑块）以及反常栓塞（比如卵圆孔未闭、房间隔缺损、房间隔瘤等），经胸或食道超声心动图有很高诊断价值。因此，入院后及时行经胸（图 3）和食道（图 4）超声心动图检查，然而却未见心肌结构、心脏功能任何异常。遂进行经颅多普勒超声监测，结果显示发泡试验阳性（图 5），提示存在右心向左心系统的分流。再次进行食道超声心动图检查（TEE）（图 6），并进行声学造影，结果显示咳嗽、Valsalva 动作后配合可见气泡从卵圆孔处进入左心房，提示卵圆孔未闭。患者入院后外送相关检查结果：蛋白 C 90%（参考范围 70%～140%）；蛋白 S 82.5%（参考范围 60%～130%）；抗凝血酶 III 106%（参考范围 84.6%～120.2%）。尽管患者左右心脏系统以及动静脉未见血栓影，患者在正规抗血小板治疗基础上，仍然短期内多次发生脑栓塞事件，考虑小的静脉血栓通过未闭合卵圆孔进入体循环可能性最大，遂进行卵圆孔未闭封堵术（图 7），术后继续给予阿司匹林、氯吡格雷抗血小板治疗，随访至今未再发生脑梗死。

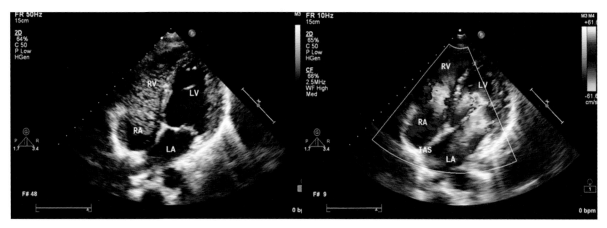

图 3　经胸超声心动图

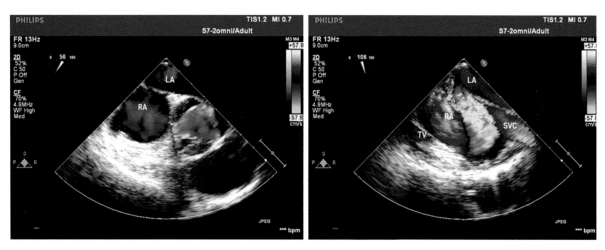

图 4　经食道超声心动图

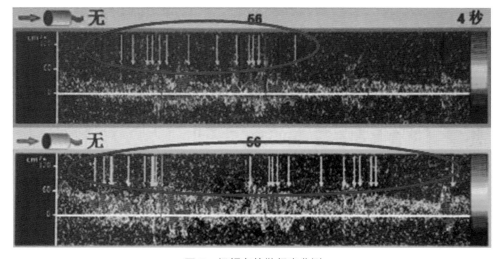

图 5　经颅多普勒超声监测

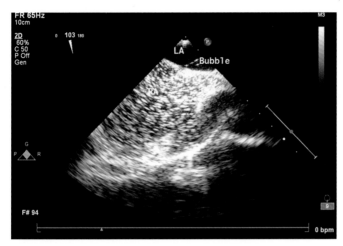

图6 食道超声心动图及声学造影

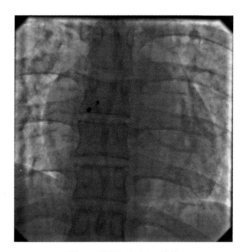

图7 卵圆孔未闭封堵

病例分析

隐源性脑卒中是指排除高血压、颅内出血、颈动脉斑块、心房颤动、心腔内血栓或赘生物等原因后仍不能明确病因的脑卒中，占全部卒中的 25% ～ 40%。卵圆孔未闭（patent foramen ovale, PFO）是左右心房之间的开放交通，是常见的先天性心脏异常，约 25% 的健康成人存在 PFO。一般认为 PFO 无显著血流动力学意义，不会造成临床后果。自 1877 年德国病理学家 Cohnheim 首次发现 PFO 导致脑卒中死亡的病例，并提出了反常栓塞概念以来，临床医生一直在探索有关 PFO 与卒中的关系。2014 年的一篇 Meta 分析纳入 14 个研究[1]，共计 4 251 例脑卒中患者，与无 PFO 的患者相比，存在 PFO 并不增加再发卒中和短暂性脑缺血事件。意大利 SISIFO 研究[2]显示 PFO 的发生率为 23.5%，在隐源性脑卒中患者中为 23.5%，而有明确原因的脑卒中患者中为 21.3%，两者无统计学差异。朱永胜等[3]对比研究中青年隐源性缺血性脑卒中患者和正常人群中卵圆孔未闭的发生率，纳入 318 例隐源性脑卒中患者和 336 例相匹配的正常人，结果发现，前者 PFO 的检出率为 45.6%，后者为 13.7%，两组差异显著。

右心声学造影提高了右向左分流（RLS）的检出率，有报道称，TEE 联合右心声学造影诊断 PFO 的敏感性可达 100%，TEE 联合右心声学造影是 PFO 诊断的"金标准"。经颅多普勒超声（TCD）联合右心声学造影与 TEE 有高度的一致性。TCD 的局限性是只能确定 RLS，但不能明确 RLS 是否来源于心内，更不能明确 RLS 是否由 PFO 所致，但 TCD 由于无创、简便、经济，相对较高的敏感性和不低的特异性，可以作为首要筛查手段[4]。本例在 TEE 检查（第一次未进行声学造影和应用咳嗽、瓦尔萨尔瓦式动作）未发现 RLS，但经过严密的 TCD 监测却发现存在 RLS，遂再次重复 TEE，并进行声学造影，最终在瓦尔萨尔瓦（Valsalva）式动作辅助下证实存在 PFO。

早在 1992 年的一项研究，纳入了 36 例反常栓塞合并右向左分流患者的观察性研究表明，经导管 PFO 封堵能减少卒中复发风险。此后，多项观察性研究也显示了介入封堵手术的安全性和高达 99% 的手术成功率。然而，2012 年和 2013 年在《新英格兰医学杂志》上发表的三项临床随机对照试验，即 CLOSURE I、PC 和 RESPECT 的研究结果显示，在预防卒中复发方面，PFO 封堵术没有优于药物治疗，没有给 PFO 合并缺血性卒中患者带来更多的临床获益。2014 年 5 月，美国心脏协会和美国卒中协会共同推出的缺血性卒中和短暂性脑缺血发作（TIA）二级预防指南建议，原因不明的缺血性卒中或 TIA 伴 PFO 患者，如果没有深静脉血栓（DVT）证据，现有证据并不推荐进行卵圆孔未闭封堵术；有 PFO 及 DVT 的患者，依据 DVT 复发风险，可以考虑经导管卵圆孔未闭封堵术。2016 年 8 月，美国神经病学学会的最新指南更新建议，PFO 封堵治疗预防缺血性卒中不推荐在临床试验外常规应用，但在进行了充分的药物治疗，且未发现其他确定机制而发生脑卒中复发，医生可提供 Amplatzer PFO 封堵器进行封堵（C 级证据）。2017 年 9 月《新英格兰医学杂志》同期发表了 RESPECT 研究的长期随访、CLOSE 和 REDUCE 等三项随机对照试验结果[5-7]，均显示不明原因卒中合并 PFO 者，PFO 封堵术可以降低缺血性卒中复发风险，获益显著大于药物治疗，一致证实了 PFO 封堵治疗对于卒中二级预防的有效性。此后，2018 年韩国也发表了 DEFENSE-PFO 研究[8]，结果显示对于已发生不明原因脑卒中的高危 PFO 合并房间隔瘤（膨出房间隔至少 15 mm），或者房间隔摆动幅度过大（≥ 10 mm），或 PFO 直径 ≥ 2 mm 的患者，接受 PFO 封堵治疗相比单纯药物治疗具有更好的临床预后，为 PFO 封堵术预防卒中复发增添了又一力证。

本例不明原因脑卒中，在正规药物治疗过程中仍多次出现脑栓塞，经过 TEE 和 TCD 检查证实存在 PFO，最终进行了 PFO 封堵，其指征符合 2016 年美国神经病学学会的最新指南。从随访结果来看，也进一步佐证了 PFO 封堵术在隐源性脑卒中二级预防中的作用。

凡事皆有因果，"源"隐藏得再深，也是客观存在的，只是我们暂时不能识别它。

参考文献 >>

［1］ Katsanos AH，Spence JD，Bogiatzi C，et al. Recurrent stroke and patent foramen ovale：a systematic review and meta-analysis［J/OL］. Stroke，2014，45（11）：3352-3359. https://doi.org/10.1161/STROKEAHA.114.007109.

［2］ Consoli D，Paciaroni M，Galati F，et al. Prevalence of Patent Foramen Ovale in Ischaemic Stroke in Italy：Results of SISIFO Study［J/OL］. Cerebrovasc Dis，2015，39（3-4）：162-169. https://doi.org/10.1159/000375152.

［3］ 朱永胜，孟欣，江文，等. 中青年隐源性缺血性脑卒中与卵圆孔未闭的关系. 中华超声影像学杂志，2014，23（7）：568-572. https://doi.org/10.3760/cma.j.issn.1004-4477.2014.07.004.

［4］ Komar M，Olszowska M，Przewłocki T，et al. Transcranial Doppler ultrasonography should it be the first choice for persistent foramen ovale screening［J/OL］? Cardiovasc Ultrasound，2014，12：16. https://doi.org/10.1186/1476-7120-12-16.

［5］ Saver JL，Carroll JD，Thaler DE，et al. Long-term outcomes of patent foramen ovale closure or medical therapy after stroke［J/OL］. N Engl J Med，2017，377（11）：1022-1032. https://doi.org/10.1056/NEJMoa1610057.

［6］ Mas JL，Derumeaux G，Guillon B，et al. Patent foramen ovale closure or anticoagulation vs. antiplatelets after stroke［J/OL］. N Engl J Med，2017，377（11）：1011-1021. https://doi.org/10.1056/NEJMoa1705915.

［7］ Søndergaard L，Kasner SE，Rhodes JF，et al. Patent foramen ovale closure or antiplatelet therapy for cryptogenic stroke［J/OL］. N Engl J Med，2017，377（11）：1033-1042. https://doi.org/10.1056/

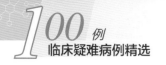

NEJMoa1707404.

[8] Lee PH, Song JK, Kim JS, et al. Cryptogenic stroke and high-risk patent foramen ovale: The DEFENSE-PFO Trial [J/OL]. J Am Coll Cardiol, 2018, 71 (20): 2335-2342. https://doi.org/10.1016/j.jacc.2018.02.046.

（孙育民、王　骏）

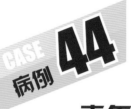

青年患者突发胸痛、心脏杂音原因

临床资料

　　患者，女，38岁。因"胸痛1周伴咳嗽、咳痰"入院。患者入院前1周无明显诱因下出现胸痛，以剑突下阵发性闷痛感为主，活动或平卧时加重，伴咳嗽、咳痰，以白沫痰为主，尚易咳出，无发热。入院前门诊查血常规示红细胞 3.84×10^9/L，白细胞 8.10×10^9/L，血红蛋白 110 g/L，血小板 290×10^9/L，中性粒细胞62.6%。心肌酶正常范围，N末端B型利钠肽原（NT-proBNP）196 pg/ml。心电图提示正常心电图。胸部CT提示两肺感染，双侧胸腔积液。既往健康状况良好，否认高血压、糖尿病、结缔组织疾病病史，无结核等传染病史，有剖宫产手术史，无外伤史，无过敏史，无烟酒史，无粉尘、工业毒物接触史，否认家族性遗传疾病。入院体格检查：体温37℃，心率92次/min，呼吸20次/min，血压162/100 mmHg；双侧呼吸运动对称，双下肺语颤减弱，双下肺呼吸音减弱，未闻及干湿啰音；心尖搏动位于第五肋间隙左侧锁骨中线处内0.5 cm处；心率92次/min，律齐，胸骨左缘2～4肋间可闻及响亮3～4级收缩期为主的连续性杂音，无心包摩擦音；肝脾肋下未触及，下肢无浮肿。

诊疗经过

　　患者胸骨左缘2～4肋间闻及明显以收缩期为主的连续性杂音，根据患者心脏杂音特点分析，考虑以下疾病可能：①三尖瓣关闭不全；②房间隔或室间隔缺损、动脉导管未闭；③冠状动静脉瘘；④主动脉瓣或肺动脉瓣狭窄；⑤肥厚型梗阻性心肌病；⑥主动脉窦瘤破裂。考虑到患者成年起病，既往体健无殊，基本可排除房间隔或室间隔缺损、动脉导管未闭和冠状动静脉瘘。因此主要在肥厚型心肌病、三尖瓣狭窄、主动脉瓣狭窄及肺动脉瓣狭窄以及主动脉窦瘤破裂之间鉴别。遂检查患者站立和下蹲时的心脏杂音强度变化，发现取下蹲位时杂音增强，站立位减弱，因此，可排除肥厚型梗阻性心肌病。回顾病史，患者本次发病为急性起病，再次细听心脏杂音为收缩期杂音为主的连续性杂音，因此基本可明确为乏氏窦瘤破裂可能，入院当日完善超声心动图检查明确为"乏氏窦瘤伴破裂至右心房"（图1）。给予封堵器微创介入封堵后痊愈出院。

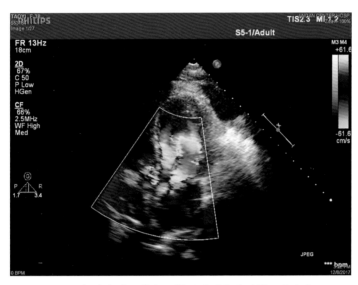

图1　超声心动图检查，提示乏氏窦瘤破裂至右心房

病例分析

本例患者因不典型胸痛入院，初步诊断考虑"肺部感染、胸腔积液原因待查"。患者入院查体提示胸骨左缘2～4肋间闻及收缩期为主的杂音（3～4/6级），结合患者的杂音特点及超声心动图检查，最终明确为瓦氏窦瘤破裂。瓦氏窦瘤（Valsalva sinus aneurysm）是由于主动脉窦基底环上的主动脉壁局部发育不良，在高压血流冲击下逐渐膨出而形成的[1]。本病系一种少见的心血管疾病，在人群中的发病率约为0.09%，可先天或后天起病，但多数为先天起病。常见病因包括马方综合征、埃勒斯综合征或其他结缔组织疾病、二叶式主动脉瓣、室间隔缺损、主动脉反流等[2]。本病发病率占先天性心脏病的0.1%～3.5%[3]。瓦氏窦瘤好发于右冠状动脉窦（80%），其次是无冠状动脉窦（15%），左冠状动脉窦少见[4]。主动脉压力骤然升高可使瓦氏窦瘤破入突出部位，即瓦氏窦瘤破裂。约80%右冠状动脉窦瘤破入右心室，92%无冠状动脉窦瘤破入右心房，该病诊断手段并不复杂。窦瘤的破裂会引起一系列临床症状甚至危及生命危险，因此一旦确诊需尽快治疗。瓦氏窦瘤破裂的传统治疗方案为外科手术治疗，通过开胸经心腔切口和（或）主动脉切口直视下修补破口，闭合窦瘤，消除分流。近年来随着导管介入技术的兴起，封堵器的应用为瓦氏窦瘤破裂的治疗开辟了新的途径[4]。与外科治疗相比，介入治疗创伤小、恢复快、并发症少、住院时间短。本例患者最终接受介入治疗，短期预后良好。

病例启示

再简单的病例，也要注意病史询问和体格检查。手中的证据只有通过抽丝剥茧，真相才能水落石出。

参考文献 >>

[1] Edwards JE, Burchell HB. The pathological anatomy of deficiencies between the aortic root and the heart, including aortic sinus aneurysms [J/OL]. Thorax, 1957, 12 (2): 125-139. https://doi. org/10.1136/thx.12.2.125.

[2] Ott DA. Aneurysm of the sinus of Valsalva [C]. Semin Thorac Cardiovasc Surg Pediatr Card Surg Annu, 2006: 165-176.

[3] Feldman DN, Roman MJ. Aneurysms of the sinuses of Valsalva [J/OL]. Cardiology, 2006, 106 (2): 73-81. https://doi.org/10.1159/000092635.

[4] Rittger H, Gundlach U, Koch A. Transcatheter closure of ruptured Sinus of Valsalva Aneurysm into the right ventricle with an Amplatzer Vascular Plug II [J/OL]. Catheter Cardiovasc Interv, 2015, 85 (1): 166-169. https://doi.org/10.1002/ccd.25382.

（黄少华、孙育民）

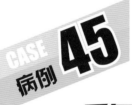

CASE 病例 45

反复直立性头晕、近似晕厥 10 年之谜

临床资料

患者，男，57岁。因"反复直立后头晕、近似晕厥10年"入我院，10年来先后至多家医院就诊，均未发现明显异常，先后诊断为"神经官能症、焦虑症、血管迷走性晕厥、体位性低血压"，具体诊疗过程不详。入院前1个月以来发作频繁，直立不能超过3 min，出现直立后晕厥1次，于救护车上测血压70/30 mmHg，给予静脉滴注多巴胺，来院时测血压125/75 mmHg。既往健康，否认高血压、糖尿病以及器质性心脏病。否认吸烟及服药史。发病以来无明显食欲不振、消瘦、乏力。无脑外伤史。否认家族性遗传病史。

诊疗经过

患者多次就诊皆未确诊病因。入院后进行详细体格检查，卧位：血压135/78 mmHg，心率78次/min；坐位3 min：血压132/76 mmHg，心率82次/min；立位3 min：血压75/40 mmHg，心率73次/min。神志清楚，口唇无发绀，颈静脉无怒张，两肺呼吸音清，心律齐，各瓣膜区未闻及病理性杂音，肝脾肋下未触及肿大，下肢无浮肿，外周血管征阴性。神经系统检查：脑神经检查：耸肩运动右侧高于左侧；眼球水平震颤；运动功能检查：闭目难立征（＋），跟膝胫试验（＋）；病理反射：右侧巴宾斯基征及查多克反射征可疑阳性。实验室生化检查无明显异常，头颅磁共振（MRI）示延髓左背外侧海绵状血管瘤（图 1），胸片显示心肺正常，24 h 动态心电图示窦性心律、偶发房性早搏，心电图、超声心动图检查正常。诊断为延髓左背外侧海绵状血管瘤；原发性直立性低血压。建议行脑外科手术，但因患者目前无其他中枢神经受累情况，且手术风险较大，患者暂不能接受手术治疗。

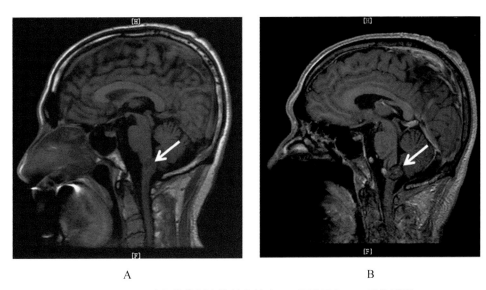

图 1　MRI 延髓左背外侧海绵状血管瘤，A 图为平扫，B 图为增强

病例分析

初步怀疑体位性低血压（orthostatic hypotension，OH）时，应进行主动性直立激发试验，用血压计分别手测平卧位时和站立 3 min 后的血压，观察有或无症状性血压下降：与基线值相比收缩压下降 ≥ 20 mmHg，或舒张压下降 ≥ 10 mmHg，或收缩压降至 90 mmHg 以下[1]，考虑为 OH 阳性。血压降低幅度略低于标准但伴有症状者，较长时间（10 ~ 15 min）血压持续而缓慢下降，仍会出现头晕或晕厥症状。

该病人反复直立后头晕、近似晕厥，主动性直立激发试验阳性。神经系统体格检查发现：耸肩运动右侧高于左侧，提示左侧副神经受累，累及患侧斜方肌和胸锁乳突肌致耸肩无力；眼球水平震颤，前庭神经核损害表现；跟膝胫试验阳性提示小脑性共济失调；病理征阳性提示上运动神经元损伤，综上，考虑定位于延髓背外侧。头颅 MRI 检查发现延髓左背外侧海绵状血管瘤，该病人超声心动图、实验室检查未见明显异常，故排除其他诊断做出原发性直立性低血压诊断。

正常体位变换时，回心血量和心输出量下降，刺激大血管容量感受器和压力感受器，心血管中枢整合传入信息，反射性引起动脉和静脉血管收缩、心率加快和心肌收缩力增加，使心脏输出量增加，正常血压得以维持以适应体位的改变。当节前或节后交感神经、丘脑下部、脑干、脊髓、血管运动中枢或小血管壁任一结构受损，均可导致心血管中枢整合传入信息失调，导致体位性低血压的发生。原发性直立性低血压指自主神经受损，导致压力感受器反射弧受阻引起的与直立相关的低血压。儿茶酚胺分节传导束起源于延髓头端腹外侧交感神经 C1 神经元，该传导束因延髓局部病变中断可导致严重的 OH[2]。直立性低血压的发作激活神经内分泌调控，交感神经的广泛抑制和肾上腺髓质激素的激活，会进一步削弱反应性心血管反射，使静脉回心血量减少并启动神经循环正反馈通路，导致脑干血流量下降和失去意识[3]。交感节前神经纤维紧张性兴奋，通过传导控制肌肉阻力血管和内脏血管的血流量，反射性调节血压对抵抗立位应激时低血压有重要意义[2]。神经血管性晕厥特点是仰卧休息时血压的维持通过前臂血管收缩实现而非交感神经或肾上腺髓质激活[3]，故主动性直立激发试验时患者心率增加不明显。

海绵状血管瘤是微小血管呈良性肿瘤性生长，由大而薄壁弯曲的静脉组成，可发生在中枢神经系统的任何部位，根据出现部位产生相应的占位症状，多因血管破裂出血被发现。该例患者除直立性低血压以外其他症状不明显，通过体格检查发现少数神经系统阳性体征。但是对于大多数神经系统肿瘤，患者的神经系统症状会随着恶性肿瘤的生长、侵袭导致神经系统损害程度的增加；而随着良性肿瘤生长，神经系统压迫症状也会逐渐加重。

体位性低血压是临床常见病种之一，但是以直立性低血压为首发和唯一临床表现的脑干部位病变较为少见。值得注意的是心血管事件不仅源于心血管系统本身，而且可以由其他系统病变引发。从病人的体格检查和实验室检查入手，可以剖析该症状是否同时与其他学科存在联系，更及时、准确诊断疾病的性质，减少误诊和漏诊的发生。

病例启示 人体是一个多器官系统组成的整体，临床医师应以多学科思维从症状、体征出发，探寻疾病发生的本质。

参考文献 >>

[1] 刘文玲，向晋涛，胡大一，等.《晕厥的诊断与治疗指南（2009 年版）》详解 [J/OL]. 中国心脏起搏与心电生理杂志，2010，24（1）：4-11. https://doi.org/10.3969/j.issn.1007-2659.2010.01.002.

[2] Idiaquez J，Araya P，Benarroch E. Orthostatic hypotension associated with dorsal medullary cavernous angioma [J/OL]. Acta Neurol Scand，2009，119（1）：45-48. https://doi.org/10.1111/j.1600-0404.2008.01050.x.

[3] Goldstein D S，Eldadah B，Holmes C，et al. Neurocirculatory abnormalities in chronic orthostatic intolerance [J/OL]. Circulation，2005，111（7）：839-845. https://doi.org/10.1161/01.CIR.0000155613.20376.CA.

（段云娇、王　骏）

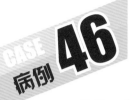

因"脑出血"牵扯出疾病背后血压的故事

临床资料

患者，男，85岁。因"突发右侧肢体无力伴言语含糊2周"入院。入院前2周曾赴外院就诊查头颅CT提示左侧基底节区出血。考虑患者高龄，出血量不多，无手术指征，外院予以内科保守治疗2周后转入我科进一步治疗。

诊疗经过

患者入院当天（2016年12月15日）体格检查：血压120/60 mmHg，体重指数21，全身无淋巴结肿大，甲状腺未触及，两肺呼吸音清，未闻及啰音，心率80次/min，心律齐，心脏瓣膜区未闻及杂音，腹部平软，腹部未闻及血管杂音，四肢活动可，肌力、肌张力均正常，无满月脸、水牛背，无向心性肥胖，无紫纹等。入院后多次测定血压，发现有间歇性血压明显升高情况，遂给予血压监测，血压最高达到230/120 mmHg，12月21日及12月23日分别出现两次低血压，分别为70/40 mmHg以及75/40 mmHg，当时患者并无不适，暂未处理，数分钟后复测血压恢复到正常水平。进一步超声心动图未见明显异常，24 h动态血压发现血压明显波动（图1），收缩压最高可达219 mmHg，肝肾功能正常。尽管患者高龄，但血压异常的波动，除了原发性高血压外，需排除继发性高血压的可能。腹部增强CT提示肾上腺内支有明显强化（图2），内分泌相关检查结果如表1，诊断为嗜铬细胞瘤（pheochromocytoma，PCC），后服用酚妥拉明治疗，目前血压控制平稳。

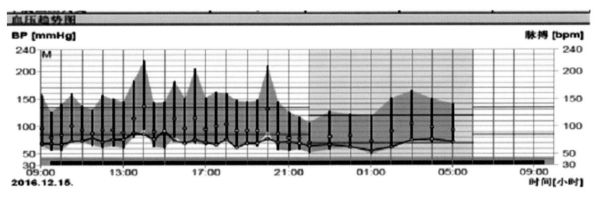

图1　患者血压波动较大

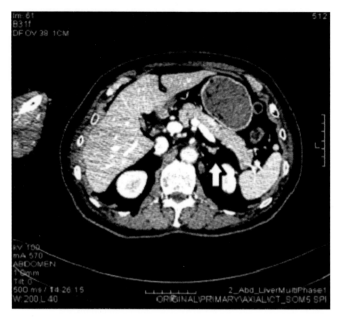

图 2　肾上腺左侧内支明显强化（箭头）

表 1　内分泌相关检查明确诊断为嗜铬细胞瘤

项　　目		测定值	正常值	单　位
尿儿茶酚胺及代谢产物	尿儿茶酚胺	630	0～109.2	nmol/24 h
	尿 VMA	180	24.98～70.2	μmol/24 h
	尿 MN	350	< 40	nmol/24 h
	尿 NMN	284.3	< 90	nmol/24 h
立卧位试验	血管紧张素 I 立位	6.35	11～88	μg/L
	血管紧张素 I 卧位	3.71	10～30	μg/L
	血管紧张素 II 立位	45.8	52～94	ng/L
	血管紧张素 II 卧位	34.3	10～30	ng/L
	醛固酮立位	136.5	138～415	ng/L
	醛固酮卧位	81	28～138	ng/L
皮质醇节律	8:00	14.766	5～25	nmol/L
	16:00	12.491	2～10	nmol/L
	尿 17- 羟皮质类固醇	24.28	8.3～27.6	μmol/24h
	尿 17- 酮类固醇	6.3	8～12（男）	μmol/24h

注：VMA：香草扁桃酸；MN：3- 甲氧基肾上腺素；NMN：甲氧基去甲肾上腺素。

病例分析

　　嗜铬细胞瘤和副神经节瘤（pheochromocytoma and paraganglioma，PPGL）是起源于肾上腺髓质或肾上腺外交感神经链的肿瘤，主要合成和分泌大量儿茶酚胺（CA），如去甲肾上腺素（NE）、肾上腺素（E）、多巴胺（D），引起患者血压升高等一系列临床症候群[1]。其中肿瘤位于肾上腺则称为嗜铬细胞瘤，PCC 占到 PPGL 的 80%～85%。该病各年龄段均可发病，但如本例患者高龄发病较为少见。目前认为 PPGL 的发生与致病基因的种系突变有关[2]。PCC 的临床表现主要由于肿瘤分泌不同比例的 E 和 NE 所致，鉴于分泌量和持续时间不同，患者的临床症状表现不同，但主要以持续性高血压居多，部分患者有体位性低血压。头痛、心悸、多汗是 PCC 高血压发作最常见的三联征，对诊断具有重要意义[1]。

激素及代谢产物的测定可以定性诊断 PCC，包括测定血 / 尿的 NE/E/DA 及中间代谢产物。其中推荐的首选生化检测物为血 / 尿 MN 及 NMN（MNs）浓度[1]。本例检测的 24 h 尿儿茶酚胺及相关代谢产物均显著升高，虽然尿 MNs 敏感性较高，但假阳性率也不低，但是如果单项升高 3 倍或者两项均升高则降低假阳性率，因此本例患者基本可以明确诊断为 PCC。影像学检查首选 CT，大多数 PCC 在 CT 上表现为圆形、椭圆形或梨形，边界清晰的实性肿块，一般均较大，多数为 3 ~ 5 cm，个别可达 20 cm，肿块多数密度不均匀，以低等混杂密度为主，少数伴有出血或钙化者密度可增高[1,3]。但 PCC 的临床症状主要和激素分泌量有关，因此肿瘤的大小与临床症状并无明显的关联。本例患者 CT 表现为肾上腺左内支较小增强钙化，但高血压反复发作。对于所有 PCC 患者，共识也建议基因检测[1]。

PCC 确诊后应尽早手术治疗，术前需药物控制血压，使用 α 受体阻滞剂 2 ~ 4 周后，血压、心率均平稳后可以考虑手术。多数患者推荐使用腹腔镜手术，如果肿瘤直径＞ 6 cm 则应行开放式手术。术后患者需终身随访，部分基因突变患者需 3 ~ 6 个月随访 1 次[1]。本例患者因高龄，同时合并较多内科基础疾病，手术风险较大，故采用药物治疗（多沙唑嗪 2 mg/d），疗效显著。

 病例启示　继发性高血压不是青年患者的专利。

参考文献 >>

[1] 中华医学会内分泌分会肾上腺学组. 嗜铬细胞瘤和副神经节瘤诊断和治疗的专家共识［J/OL］. 中华内分泌代谢杂志，2016，32（3）：181-187. https://doi.org/10.3760/cma.j.issn.1000-6699.2016.03.002.

[2] Lenders JW, Duh QY, Eisenhofer G, et al. Pheochromocytoma and paraganglioma: an endocrine society clinical practice guideline［J/OL］. J Clin Endocrinol Metab，2014，99（6）：1915-1942. https://doi.org/10.1210/jc.2014-1498.

[3] 何柳，刘兆玉，高玉颖. 嗜铬细胞瘤的 CT 诊断［J/OL］. 临床放射学杂志，2008，27（2）：212-214. https://doi.org/10.3969/j.issn.1001-9324.2008.02.019.

（章顺轶、张伟伟）

高血压伴体癣、颜面潮红

临床资料

患者，男，63岁。因"发现血压升高1年余"入院。血压升高时伴有颜面潮红、头晕。血压升高时间无规律，收缩压波动于130～200 mmHg，舒张压波动于70～110 mmHg。无心悸，无头痛，无排便增多，无视物模糊。既往发现血糖升高、高脂血症1年，反复出现股癣及背部皮肤癣。门诊给予非洛地平、厄贝沙坦降压，阿卡波糖降糖，阿托伐他汀降脂，但血压仍控制不佳，波动于130～190 mmHg/70～110 mmHg。入院查体：血压180/110 mmHg，体形健壮（174 cm，85 kg），颜面无浮肿及潮红；心肺无殊；腹部未及包块，腹部听诊无血管杂音；双侧腹股沟处股癣及背部可见散在较淡团状红斑（图1）。

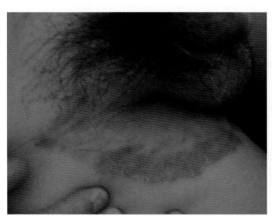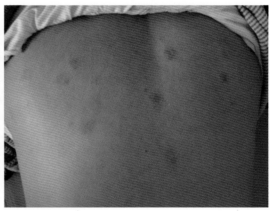

图1 腹股沟处及背部皮疹

诊疗经过

患者入院后完善检查，肝肾功能、电解质正常；血脂在药物治疗后恢复正常；空腹血糖6.9 mmol/L、餐后2 h血糖13.8 mmol/L，HbA1C 6.8%；尿常规示蛋白阴性、尿糖（++）；24小时尿蛋白定量120 mg；尿酸580 μmol/L。超声心动图示左心室舒张末期内径42 mm，室间隔11.8 mm，左心室后壁10.4 mm，EF0.61，结论为左心室肥厚。腹部B超提示右侧肾100 mm×40 mm、左侧肾112 mm×50 mm，双侧肾上腺区气体干扰，余正常。心电图、胸片正常。鞍区增强MRI未见异常。血、尿醛固酮正常；尿儿茶酚胺：尿游离肾上腺素、去甲肾上腺素、多巴胺正常；24 h尿皮质醇：855.2 μg/2110 ml尿（正常值20～90 μg/d）；血ACTH：1.5 pmol/L；血皮质醇：8:00 a.m. 315.9 nmol/L（正常值70～220 nmol/L），4：00 p.m. 317.4 nmol/L，12:00 p.m. 225.7 nmol/L，提示血皮质醇昼夜节律消失；1 mg（口服）地塞米松不能抑制皮质醇（8:00 a.m. 196.3 nmol/L），考虑继发性高血压可能。患者入院后给予特拉唑嗪 2 mg/d、氨氯地平 5 mg/d、氯沙坦 100 mg/d 以及可乐定 75 μg/ 每日 3 次，口服降压治疗，并进一步完善腹部 CT 检查，结果发现右侧肾上腺占位（图 2）。结合内分泌相关检查，诊断库欣综合征，继发性高血压；2 型糖尿病；高脂血症；体癣。经过泌尿外科会诊后对患者进行手术治疗，术中右侧肾上腺内可见 15 mm×10 mm×10 mm 肿块，质地韧，有包膜，病理提示良性肾上腺皮质增生（图 3）。术后给予氯沙坦 50 mg/d、氨氯地平 5 mg/d 控制血压，患者血压控制在 110/60 mmHg 左右，体癣也获得明显改善。

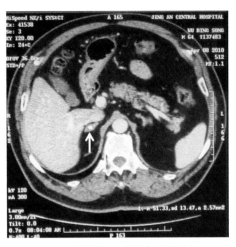

图 2　右侧肾上腺占位（箭头）

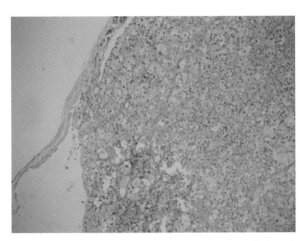 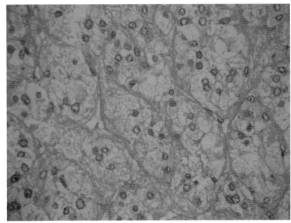

图 3　良性肾上腺皮质增生（左 10×10，右 10×40）

病例分析

皮质醇增多症（库欣综合征）是由于肾上腺皮质长期、过量分泌皮质醇引起的临床综合征。根据是否受促肾上腺皮质激素（ACTH）影响，库欣综合征主要分为 ACTH 依赖性和非依赖性两大类。前者主要包括：①下丘脑-垂体或垂体外的肿瘤组织分泌过量 ACTH 或促肾上腺皮质激素释放激素（CRH），引起双侧肾上腺皮质增生并分泌过量的皮质醇，最常见者为垂体分泌过量 ACTH 引起的库欣病，约占皮质醇症的 75%～85%；②垂体以外（异位）肿瘤分泌 ACTH，导致双侧肾上腺皮质增生并分泌皮质醇，大多数为各种肿瘤引起，如肺癌、胰腺癌等；③异位分泌 CRH。非 ACTH 依赖性库欣综合征是由肾上腺皮质肿瘤（良性或者恶性）或增生导致自主分泌过量皮质醇引起，其自主分泌过量皮质醇，致使下丘脑 CRH 和垂体前叶的 ACTH 细胞处于抑制状态，血液中 ACTH 水平低，大剂量地塞米松抑制试验不被抑制[1]。

典型库欣综合征的临床表现为：①向心性肥胖、满月脸、水牛背；②糖尿病或糖耐量异常；③高血压；④低血钾；⑤负氮平衡：乏力、肌肉萎缩、皮肤菲薄、紫纹等；⑥生长发育障碍；⑦性腺功能障碍；⑧精神症状；⑨免疫功能低下：易发真菌感染。如果无典型高皮质醇血症的临床症状（向心性肥胖、满月脸、水牛背、皮肤紫纹等），而实验室检查发现 24 h 尿游离皮质醇升高、血皮

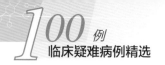
质醇升高或血皮质醇昼夜节律紊乱 3 项指标中至少 1 项异常，同时小剂量地塞米松抑制试验不能抑制则诊断为亚临床库欣综合征（subclinical Cushing's syndrome，SCS）。SCS 是一种存在长期轻度内源性皮质醇分泌增多，而无典型的库欣综合征临床表现的综合征，SCS 的诊断目前尚无统一标准，主要根据临床表现、生化改变、影像学及激素水平综合评估。与无功能肾上腺腺瘤相比，SCS 的 BMI、空腹血糖、糖化血红蛋白及总胆固醇均显著增高，且其罹患 2 型糖尿病及高血压的概率也明显增高，通过详细的问诊和仔细的体检可以发现皮质醇增多症的有关证据，如近年体质量增加、肥胖、脸部不断增大、多饮、多食、多尿、高血压等。由于 SCS 无典型的库欣综合征临床表现，所以其诊断除影像学检查外，主要依赖于激素评估。1 mg 地塞米松抑制试验是其最佳诊断试验，0:00 a.m. 血皮质醇次之，8:00 a.m. ACTH 水平具有参考意义，24 h 尿皮质醇诊断价值有限。结合上述标准，本例并无典型高皮质醇血症的临床症状，而存在高血压、糖代谢异常以及免疫功能相对低下（反复体癣）的表现，血尿皮质醇升高，而小剂量地塞米松抑制试验不能抑制皮质醇，应诊断为亚临床库欣综合征（非 ACTH 依赖），其病因为肾上腺腺瘤导致自主分泌皮质醇过量。

Rossi 等[2] 对亚临床库欣综合征患者的临床特征进行分析后发现，91.8% 的患者合并有中到重度高血压，50% 的患者表现有均匀性肥胖，合并 2 型糖尿病者占 41.6%。冯超等[3] 报道 24 例亚临床型库欣综合征血压升高者占 70.8%，血糖升高者占 45.8%，高血脂者占 37.5%。肾上腺腺瘤切除术后部分患者需 1 年以后才恢复正常。有研究[4] 显示肾上腺腺瘤切除术后 2 年，40% 患者仍有持续性高血压，年龄及术前高血压病程是术后持续高血压的独立相关因素。术后持续高血压的原因可能是由于长期暴露在高皮质醇环境以及长期高血压导致不可逆的血管结构改变，此外，亦有可能合并原发性高血压。

病例启示　询问病史、体检不放过任何蛛丝马迹，尽量一元论解释患者所有症状和体征，此为临床诊断之道。

参考文献 >>

［1］赵静，熊晖，任秀平. 皮质醇症［J/OL］. 山东医药，2008，48（30）：110-111. https://doi.org/10.3969/j.issn.1002-266X.2008.30.083.

［2］Rossi R1，Tauchmanova L，Luciano A，et al. Subclinical Cushing's syndrome in patients with adrenal incidentaloma: clinical and biochemical features［J/OL］. J Clin Endocrinol Metab，2000，85（4）：1440-1448. https://doi.org/10.1210/jcem.85.4.6515.

［3］冯超，李汉忠，肖河，等. 亚临床 Cushing 综合征的诊断及手术疗效分析［J/OL］. 中华外科杂志，2007，45（24）：1691-1693. https://doi.org/10.3760/j.issn: 0529-5815.2007.24.014.

［4］Suzuki T，Shibata H，Ando T，et al. Risk factors associated with persistent postoperative hypertension in Cushing's syndrome［J/OL］. Endocr Res，2000，26（4）：791-795. https://www.ncbi.nlm.nih.gov/pubmed?term=risk%20factor%20associated%20with%20persistent%20postoperative%20hypertension%20in%20cushing%27s%20syndrome&cmd=correctspelling.

（周　赟、孙育民）

高血压伴头痛、步态不稳

患者，男，21岁，学生。因"步态不稳2周，头痛伴恶心呕吐1周"就诊。2周前患者出现食欲不振，嗜睡，随后渐出现行走时步态不稳，易向右侧倾倒，同时出现精细活动差、右手写字有困难。1周前出现头痛，表现为全头部胀痛，呈持续性，晨起明显，伴恶心、呕吐，无发热，无视力明显下降，自觉步态不稳明显加重。外院急诊就诊血压200/100 mmHg，查头颅CT示双侧小脑半球及脑干密度减低伴肿胀，第四脑室受压变窄，幕上脑积水。14年前诊断为1型糖尿病，6年前诊断为糖尿病肾病，否认高血压史。

诊疗经过

患者入我科后体格检查：血压180/100 mmHg。神清，言语尚流利，双睑浮肿，右瞳直径约2.5 mm，左瞳直径约2 mm，对光反射迟钝，双眼右视时见水平眼震。右眼外展露白约2 mm。闭目，闭唇肌力可。鼻唇沟对称，伸舌居中。四肢凹陷性水肿，肌张力不高，肌力可，腱反射（-），双侧病理征（-），感觉未及异常。双手快复轮替、指鼻差，双下肢跟膝胫动作差，宽基步态，不能走一字步。神经系统定位诊断如图1。

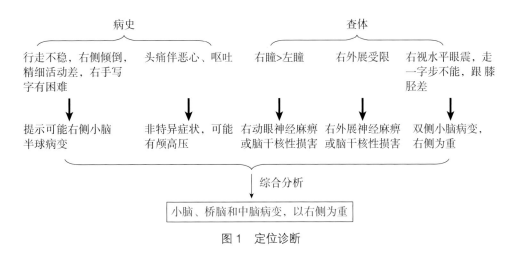

图1 定位诊断

根据患者的年龄、起病方式，定性诊断考虑炎性、肿瘤性、血管性疾病可能。完善相关检查：血红细胞 3.14×10^{12}/L，血红蛋白 90 g/L，白蛋白 25 g/L，血糖 10 mmol/L，血酮阴性；钾 3.0 mmol/L，钠 133 mmol/L；尿素氮 10.3 mmol/L，肌酐 163.7 mol/L；尿蛋白（++），24 小时尿蛋白 3.7 g/

L。头颅磁共振（MRI）证实脑干及小脑弥漫肿胀异常信号，幕上脑室轻度扩大（图2）。T1W等或低信号，T2、FLAIR高，DWI等低信号，强化不明显（图3A～C）。头颅磁共振波谱成像（MRS）提示Cho/Cr比值为2.0～2.6。病灶肿胀明显、Cho/Cr比值较高，放射科考虑低级别胶质瘤不能除外。结合患者起病急，病情在两周左右达高峰，头颅影像学的特点，首先考虑高血压脑病，予控制血压和血糖，纠正电解质紊乱和低蛋白血症等对症治疗。1周后，患者双眼睑浮肿、四肢皮肤凹陷性水肿消退。行走时步态不稳、右手精细活动较前改善，头痛、恶心呕吐明显缓解。再次体格检查，无明显阳性体征。复查头颅MRI，病灶范围明显缩小，四脑室较治疗前扩大（图3）。

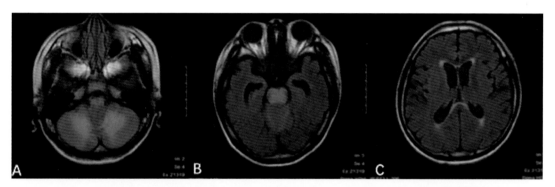

图2　头颅MRI（Flair）可见A～C幕上脑室轻度扩大，脑干及小脑见弥漫肿胀高信号

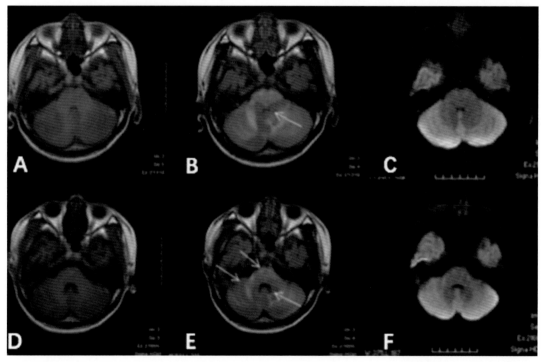

图3　头颅MRI，可见T1等或低信号（A、D），Flair高信号（B、E），DWI等低信号（C、F），治疗前（A、B、C），治疗后（D、E、F）脑干小脑病灶缩小（红箭头、黄箭头），四脑室较前扩大（白箭头）

病例分析

高血压脑病在1928年由Oppenheimer和Fishberg两位学者提出，是一种出现急性神经功能障碍的高血压急症，伴有急性和严重的血压升高（典型为收缩压＞220 mmHg或舒张压＞120 mmHg）。以精神状态改变、癫痫、视觉障碍和头痛为主要临床表现。头痛是非特异表现，单独

出现不能支持高血压脑病的诊断。在急诊室，由于其他危及生命的伴精神状态改变的严重疾病的存在，以及对水肿病灶敏感的核磁共振成像检查开展受限，及时诊断高血压脑病存在很大挑战。及时发现高血压性视网膜改变或者视盘水肿，有助于早期诊断高血压脑病[1]。

高血压脑病的发病机制尚未明了，目前倾向于认为血管源性水肿是其主要机制，持续的严重高血压可引起血管内皮细胞释放一氧化氮和炎性细胞因子，从而导致血管自动调节功能障碍，血管节段性扩张、脑高灌注和血管通透性增加。高血压脑病易累及后循环区域，可能与交感神经分布的密度有关，相对于后循环区域，前循环区域有致密的交感神经支配，当血压超过脑血管自动调节的极限时可保护神经组织结构[2]。目前倾向于将高血压脑病归于后部可逆性脑白质病变综合征（posterior reversible encephalopathy syndrome，PRES）。PRES 可能与严重升高的血压相关，也可能是其他疾病过程的结果，如一些特殊药物的使用（免疫抑制剂如环孢素、他克莫司等；化疗药物如顺铂、吉西他滨；贝伐珠单抗等）、急性或慢性肾病、血小板减少性紫癜、子痫及先兆子痫、败血症、自身免疫疾病（如系统性红斑狼疮、多动脉炎、肉芽肿合并多血管炎、硬皮病等）、低镁血症、低钙血症、格林—巴利综合征。经典的高血压脑病以顶枕叶区域异常为主[1, 2]，影像学表现为 T1 加权图像显示病灶低至等信号，在钆增强的 T1 加权图像上观察到一些斑片状增强区域，扩散加权图像（DWI、b=1 000 s/mm^2）多数病变呈等信号，表观弥散系数（ADC）值升高，提示血管源性水肿[3]。本例患者急性起病，以精神状态改变、头痛、小脑受累症状为主要表现，血压明显升高，需要考虑高血压脑病可能，但以孤立性脑干小脑受累，部位不典型，可进一步密切随访临床表现和复习文献以明确诊断。文献报道了 11 名有严重急性高血压急症的单独小脑受累的 PRES 患者的特点，提出单纯小脑受累的 PRES 可能是一种独特变异型，以影响年轻的、患有严重急性高血压和高血压性视网膜病变的男性患者为主[4]。本例年轻男性患者考虑为此类独特变异型。

对于疑似高血压性脑病的患者，主要治疗方案为非过度的快速血压降低。目前还没有任何随机临床试验来确定治疗的终点或某两种抗高血压药物的疗效比较。根据专家们的一致意见，一旦怀疑诊断结果，应尽快将血压降低 20% 至 25%，超过这个阈值的快速纠正可能使患者暴露于脑低灌注。最常用的药物包括静脉使用拉贝洛尔、尼可地平和硝普钠，这些药物有即时和可滴定控制的优点。对于高血压性脑病，尼可地平由于其快速反应和无须侵入性监测的滴定能力，已成为一种常见的初始选择。拉贝洛尔也是一个可以接受的选择，它可以作为静脉输液或通过反复注射，可以滴定，无须侵入监测，耐受性通常很好。虽然硝普钠的起效速度非常快，但需要侵入性和持续的血压监测，通常不作为首选。尽快将血压控制在安全范围，高血压脑病患者大多数获得比较良好的预后[4]。本例患者通过及时治疗，基本恢复。由此可见，对 PRES 中非典型神经影像学特征的认识和及时适当的诊治至关重要。

 病例启示 　详细的病史询问、完整的 MRI 序列成像以及科学的临床资料整合分析是诊断不典型高血压脑病的关键。

参考文献 >>

［1］ Miller JB，Suchdev K，Jayaprakash N，et al. New Developments in Hypertensive Encephalopathy ［J/OL］. Curr Hypertens Rep，2018，20（2）：13. https://doi.org/10.1007/s11906-018-0813-y.

［2］ Marlene Fischer，Erich Schmutzhard. Posterior reversible encephalopathy syndrome［J/OL］. J Neurol，2017，264（8）：1608-1616. https://doi.org/10.1007/s00415-016-8377-8.

［3］ Yukie Shimizu，Khin Khin Tha，Akihiro Iguchi，et al. Isolated Posterior Fossa Involvement in Posterior Reversible Encephalopathy Syndrome［J/OL］. Neuroradiol J，2013，26（5）：514-519. https://doi.org/10.1177/197140091302600504.

［4］ Li D，Lian L，Zhu S，et al. Isolated cerebellar involvement in posterior reversible encephalopathy syndrome［J/OL］. J Neurol Sci，2015，357（1-2）：101-105. https://doi.org/10.1016/j.jns.2015.07.004.

（邓秋琼、王　蓓）

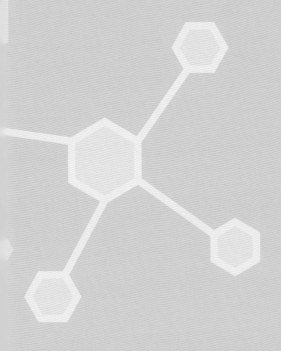

100 例临床疑难病例精选

呼吸消化篇

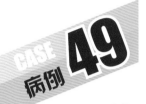

反复咳嗽、发热、抗菌治疗无效之病例一

临床资料

患者，男，68岁。因"咳嗽1个月"于2015年8月18日入院。患者入院前1个月无明显诱因下出现咳嗽、干咳、无痰，平卧及吸气时加重，初起无发热，胸部CT平扫提示两肺多发点状结节。当地医院抗感染（具体不详）、止咳、激素局部吸入等治疗无效。后出现发热，测体温38℃，否认畏寒、寒战，血常规提示白细胞$6.2×10^9$/L，中性粒细胞百分比72.8%，C反应蛋白57 mg/L。患者无胸闷、气促，夜间可平卧，无双下肢水肿，无心悸，无胸痛，无盗汗，无乏力，近2个月体重下降约10 kg。查体：体形消瘦，全身浅表淋巴结未触及肿大，两肺呼吸音低，两下肺可闻及散在湿啰音，少许哮鸣音，心界不大，双下肢无水肿。患者既往体健，否认吸烟饮酒史。

患者入院后进行了辅助检查。实验室检查：白细胞计数$5.77×10^9$/L，红细胞计数$4.36×10^{12}$/L，血红蛋白137 g/L，血小板计数$426×10^9$/L，中性粒细胞79.1%，淋巴细胞11.1%，单核细胞9.4%；C反应蛋白143 mg/L，血沉101 mm/h，D-二聚体0.18 mg/L；总蛋白60 g/L，白蛋白28 g/L，球蛋白32 g/L，谷丙转氨酶62 U/L，谷氨酰转酞酶214 U/L，碱性磷酸酶182 U/L；总IgE为3；铁蛋白985.20 μg/L，转铁蛋白1.79 g/L；肿瘤标志物基本正常。血气分析、肾功能、结核抗体、血糖、血脂、抗中性粒细胞胞浆抗体、T-spot、隐球菌乳胶凝集试验、G试验、呼吸道病原体、血管紧张素转化酶（sACE）、血培养均阴性。

影像学检查：浅表淋巴结B超示双侧腹股沟、腋下淋巴结肿大，余未见肿大；腹部B超未见明显异常；胸部增强CT（2015年8月20日，图1）：两肺散在炎性改变，两上胸膜可见散在微小结节影，两肺门及纵隔淋巴结肿大，建议抗感染治疗后复查，除外占位性病变。

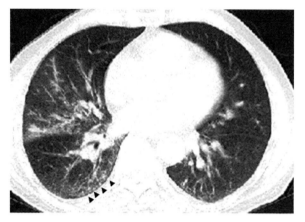

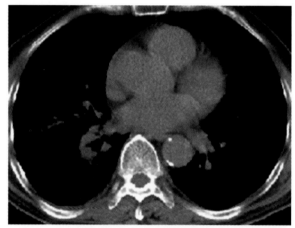

图 1　患者胸部增强 CT 表现

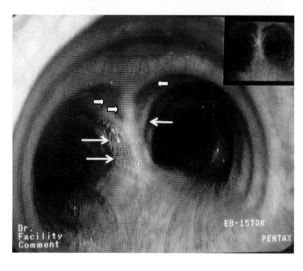

图 2　患者支气管镜表现

诊疗经过

　　患者入院后初步诊断为肺部感染，2015 年 8 月 18 日起予以氨曲南 + 莫西沙星抗感染，仍有发热、咳嗽，8 月 24 日改为美罗培南 + 阿奇霉素抗感染治疗，8 月 26 日改为美罗培南 + 利奈唑胺抗感染治疗，但仍有持续发热。8 月 31 日左侧腹股沟淋巴结穿刺活检，病理结果提示见淋巴细胞、纤维脂肪细胞，未见肿瘤细胞。复查胸部 CT 较前无明显好转。9 月 2 日气管镜检查（图 2）：支气管黏膜多发小结节（左下叶、右上叶、右中叶、右下叶），刷出物、咳出物培养 + 涂片：细菌、结核阴性，气管镜下活检病理见少量异形细胞，不排除结节病可能，改为氨曲南抗感染，甲基泼尼松龙每日静脉推注，患者体温好转，9月5日起体温正常，9月9日停抗生素，激素改为口服，患者体温正常，但仍有持续干咳。为进一步明确诊断，9月15日支气管超声引导下针吸活检（EBUS-TBNA）肺部结节，病理提示黏膜下见核异型细胞浸润，结合免疫组化，考虑非小细胞肺癌（非特殊类型），倾向于腺癌。

病例分析

肺癌是最常见的原发性恶性肿瘤，好发于40岁以上长期吸烟者，临床早期表现隐匿，常见有刺激性咳嗽、咳痰、痰中带血、胸痛等症状。当病灶扩大，并发阻塞性肺炎可出现发热、胸闷、气促等症状，影像学常表现为肺部圆形或类圆形的肿块、肺不张，肿瘤标志物常增高，肺组织活检可明确诊断，其诊断并不困难。但少数症状不典型者给临床诊断带来了困难，以高热、咳嗽为主要临床表现的肺癌少见。该患者主要临床表现为持续性发热，导致肺癌发热的机制可能与以下几种因素有关：①一些肿瘤本身可产生内源性致热源；②肿瘤坏死组织诱导正常白细胞产生内源性致热源，作用于中枢神经系统（下丘脑）导致发热；③实体肿瘤引起阻塞而导致组织感染；④癌组织附近淋巴结的细菌感染或败血症引起发热[1]。因此，肿瘤患者的发热并非同一机制所致。有文献报道肿瘤导致发热，多在38.5 ℃以下，但血液系统肿瘤、肺癌等可出现高热[2]。

本病例患者肺部CT提示纵隔淋巴结肿大，双下肺微小结节影沿血管分布，未见大片病灶。纤支镜检见支气管黏膜多发小结节，未见明显新生物，支气管镜下活检，仅见少量异形细胞。该患者最终经支气管超声引导下针吸活检诊断为肺癌。对一些影像学检查提示肺门和（或）纵隔淋巴结肿大，难以明确诊断，临床治疗效果不佳的肺部疾病，应积极争取做EBUS-TBNA，这是明确肺部疾病病原学诊断或病理学诊断的重要手段。

本病例患者慢性起病，急性加重，以发热、咳嗽为主要表现，结合影像学和炎性指标等，首先考虑为肺部感染性病变。但经过规范且强有力的抗感染治疗后，症状、体征和影像学表现无明显改善，故考虑为非感染因素所致可能性大。以发热为主要表现的肺癌易被误诊为肺部感染性疾病而延误病情，确诊依赖于病理和细胞学检查结果。本病例提示临床肺部病灶疑似肺部感染经规范抗感染治疗无效时，可行支气管超声引导下肺部病变针吸活检，以免延误诊治。

 支气管超声引导下肺部病变针吸活检可以提高肿瘤检出率。

参考文献 >>

［1］ 马锦玲，钱远宇，孟庆义，等. 以不明原因发热为首发表现的恶性肿瘤69例临床分析［J/OL］. 临床内科杂志，2010，27（5）：313-315. https://doi.org/10.3969/j.issn.1001-9057.2010.05.008.

［2］ Kasuga I. Tumor-related leukocytosis is linked with poor prognosis in patients with lung carcinoma ［J/OL］. Cancer，2001，92（9）：2399-2405. https://doi.org/10.1002/1097-0142（20011101）92:9%3C2399:aid-cncr1588%3E3.0.co;2-w.

（闫景霞、冯莹）

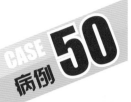

反复咳嗽、咯血、抗菌治疗无效之病例二

临床资料

患者，男，71岁。因"反复咯血3个月"入院。患者3个月前无明显诱因下出现咳嗽，无咯痰，咳嗽数日后突然出现咯血，以鲜血为主，量约100 ml，无畏寒、发热，无盗汗，无胸闷，无气喘，无胸痛，无乏力，无食欲不振，无心慌，无下肢水肿等。当地医院肺部CT（图1）提示双肺可见渗出样病变，双肺气肿合并下肺小结节影。给予治疗后（具体不详）咯血停止，但此后仍反复咯血2次，每次咯血前几天均有咳嗽，但均无痰。遂至外省某医院就诊，一般细菌培养提示革兰阳性球菌（++），革兰阴性球菌（++）；未找到抗酸杆菌。超声心动图提示左心房略增大，升主动脉略增宽，主肺动脉明显增宽，左心室舒张功能减低，左心室收缩功能正常。支气管镜检查显示左右主支气管及各叶段支气管可见少至中量脓性黏痰，支气管黏膜光滑，管腔通畅，右肺中叶黏膜充血、肿胀，中叶内外侧脊上黏膜凹凸不平，于此处刷检；纤支镜刷片未见恶性细胞、未见结核杆菌。给予头孢拉定抗感染等对症治疗后咯血较前减少。后患者无明显诱因下再次咯血，量约150 ml，色红，遂入我院治疗。有高血压病史10余年，糖尿病7年余。有重度睡眠呼吸暂停低通气综合征并夜间重度低氧血症史，曾给予无创正压通气治疗，因不能耐受而暂停；有20余年吸烟史，每天约30支，戒烟近10年。

患者体格检查：神志清楚，呼吸平稳，营养良好，体态肥胖。双侧触觉语颤对称，无胸膜摩擦感，叩诊清音，双肺呼吸音低，未闻及干湿啰音，未闻及胸膜摩擦音。心前区无异常隆起，无震颤，心脏相对浊音界正常，律齐，各瓣膜区未见明显病理性杂音，未见明显周围血管征。四肢关节无畸形，无肌肉萎缩，未见静脉曲张，无杵状指（趾），双下肢轻度凹陷性水肿。

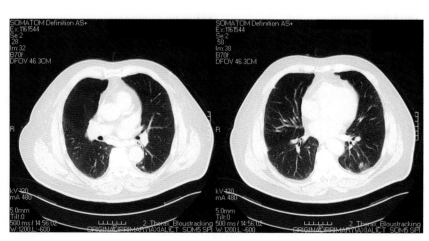

图1 外院胸部CT

诊疗经过

患者入院后查血气分析：PCO_2 45.2 mmHg，PO_2 72.1 mmHg，血氧饱和度 93.8%；自身免疫抗体：抗 SSA 阳性，其余阴性；血常规、肿瘤标志物、结核抗体、过敏源、抗中性粒细胞胞浆抗体、G 试验、隐球菌乳胶凝集试验等均正常。予哌拉西林钠/他唑巴坦钠联合阿奇霉素抗感染，卡络磺钠止血、贝那普利、硝苯地平控释片控制血压，胰岛素控制血糖等治疗后患者仍反复咯血，以痰中带血为主。患者体形肥胖，存在反复咯血伴双下肢水肿，故考虑肺动脉栓塞可能，进一步行肺动脉 CT 造影检查（图 2），结果显示肺动脉主干、左右肺动脉及其分支内未见明显栓塞改变；左肺下叶肺动静脉畸形（箭头），两下肺间质性炎症，右下肺小结节影。经肺动脉血管栓塞治疗痊愈出院。（图 3）。

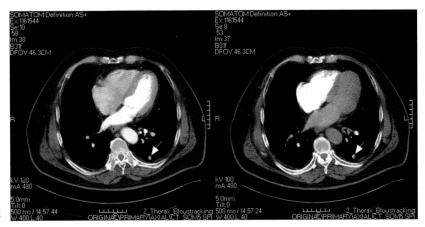

图 2　肺动脉 CT 造影

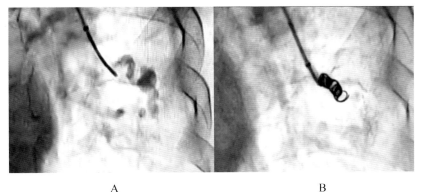

图 3　介入前后对比，A 图为介入前动静脉瘘，B 图为弹簧圈封堵后

A　　　　　　　　　　　　　　B

病例分析

肺动静脉畸形（pulmonary artery-venous malformation，PAVM）又称肺动静脉瘘（pulmonary artery-venous fistula，PAVF），是肺动脉和肺静脉之间发生异常交通而导致的血流短路。发病率约为 1∶50 000，大多数情况下是单纯的动静脉畸形（单供血动脉），20% 的病例有多支供血动脉，常继发脑梗死和大咯血等症状，因此认识其临床及影像表现对于正确诊断及处理 PAVM 非常重要[1]。胸片和透视肺野内可见结节状阴影，病灶与肺门之间有粗大的血管影相连，透视下大多数病灶有搏动。胸部 CT 可见分叶状圆形或椭圆形病灶，边缘可见异常血管与肺门相连的 "血管蒂征"[2]。CT 血管造影可以做出诊断，但金标准是肺动脉造影。PAVM 临床症状主要有三种：一是由于心外的右向左分流而引起不同程度的低氧血症，若肺循环内 25%～30% 以上的未氧化血进入体循环，则可有发绀、杵状指

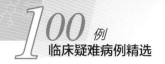
及红细胞增多症等；二是由于瘤体破裂而引发的咯血和血性胸腔积液；三是破坏正常肺组织毛细血管的过滤功能，从而导致异位栓塞而引起严重的症状，如脑梗死、脑脓肿等严重的神经系统症状。

　　治疗PAVM目的是改善其缺氧症状，预防其引起异位栓塞所致的脑梗死、脑脓肿、咯血等严重并发症的发生。传统治疗PAVM方法为外科手术，可采取肺叶、肺段或局部切除，并尽量保留最多的正常肺组织。但是对肺血管的介入治疗因其微创性及疗效肯定，目前已成为首选治疗方案之一。文献报道[3]栓塞治疗PAVM的技术成功率在95%，临床治愈率在90%。简单型PAVM可通过闭塞供血动脉治疗，而复杂型PAVM需通过封堵所有动脉才可达到治疗效果，弥漫型仅能部分有效栓塞，达到姑息治疗目的。导管栓塞治疗的缺点是部分病例可以再通或潜在的PAVM开放，需进行再次治疗。

病例启示　咯血的原因多种多样，分析咯血原因需拓展思路，展现好的临床思维。

参考文献 >>

[1] 陆慰萱.呼吸系疾病诊断与诊断评价[M].上海：上海科技出版社，2004：428-434.

[2] 王亚瑟，熊丽琴，王俊，等.螺旋CT血管成像在肺动静脉畸形诊断中的应用[J/OL].实用心脑肺血管病杂志，2012，20（6）：1061-1063.https://doi.org/10.3969/j.issn.1008-5971.2012.06.076.

[3] 杨镇，解卫平，闵锐，等.肺动静脉畸形伴咯血1例分析并文献复习[J/OL].临床肺科杂志.2011，16（7）：1142-1144.https://doi.org/10.3969/j.issn.1009-6663.2011.07.097.

（冯莹、张伟伟）

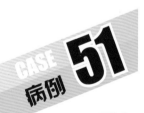

CASE 病例 51

反复咳嗽、咳痰、抗菌治疗无效之病例三

临床资料

　　患者，女性，63岁。因"反复咳嗽、咳痰伴间歇性胸闷1个月余"就诊。患者1个月余前无明显诱因下出现咳白痰，量多，无发热，无胸痛，无消瘦，无双下肢水肿等。自行服用头孢克洛片1周，效果不佳，外院查血常规：白细胞$9.5×10^9$/L，中性粒细胞41.6%，C反应蛋白<0.5mg/L，胸片提示两肺支气管炎伴右下肺感染（图1A），先后予头孢西丁联合阿奇霉素、头孢西丁联合左氧氟沙星治疗12天，复查胸片未见好转（图1B）。查肺CT示两肺炎症，右下肺实变（图2），

行气管镜检查见管腔通畅，黏膜光滑，病理提示右下叶少量组织示慢性炎症。灌洗液二代测序未见真菌、结核、病毒等。查血常规、肝肾功能、血糖、心肌酶谱、电解质、D-二聚体均正常；胆固醇 6.8 mmol/L，三酰甘油 0.75 mmol/L，铁蛋白213.5 ng/ml，CA 72 410.39 u/ml，细胞角蛋白 19 片段 5.31 ng/ml，其余均正常范围；免疫全套、T-SPOT、G 试验均阴性。再次给予莫西沙星、阿奇霉素抗感染治疗，仍未见好转。为进一步诊治收住入院。既往患者健康状况良好，无基础疾病，个人史无特殊。查体两肺呼吸音较粗，未闻及干湿啰音。

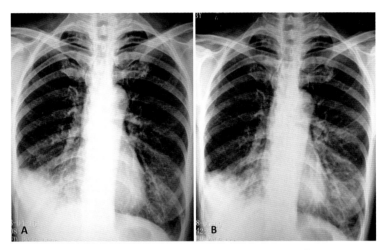

图 1　胸片检查，A 图为治疗前，B 图为治疗后复查

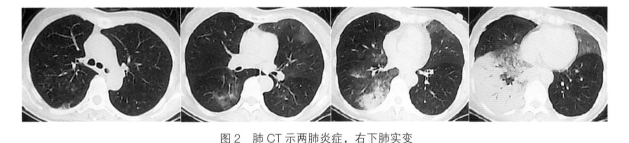

图 2　肺 CT 示两肺炎症，右下肺实变

诊疗经过

　　患者入院前已于外院全面检查并抗感染治疗 20 余天，效果不佳，考虑应除外非感染性疾病，如肿瘤、隐源性机化性肺炎（COP）等，但患者拒绝进一步有创检查，要求继续抗感染治疗。给予头孢哌酮舒巴坦联合左氧氟沙星治疗 10 天后，咳嗽咳痰有所好转，出院后继续口服莫西沙星 14天，后改为左氧氟沙星口服 16 天。然而，患者病情未得到控制，反而加重，咳出较多白沫痰，伴胸闷气喘，查胸部 CT：双肺散在炎症变化不大，右下肺实变较前片有所进展（图 3）。此时诊断考虑非感染性疾病可能性较大，建议复查纤支镜或经皮肺穿刺活检。经过沟通，患者接受经皮肺穿刺，活检病理：右下肺部浸润性腺癌，以乳头型为主，小灶区见微乳头结构。免疫组化：ck（+），ttf-1（+），ki67（10%+），ck7（部　分+），p63（-），syn（-/+），cga（-），vimentin（-）（图 4）。肺浸润性腺癌诊断明确，但患者拒绝化疗，仅接受靶向治疗，活检组织送分子病理检查提示*EGFR-E19、E746-A750DEL* 突变，予厄洛替尼口服出院。同时，患者两肺合并大片磨玻璃阴影，

考虑合并 COP 可能，加用泼尼松龙口服。1 个月余后复查肺 CT，见两肺病变明显吸收（图 5）。

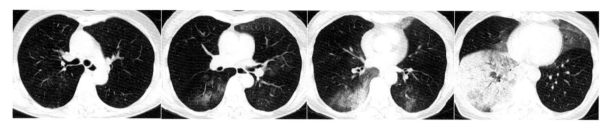

图 3　治疗后复查肺 CT，提示右下肺实变较前片有所进展

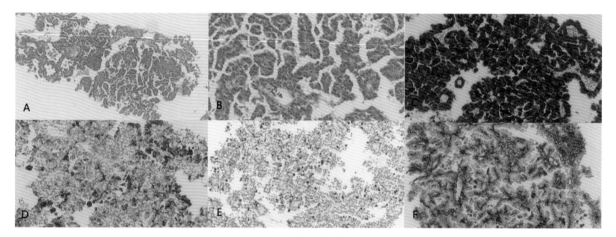

图 4　肺穿刺活检

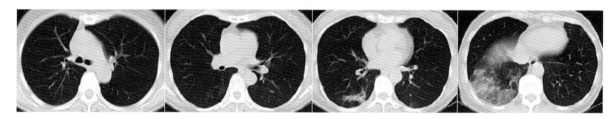

图 5　治疗 1 个月余后复查肺 CT，提示两肺病变明显吸收

病例分析

　　肺癌是全世界最常见的恶性肿瘤，主要组织类型有：鳞状细胞癌、腺癌、小细胞肺癌和大细胞癌，其中最常见的类型是腺癌。2011 年由国际肺癌研究会、美国胸科学会和欧洲呼吸学会联合公布的肺腺癌国际多学科分类标准是目前 WHO 仍在沿用的肺肿瘤分类及诊断标准[1]（表 1）。该标准与 WHO1999/2004 标准相比主要有以下变化[2]：（1）废除细支气管肺泡癌（bronchioloalveolar carcinoma，BAC）的诊断术语；（2）提出原位腺癌新概念，并将其与非典型腺瘤样增生一并归入浸润前病变；（3）提出微浸润性腺癌，定义为 ≤ 3 cm 孤立性小腺癌，肿瘤细胞明显沿肺泡壁生长，伴病变内 1 个或多个 ≤ 0.5 cm 浸润灶；（4）浸润性腺癌分类中，取消混合性亚型这一分型，并独立列出贴壁状为主的腺癌、微乳头状为主的浸润性腺癌的亚型；（5）原黏液性 BAC 依据沿肺泡壁生长还是浸润性生长，分为黏液性原位腺癌、黏液性微浸润性腺癌和浸润性黏液腺癌；（6）浸润性腺癌中其他亚型也稍有变化，黏液性囊腺癌归入胶样腺癌中，透明细胞腺癌和印戒细胞腺癌不作为单独组织学亚型，但若出现，应予以报告其成分和百分比，新增肠型腺癌这一亚型。

表1 2015年WHO肺腺癌分类标准

1. 浸润前病变
 非典型腺瘤性增生
 原位腺癌（≤3 cm原来的BAC）
  非黏液性
  黏液性
  黏液/非黏液混合性

2. 微浸润性腺癌（≤3 cm贴壁状为主的肿瘤，浸润灶≤5 mm）
 非黏液性
 黏液性
 黏液/非黏液混合性

3. 浸润性腺癌
 贴壁状为主（原来的非黏液性BAC生长方式，浸润灶>5 mm）
 腺泡性为主
 乳头状为主
 微乳头状为主
 实性为主伴有黏液产物
 浸润性腺癌变型：
 浸润性黏液腺癌（原来的黏液性BAC）
 胶样型
 胎儿型（低度和高度恶性）
 肠型

  本例患者影像表现为两肺肺炎样斑片渗出影、实变影，通常的诊断思路从感染性疾病与非感染性疾病进行鉴别。患者无明显感染中毒症状，各种病原学检查阴性，肺泡灌洗液二代测序也未见可疑病原体，且抗生素治疗无效，提示感染性疾病可能性小，应进一步针对非感染性疾病进行检查，包括：肿瘤、COP、肺泡蛋白沉积症、自身免疫性疾病肺浸润等。查各项风湿指标均阴性，不支持自身免疫性疾病；消耗症状轻微，血沉正常，与COP不符，但复查肺CT见部分病灶有一定可变性，又与COP符合；肺癌的可能性较大，但曾行纤支镜检查未见占位性病变，活检未见恶性肿瘤细胞，与肺癌不符。肺活检是最佳选择，多次建议患者复查纤支镜或经皮肺穿刺，但是患者不接受。经抗生素治疗1个月余，症状加重，最终才接受经皮肺穿刺，活检病理为浸润性腺癌（乳头状为主型），明确诊断。活检标本基因检测示 *EGFR-E19*、*E746-A750DEL* 突变，与患者充分沟通后选择靶向药物厄洛替尼抗肿瘤治疗，同时予泼尼松口服，1个月余后随访肺CT，见两肺病灶明显好转，原实变区域缩小、变淡，原磨玻璃渗出影基本消失。治疗效果良好的可能原因有：①靶向药物厄洛替尼发挥抗肿瘤作用；②浸润性腺癌病灶内及周围存在一定的炎症反应、瘀血水肿[3]，经糖皮质激素治疗后好转；③不排除合并隐源性机化性肺炎。

病例启示 "肺炎"治疗效果不佳时，应积极检查除外非感染性疾病，病理检查往往是确诊的关键。

参考文献 >>

[1] Travis WD，Brambilla E，Noguchi M，et al. The 2015 World Health Organization Classification of Lung Tumors：Impact of Genetic，Clinical and Radiologic Advances Since the 2004

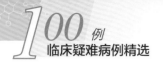

Classification［J/OL］. J Thorac Oncol，2015，10（9）：1243-1260. https://doi.org/10.1097/JTO.000000000000630.

［2］ Travis WD，Brambilla E，Noguchi M，et al. International association for the study of lung cancer/American thoracic society/European respiratory society international multidisciplinary classification of lung adenocarcinoma［J/OL］. J Thorac Oncol，2011，6（2）：244-285. https://doi.org/10.1097/JTO.0b013e318206a221.

［3］ 戈霞晖，管文斌，韩锋锋，等.表现为肺部磨玻璃结节的浸润前病变和浸润性腺癌的CT及病理对比研究［J/OL］.中国呼吸与危重监护杂志，2017，16（6）：561-566.http://dx.doi.org/10.7507/1671-6205.201703010.

（李维浩、冯　莹）

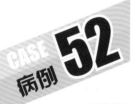

反复咳嗽、咳痰、抗菌治疗无效之病例四

临床资料

　　患者，女，28岁。因"反复咳嗽2个月余"入院诊治。患者于2017年11月可疑受凉后出现咳嗽，伴少量黄脓痰，痰带血丝，曾伴有低热2天，体温波动于37.5～37.8℃。血常规：白细胞（WBC）12.3×10⁹/L。中性粒细胞（N）72.3%，血红蛋白（Hb）142 g/L，血小板（PLT）198×10⁹/L，予头孢地尼口服，效果不佳。胸部CT示双肺肺结核可能，右肺伴支气管扩张及空洞。给予头孢他啶1.0 g（一天两次）联合左氧氟沙星0.5 g（每天一次）输液治疗15天。进一步完善病原学检查，痰涂片：荧光染色抗酸杆菌（-），烟曲霉较多。血清1，3-β-D-葡聚糖抗原检测（G试验）24.1 pg/ml（参考范围＜100.5 pg/ml）。患者12月8日进食热面条后出现咯血20口，鲜红色，当时无意识丧失、头晕、头痛等，予止血等对症处理，继续头孢他啶联合左氧氟沙星抗感染。12月8日复查胸部CT：与11月18日图像相仿，复查痰涂片及真菌培养均查出烟曲霉。予加用伊曲康唑口服液20 ml（每天两次）。

　　2008年患者诊断"肺结核"，痰涂片见结核杆菌，胸部CT见右肺空洞样病灶、当地医院予以"抗结核药"口服半年（曾用利福平，其他药物记忆不清），后复查痰菌（-），胸部CT情况稳定，停抗结核治疗。2014年劳累后再发咳嗽，痰涂片未见结核菌，胸部CT提示右肺空洞变大，予以"利福平、异烟肼、乙胺丁醇"抗结核治疗1年余停药。

诊疗经过

患者入院后查体：体温 37.1 ℃，心率 82 次 /min，呼吸 19 次 /min，血压 110/85 mmHg。神清，精神可，偏瘦体形，右肺闻及散在湿啰音。心率 82 次 /min，律齐，未闻及病理性杂音。腹平软，无压痛、反跳痛，四肢无水肿。胸部 CT 见图（图 1），行纤维支气管镜检查，肺泡灌洗液检查真菌及抗酸涂片、真菌及结核培养、二代测序查找病原体。涂片 + 培养均见曲霉菌，二代测序见曲霉菌，未检测出结核杆菌或其他可能致病的病原体基因序列。诊断"肺曲霉感染"，予首选药物伏立康唑静脉强化治疗 2 周，后改口服伏立康唑续贯治疗，症状逐步改善。

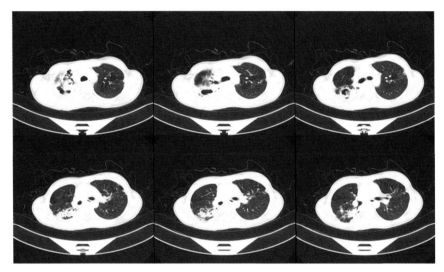

图 1　入院时肺 CT 检查

病例分析

本例为一例肺部感染患者，经验抗感染治疗效果欠佳。肺部 CT 存在肺空洞，既往有肺结核病史，是肺结核复发，还是伴有其他特殊病原体感染，需要明确感染的病原体。病原学检查方面，一方面，支气管肺泡灌洗液微生物学检查能提供更多信息；另一方面，二代测序技术在单次序列测定中可确定菌株基因组完整的 DNA，越来越被广泛用于感染性疾病的诊断和鉴别诊断。

肺真菌病（Pulmonary mycosis 或 Fungal disease of the lung）指由真菌引起的肺部疾病，主要指肺和支气管的真菌性炎症或相关病变，广义地讲可以包括胸膜甚至纵隔。肺曲霉病即由曲霉感染引起的肺部疾病。曲霉菌属属于条件致病类真菌或机会性真菌，曲霉是自然界分布最广泛的真菌之一，所产生的分生孢子随气流播散，进入人体呼吸道后可以暂时粘附和寄居，如果吸入量大或人体免疫功能损害则萌发菌丝，引起发病。引起肺曲霉病最常见的是烟曲霉，少见的有黄曲霉、土曲霉、构巢曲霉等。对人体的病原性弱，但在宿主存在真菌感染的易患因素时，会导致深部真菌感染，临床上也偶可见到无明确宿主因素的病例。

肺曲霉病分为寄生型、过敏型、侵袭型 3 种临床类型。本例患者 10 年前曾患肺结核，治疗多年后症状仍有复发，肺部空洞病灶长期存在，存在肺部慢性纤维空洞型结核病变的基础，支气管正常结构遭破坏，具备真菌寄生、发病的高危因素。临床特征方面，本例患者具有咳嗽、咳痰、咯血等肺部感染的症状及体征，肺 CT 可见右上肺密度增高的结节、纤维条索影，实变区液化、坏死及空腔阴影。且经支气管镜检查，支气管肺泡灌洗液经真菌培养为曲霉阳性，直接镜检亦曾发现曲霉菌丝。故

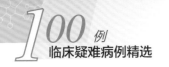

同时符合宿主发病危险因素≥1项、侵袭性肺真菌病的主要临床特征1项或2项次要临床特征以及1项微生物学检查依据。可以明确为临床诊断病例，治疗药物的选择和疗程与确诊病例基本相同。

侵袭性肺曲霉病如不进行适当治疗，几乎均发展为预后极差的致死性肺炎，由于伏立康唑初始治疗患者的存活率和有效率明显优于两性霉素B脱氧胆酸盐（D-AMB），故不推荐以D-AMB作为初始治疗（A-Ⅰ）。初始治疗首选伏立康唑静脉滴注或口服（A-Ⅰ）。伏立康唑口服最大量为4 mg/kg（B-Ⅲ）。重症患者推荐静脉给药（A-Ⅲ）。初始治疗备选药物为L-AMB（A-Ⅰ）。补救治疗药物有两性霉素B脂质体（A-Ⅱ）、泊沙康唑（B-Ⅱ）、伊曲康唑（B-Ⅱ）、卡泊芬净（B-Ⅰ）或米卡芬净（B-Ⅱ）。侵袭性肺曲霉病的抗真菌疗程最短为6～12周；对免疫缺陷患者，应持续治疗直至病灶消散。对病情稳定的患者，可口服伏立康唑治疗。

病例启示 二代测序为曲霉菌的检测提供有效的诊断工具。

参考文献 >>

［1］ 唐晓丹，李光辉.曲霉病的治疗：美国感染病学会临床实用指南［J/OL］.中国感染与化疗杂志，2008，8（3）：161-166.https://doi.org/10.3321/j.issn：1009-7708.2008.03.001.

［2］ 中华医学会呼吸病学分会感染学组，中华结核和呼吸杂志编辑委员会.肺真菌病诊断和治疗专家共识［J/OL］.中华结核和呼吸杂志，2007，30（11）：821-834.https://doi.org/10.3760/j.issn：1001-0939.2007.11.008.

（汪　婷、贾　雯）

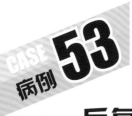

反复咳嗽、咳痰、抗菌治疗无效之病例五

临床资料

患者，男，84岁。因"咳嗽、咳痰1个月余"就诊。以白痰为主，不易咳出，伴有咳嗽剧烈时胸闷感，无发热，无咯血，无气促，无消瘦，未予治疗。后患者咳嗽、咳痰加重，遂至我院就诊，CT提示两肺炎症（图1）。血常规示白细胞 $9.02×10^9$/L，中性粒细胞百分比78.4%，C反应蛋白142 mg/L，予左氧氟沙星等药物治疗，症状未缓解。既往史、个人史无殊，否认粉尘、毒物接触史。

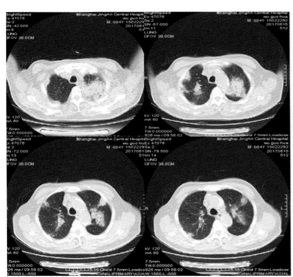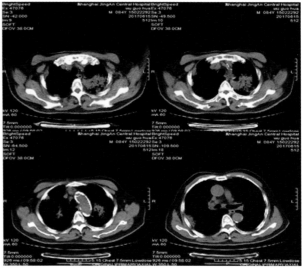

图 1　胸部 CT 提示两肺炎症

诊疗经过

患者入院后查血沉 73 mm/h，C 反应蛋白＞ 192 mg/L，其余血常规、肿瘤标志物、T-SPOT、过敏源、自身免疫、抗中性粒细胞胞浆抗体（ANCA）、G 试验、隐球菌乳胶凝集试验等均正常。予哌拉西林钠 / 他唑巴坦钠联合左氧氟沙星抗感染治疗 1 周后仍反复咳嗽（干咳为主）。于 2017 年 6 月 29 日拟行气管镜检查，患者出现气促，予甲泼尼龙、二羟丙茶碱对症治疗，暂缓气管镜检查。于 2017 年 6 月 29 日复查胸部 CT 示两侧胸腔积液，两肺上叶见片状实变致密影，较前片（2017 年 6 月 15 日）进展（图 2）。患者影像学提示病灶以双肺、多发、斑片影、胸膜受累为特点，结合患者临床表现、入院后辅助检查、影像学特点、初始抗感染治疗无效，临床诊断为隐源性机化性肺炎。遂调整为甲泼尼松龙（40 mg，每日 1 次 ×6 天）静脉滴注治疗，经激素治疗后患者症状迅速缓解，出院后泼尼松龙 30-25-20-15-10 mg（每日 1 次，口服），治疗 2 周后复查胸部 CT 两肺上叶见片状实变致密影，较前片（2017 年 6 月 29 日）吸收（图 3）。患者坚持激素治疗数月后复查胸部 CT，病变较前无进展，并明显吸收（图 4）。

病例分析

隐源性机化性肺炎（cryptogenic organizing pneumonia，COP）是指病因不明及其他伴随疾病的机化性肺炎，是特发性间质性肺炎中相对多见的一个临床亚型，由美国胸科学会和欧洲呼吸学会在 2002 年发表的特发性间质性分类共识中正式命名[1, 2]。由于 COP 发病时多数患者有流感样症状，推测可能与感染相关。COP 起病隐匿，大多数患者呈亚急性起病，病程多在 3 个月以内。各个年龄层均可发病，但通常见于 50 ～ 60 岁，平均发病年龄约 55 岁，与性别，吸烟均无明显相关性[3]。COP 其实是一个排除诊断，目前 COP 的病因未明，多源性导致其 CT 检查可呈斑片状、磨玻璃影、实变影、团块状、结节状、网格状等多种形态，其中又以实变影和磨玻璃影最为常见，多数患者影像学可同时有 2 种以上形态表现，呈明显的游走性，此起彼伏的特点。李惠萍等[4] 将 COP 的影像学特点总结为"五多一少"，即多态性、多发性、多变性、多复发性、多双肺受累、蜂窝肺少见。本例患者影像学特点为双肺、多发、斑片影、胸膜受累，与血源感染或肺癌 CT 表现有一定的

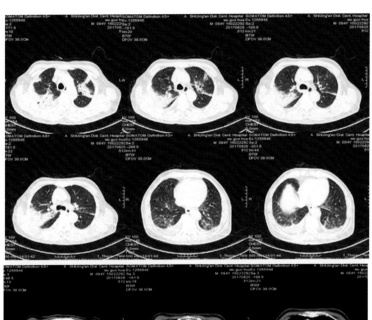

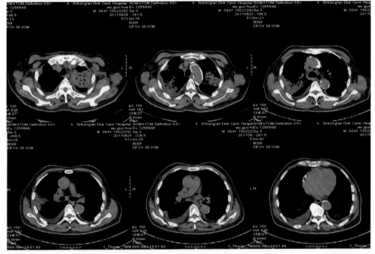

图 2　复查胸部 CT 示两侧胸腔积液，两肺上叶见片状实变致密影，较前片进展

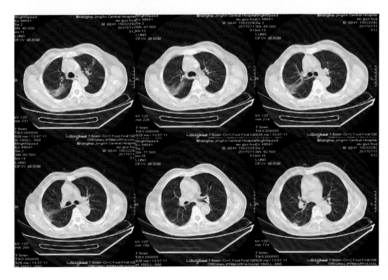

图 3　激素治疗 2 周后复查胸部 CT 示两肺上叶见片状实变致密影，较前片吸收

相似度，易被误诊为普通肺炎和肺癌。目前激素是 COP 标准治疗方法，但对于激素的用量及疗程，目前尚无统一的定论。一般推荐剂量为 0.75 mg/kg·d，总疗程 6～12 个月[5]。激素治疗 24 h 即能缓解患者症状，早期、足量、足疗程治疗可迅速控制病情发展，减少复发率和病死率。COP 的预后良好，5 年生存率可达 73%～89%，而且 COP 的复发并不增加病死率[6]。

目前，虽然对 COP 的临床表现、影像学特点已有大量的研究，但是 COP 患者早期缺乏特异

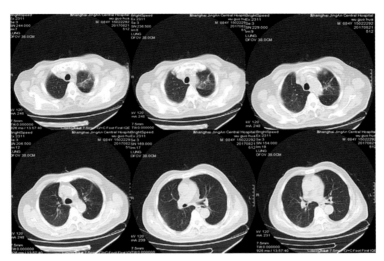

图4 激素治疗7周后复查CT，病变较前片明显吸收

性很高的临床症状和体征，如发热，咳嗽咳痰及不同程度气促等为肺部疾病的"常见症状"，很多临床医师缺乏认识，极易引起误诊。因此对于以流感样症状亚急性起病，患者一般状况好而肺部影像表现相对较重，临床表现及影像表现呈感染性肺炎，但无感染证据的患者，初始抗感染治疗无效而激素治疗有效，并除外结核、结缔组织病、肿瘤、肺炎等呼吸科常见疾病的时候，需要考虑本病。尽早诊断，早治疗，改善患者预后。

病例启示 激素是COP标准的治疗方法，早诊断、早治疗对于改善患者预后至关重要。

参考文献 >>

［1］ Travis WD，Costabel U，Hansell DM，et al. An official American Thoracic Society/European Respiratory Society statement：Update of the international multidisciplinary classification of the idiopathic interstitial pneumonias［J/OL］. Am J Respir Crit Care Med，2013，188（6）：733-748. https://doi.org/10.1164/rccm.201308-1483ST.

［2］ American Thoracic Society，European Respiratory Society. American Thoracic Society/European Society international multidisciplinary consensus classification of the idiopathic interstitial pneumonias［J/OL］. Am J Respir Crit Care Med，2002，165（2）：277-304.https://doi.org/10.1164/ajrccm.165.2.ats01.

［3］ Cottin V，Cordier JF. Cryptogenic organizing pneumonia［J/OL］. Semin Respir Crit Care Med，2012，33（5）：462-475. https://doi.org/10.1055/s-0032-1325157.

［4］ 李惠萍，范峰，李秋红，等.肺活检证实隐源性机化性肺炎25例临床诊治体会.中华结核和呼吸杂志，2007，30（4）：259-264.

［5］ Cordier JF. Cryptogenic organizing pneumonia［J/OL］. Clin Chest Med，2004，25（4）：727-738. https://doi.org/10.1016/j.ccm.2004.06.003.

［6］ 佟淑平，杜闻博，吕福云，等.隐源性机化性肺炎的研究进展［J/OL］.临床急诊杂志，2013，14（5）：236-239. https://doi.org/10.3969/j.issn.1002-1671.2018.01.036.

（朱利芹、冯 莹）

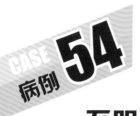

病例 54

不明原因反复便血伴瘀斑

临床资料

　　患者，男性，66 岁。因"反复便血伴腹痛半年余，加重 2 周"于 2015 年 9 月 8 日入住我院。患者半年前无明显诱因解黑便，辗转多家医院诊治均未查明病因。在此期间接受美沙拉嗪连续治疗、间断抗感染治疗和 3 个月中药治疗，均未见明显好转。外院两次肠镜示：结肠多发溃疡伴出血，病变呈跳跃性分布，病变肠腔轻度狭窄。病理仅提示黏膜慢性炎症。

诊疗经过

　　入院查体见贫血貌，颈前区见少量陈旧性出血性瘀斑，触之无出血，胸骨前区皮肤可见大量瘀点（图 1），双侧眼睑轻度水肿。左下腹轻压痛，深压疼痛减轻，肠鸣音活跃 4～5 次 /min，未闻及高调肠鸣音。血常规：白细胞 11.58×10^9/L，红细胞 2.14×10^{12}/L，血红蛋白 64 g/L，中性粒细胞占比 82.8%；大便常规：隐血（+++）；尿常规：蛋白质（++++），隐血（+）；凝血功能：凝血酶原时间（PT）19.0 s，国际标准化比率（INR）1.58，活化部分凝血活酶时间（APTT）47.3 s，纤维蛋白原 < 0.5 g/L，凝血酶时间 26.3 s，D- 二聚体 3.57 mg/L；肝功能：白蛋白 17 g/L，其余正常；葡萄糖 11.67 mmol/L；肾功能：尿素氮 4.89 mmol/L，肌酐 126.7 μmol/L；电解质：钙 1.80 mmol/L，磷 1.74 mmol/L；尿微量蛋白：尿微量白蛋白 2 680.0 mmol/L，尿微量白蛋白 / 肌酐（MA/Cr）533.86，α_1 微球蛋白（α_1-microglobulin，α_1-MG）51.60 mmol/L，α_1-MG/Cr 10.28；血免疫球蛋白电泳 IgA 5.09 g/L，其余正常；尿本周蛋白阴性，抗中性粒细胞胞浆抗体（ANCA）和结核感染 T 细胞酶联免疫斑点试验（T-SPOT）均阴性。2015 年 9 月 10 日全腹部 CT 血管成像（CTA）示：慢性胆囊炎、胆囊积液；胃底、小弯及胃窦部胃壁增厚；左侧部分降结肠肠壁增厚；降结肠肠壁增厚、水肿伴周

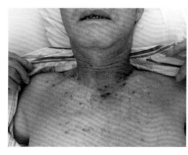
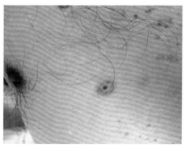
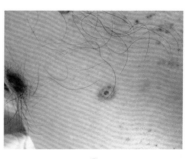

A　　　　　　　　　　　B　　　　　　　　　　　C

图 1　颈前区见少量陈旧性出血斑块、瘀点、瘀斑（A），触之无出血（B），胸骨前区皮肤可见大量瘀点，压之不褪色，无出血（C）

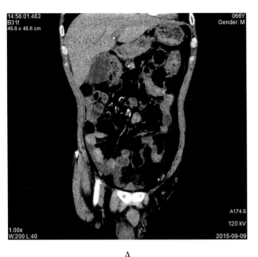
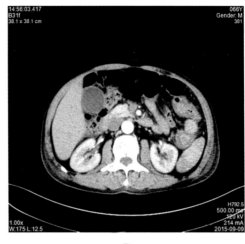

A   B

图2 全腹部CT血管成像（A为矢状面，B为冠状面）

围脂肪间隙浑浊，炎性；两下肺慢性支气管感染伴双侧下胸膜增厚反应（图2）。患者外院使用美沙拉嗪近3月未见明显效果，予以停药。输注红细胞悬液4U、血浆2 U和冷沉淀2U后，贫血症状改善，部分瘀点、瘀斑渐消。复查凝血功能：PT 15.4 s，INR 1.28，ATPP 43.3 s，纤维蛋白原1.67 g/L，凝血酶时间19.0 s，D- 二聚体3.25 mg/L，提示治疗有效。

查血尿免疫固定电泳发现单克隆IgA-λ条带；尿Ig轻链 -κ84.9 mg/L（正常值＜51 mg/L），尿Ig轻链 -λ102 mg/L（正常值＜50 mg/L），κ/λ0.83；24 h尿蛋白8.71 g；肾小球基底膜抗体和自身免疫指标均阴性。全身骨摄片示：右肩关节诸组成骨骨质轻度增生改变，右侧肱骨、肩胛骨、锁骨可疑圆形密度减低区域。胶囊内镜示：空肠黏膜炎症（轻度），回肠黏膜黄色瘤。肠黏膜病理：苏木精—伊红染色（图3）示黏膜下层血管周围可见均质红染团块；刚果红染色（图4）示：局部染色阳性，提示淀粉样变。建议患者转血液科诊治，患者转回当地医院血液科，2015年12月10日行骨髓穿刺结果显示：浆细胞4.5%，可见双核浆细胞；免疫分型：3.2%的 CD45⁻ 细胞群体，符合MM表型，CD19⁻CD138⁺91.5%，CD38⁺CD56⁻96.2%。诊断为多发性骨髓瘤（multiple myeloma，MM）。予以化学治疗（方案：多柔比星脂质体20 mg，第1～2天；长春地辛1 mg，第1～4天；地塞米松30 mg，第1～4天）。此后出现骨髓抑制，继发严重肺部感染后死亡。

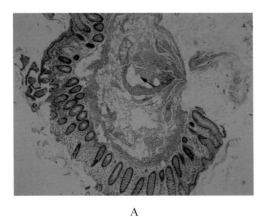
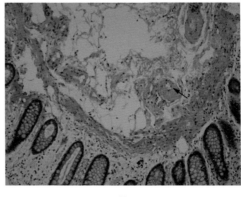

A   B

图3 结肠黏膜病理苏木精—伊红染色示黏膜下层血管周围可见均质红染团块（箭头，A图为低倍放大，B图为高倍放大）

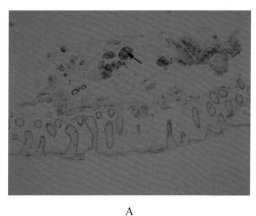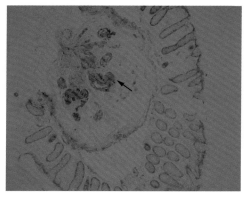

图4　刚果红染色阳性（箭头，A图为低倍放大，B图为高倍放大）

病例分析

淀粉样变性是由于蛋白质折叠异常而导致不可溶的纤维性淀粉样物质沉积于器官或组织的细胞外所引起的一组疾病。淀粉样的蛋白纤维主要由反平行的β片层多聚化构成。刚果红染色呈橘红色，在偏振光下产生苹果绿样折射，或与硫黄素T结合产生强烈的黄绿色荧光，也可通过电子显微镜诊断。现已发现的可形成淀粉样物质的低分子蛋白大约有20多种，免疫球蛋白轻链型（AL）淀粉样变性约占到全部淀粉样变性的70%。AL淀粉样变性（曾被称为原发性淀粉样变性），其纤维是由单克隆免疫球蛋白轻链构成。患者可单发，也可与其他浆细胞疾病有关，如MM、原发性巨球蛋白血症。AL淀粉样变性是系统性疾病，累及不同组织可出现不同的表现，临床上较为常见的有肾病综合征、限制性心肌病、周围神经病变、肝脏肿大及肝功能异常、紫癜等皮肤表现和出血倾向。

AL淀粉样变性累及消化道时，最常侵犯的部位尚存在争议。既往认为小肠是淀粉样变累及消化道的最常见部位[1]，但目前认为胃才是AL淀粉样变最常累及的部位[2]。AL淀粉样变性临床表现多样，根据淀粉样物质的沉积部位不同和组织破坏程度的差异出现多种不同的临床表现，常见的表现包括腹泻、出血、假性肠梗阻、神经性厌食等，甚至无症状在体检时得以发现。本例患者存在明显出血倾向，可能的机制包括两个方面，一是凝血功能障碍，淀粉样物质与X因子结合；肝脏受累者，凝血酶合成不足；获得性血友病。二是淀粉样变浸润血管，使得没有凝血功能障碍的患者也发生出血[3]。该患者除反复便血外，颈部和胸部皮肤出现大量瘀点瘀斑和陈旧性出血斑块，可能为皮肤淀粉样变性。瘀点、瘀斑和紫癜是常见的淀粉样变性累及皮肤的临床表现，通常是由于淀粉样物质浸润和破坏皮下血管导致皮下出血所致。常累及皮肤褶皱的部位，如眼睑、腋下、脐周及肛门生殖器部位。故皮肤的表现也是诊断AL淀粉样变性的一个线索[4, 5]，本病例即因床位医生注意到颈前皮肤的病变而进行了深入检查，从而揪出元凶。

AL淀粉样变性内镜表现同样缺乏特异性，Nakshabendi等[6]通过总结病例报道得到以下内镜表现：局灶性溃疡、缺血和出血，弥漫性黏膜受累，黏膜下血肿，斑片状颗粒样外观（黄白色结节状病变），息肉样黏膜隆起等。其中以黏膜下血肿的表现在病例报道中最为常见，约45%的患者可出现该内镜下表现[7—9]。腹部影像学表现缺乏特异性，尤其是发生在结直肠的病变。累及结直肠时可有以下CT表现：肠壁增厚、结肠狭窄、肠腔扩张、结肠带变少甚至消失、巨大憩室穿孔等[10]。

现回顾本例患者临床表现，患者除便血外，同时存在肾病综合征、皮肤紫癜及明显的出血倾向。延迟诊断的主要原因包括：①该患者以下消化道出血为主要症状就诊，并存在单次其他部位

（口腔黏膜和支气管）出血（以消化道出血为主要表现的患者在临床上较为罕见）；②存在肾功能损害但同时合并糖尿病史，难以明确其原因是否归于糖尿病；③结肠镜表现缺乏特异性，且外院多次肠黏膜病理活组织检查均未提示淀粉样变性。

根据本病例的诊断过程，我们有如下体会：① AL 淀粉样变性可以以消化道出血为首要临床表现，应注意与其他引起消化道出血的疾病相鉴别，特别是合并其他系统疾病时，应开拓思路联想到多系统累及的全身性疾病；对于本例患者，由于诊断思路受限，我们起初忽略免疫球蛋白电泳 IgA（5.09 g/L）升高这条重要线索是造成延迟诊断的重要原因；②其消化道临床表现、内镜检查以及影像学表现缺乏特异性，仍以病理活组织检查为确诊依据。通常 AL 淀粉样变性累及多个器官，消化道以外的症状及体征可能是早期诊断的重要线索。

 病例启示 错综复杂的临床症状看似千头万绪，其最终往往均指向同一个真相。

（本文发表于《中华消化杂志》2018 年第一期，部分修改）

参考文献 >>

［1］ Cowan AJ，Skinner M，Seldin DC，et al. Amyloidosis of the gastrointestinal tract：a 13-year，single-center，referral experience［J/OL］. Haematologica，2013，98（1）：141-146. https://doi.org/10.3324/haematol.2012.068155.

［2］ Lim AY，Lee JH，Jung KS，et al. Clinical features and outcomes of systemic amyloidosis with gastrointestinal involvement：a single-center experience［J/OL］. Korean J Intern Med，2015，30（4）：496-505. https://doi.org/10.3904/kjim.2015.30.4.496.

［3］ Yood RA，Skinner M，Rubinow A，et al. Bleeding manifestations in 100 patients with amyloidosis［J/OL］. JAMA，1983，249（10）：1322-1324. https://www.ncbi.nlm.nih.gov/pubmed/6600795.

［4］ Kumar S，Sengupta RS，Kakkar N，et al. Skin involvement in primary systemic amyloidosis［J/OL］. Mediterr J Hematol Infect Dis，2013，5（1）：e2013005. https://doi.org/10.4084/MJHID.2013.005.

［5］ Silverstein SR. Primary，systemic amyloidosis and the dermatologist：where classic skin lesions may provide the clue for early diagnosis［J/OL］. Dermatol Online J，2005，11（1）：5. https://www.ncbi.nlm.nih.gov/pubmed/15748546.

［6］ Nakshabendi R，Berry AC，Munoz JC. An unusual cause of lower gastrointestinal bleeding［J/OL］. Clin Gastroenterol Hepatol，2015，13（4）：A23. https://doi.org/10.1016/j.cgh.2014.11.016.

［7］ Katoh N，Matsuda M，Ikeda S. Clinical，endoscopic，and histopathological features of localized immunoglobulin light chain（AL）amyloidosis in the gastrointestinal tract［J/OL］. Amyloid，2015，22（4）：254-256. https://doi.org/10.3109/13506129.2015.1075972.

［8］ Gaduputi V，Badipatla K，Patel H，et al. Primary systemic amyloidosis with extensive gastrointestinal involvement［J/OL］. Case Rep Gastroenterol，2013，7（3）：511-515. https://doi.org/10.1159/000357589.

［9］ Iijima-Dohi N，Shinji A，Shimizu T，et al. Recurrent gastric hemorrhaging with large

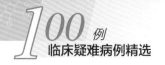

submucosal hematomas in a patient with primary AL systemic amyloidosis: endoscopic and histopathological findings［J/OL］. Intern Med，2004，43（6）：468-472. https://doi.org/10.2169/internalmedicine.43.468.

［10］ Kim SH，Han JK，Lee KH，et al. Abdominal amyloidosis: spectrum of radiological findings［J/OL］. Clin Radiol，2003，58（8）：610-620. https://doi.org/10.1016/s0009-9260（03）00142-9.

［11］ Gertz MA，Lacy MQ，Dispenzieri A，et al. Autologous stem cell transplant for immunoglobulin light chain amyloidosis: a status report［J/OL］. Leuk Lymphoma，2010，51（12）：2181-2187. https://doi.org/10.3109/10428194.2010.524329.

［12］ Gertz MA. How to manage primary amyloidosis［J/OL］. Leukemia，2012，26（2）：191-198. https://doi.org/10.1038/leu.2011.219.

（黄夕夏、顾而立）

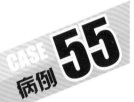

酷似心绞痛反复发作

临床资料

　　患者，男，61岁。因"反复胸痛2年，加重2个月"就诊。患者2年来反复出现胸骨后隐痛，发作频率约每3～4个月一次，多持续数分钟，可自行缓解，伴反酸，胸痛多于睡觉及饱餐时发生。无心悸，无放射痛，无咳嗽，无恶心，无呕吐，无腹痛。患者曾多次因胸痛就诊于外院心内科，并于2016年和2017年2次冠脉造影检查，均未见明显异常。外院考虑心脏神经官能症，予以盐酸舍曲林治疗，但疗效欠佳，近2个月来胸痛发作较前频繁，反酸加重，伴嗳气，2018年1月就诊于我院消化内科门诊。

诊疗经过

　　患者胸痛伴反酸、嗳气，临床上疑诊胃食管反流病（gastroesophageal reflux disease，GERD），门诊行GERD-Q问卷调查，得分9分（＞8分），提示胃食管反流病诊断。行胃镜检查，见距门齿40 cm处食管后壁可见黏膜有大片状糜烂面，病变有融合，病变范围大于0.5 cm，面积小于75%，血管纹理正常，食管无狭窄，考虑反流性食管炎（LA-B级）诊断（图1）。食道测压提示食管静息压低，食管裂孔疝。食管 24 小时 pH 测定提示 De Meester 评分 27.9，符合胃食管反流病诊断。该患者以酸反流为主，反酸多发生于餐后，与临床症状相符。结合患者病史及胃镜、食道测压、pH 监测结果，考虑"胃食管反流病"诊断。予质子泵抑制剂和促动力药物治疗：艾司奥美拉唑 20 mg/每日 2 次（餐前 30 min 口服）、莫沙必利 5 mg/ 每日 3 次（餐前 30 min 口服）。2 周后患者胸痛症状显著改善，随访 2 个月，胸痛症状基本消失。

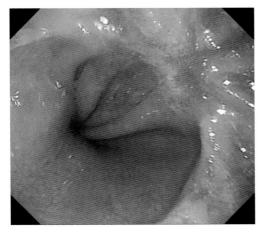 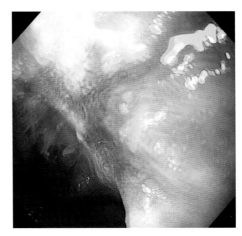

图 1 胃镜检查

病例分析

根据病因，胸痛可以分为心源性胸痛和非心源性胸痛（non-cardiac chest pain，NCCP）两种。仅仅根据患者的病史和临床特征无法区分心源性和非心源性胸痛。临床上，对于急性起病的胸痛患者，需要首先排除急性威胁生命的心血管疾病，如急性冠脉综合征、主动脉夹层、肺栓塞、心脏压塞等。对于慢性起病的患者，在排除慢性缺血性心脏病和心包疾病引起的胸痛后，需要考虑存在非心源性胸痛的可能。

食管源性 NCCP 按照病因机制可以分为 4 类，胃食管反流病、食管动力异常、功能性胸痛以及心理障碍相关胸痛[1]。胃食管反流病系指胃内容物反流入食管，引起不适症状和（或）并发症的一种疾病。GERD 的流行情况有明显的地理差异。西欧和北美的发病率较我国高，但亚洲的患病率也在逐年上升。GERD 的高危因素包括年龄增加、男性、白种人、吸烟、肥胖、过度饮酒、心身疾病、家族史等。胃食管反流病的临床表现可分为典型症状、非典型症状和消化道外症状。典型症状有胃灼热、反流，非典型症状为胸痛、上腹部疼痛和恶心、反胃等。消化道外症状包括咳嗽、哮喘、咽喉炎、龋齿等。本例患者表现为胸痛，为 GERD 的非典型症状。此类患者由于 GERD 典型症状的缺失，多首诊于心内科、呼吸科，临床上往往容易漏诊 GERD。

24 h 食管 pH 监测对 GERD 的诊断敏感性、特异性高，能详细显示酸反流，昼夜酸反流规律，酸反流与症状的关系以及患者对治疗的反应，使治疗个体化[2]。监测指标主要包括酸暴露时间：① 24 小时总体、立位、卧位 pH < 4 的总时间百分率；②酸暴露频率：pH < 4 的次数；③酸暴露持续时间：反流持续时间 > 5 分钟的次数和最长反流持续时间。根据 pH 监测的有关参数计算 De Meester 评分，如大于 14.72，则符合胃食管反流病诊断。该患者 De Meester 评分高达 27.9，且以酸反流为主，反酸多发生于餐后，与临床症状相符。

食管测压能够测定食管各部分在静息与吞咽时的动力功能变化，确定下食管括约肌（LES）位置，指导 pH 电极定位。虽然不能直接反应胃食管反流，但能反映食管胃交界处的屏障功能，判断是否需要同时加用促动力药物治疗。LES 是位于食管-胃交界上 3～5cm 范围内的高压带，能防止胃内容物反流入食管。本例患者 LES 静息压低于正常，从而导致 LES 抗反流的屏障功能减弱，造成反流。故在治疗上除了抑酸之外，还需加用促动力药物。

病例启示 胃食管反流病引起的胸痛并不少见，仔细询问病史可发现端倪。

参考文献 >>

［1］ Krasuski RA，Hesselson AB，Landolfo KP，et al. Cardiac rhabdomyoma in an adult patient presenting with ventricular arrhythmia［J/OL］. Chest，2000，118：1217-1221. https://doi.org/10.1378/chest.118.4.1217.

［2］ Min YW，Rhee PL. Noncardiac chest pain：update on the diagnosis and management［J/OL］. Korean J Gastroenterol，2015，65（2）：76-84. https://www.ncbi.nlm.nih.gov/pubmed/25716709.

（李抒薏、顾而立）

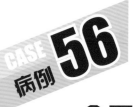

全胃切除术后反酸、胃灼热

临床资料

患者，男，65岁。因"胃切除术后反酸、胃灼热1年"就诊。2011年6月胃镜检考虑"胃癌"，2011年7月1日行全胃切除术，D2淋巴结清扫，副脾切除术，空肠-空肠侧侧吻合（Braun吻合）。术后病理提示胃体溃疡型腺癌，Ⅱ-Ⅲ级，浸全层，两切缘未见累及，小弯淋巴结9枚，大弯淋巴结3枚。术后给予化疗6次。术后患者反复反酸胃灼热，伴进食后胸骨后疼痛，闷胀感，持续时间较长，伴有恶心呕吐，呕吐胆汁样物，胃灼热症状主要发生于进食后1小时以及入睡前。有高血压病史多年，血压最高达150/100 mmHg，目前未服药，血压随访可；有糖尿病病史多年，未服用任何药物，饮食控制。

诊疗经过

该患者一直于我院随访并复查胃镜，长期采用药物方案：莫沙必利 5～10 mg，每天 3 次；兰索拉唑肠溶片 30 mg，每天 2 次；临睡前服用铝碳酸镁咀嚼片。症状一定程度缓解。停用质子泵抑制剂（proton pump inhibitors，PPIs）或者减量过程中，患者症状加重，维持原剂量可控制症状。2012 年 9 月 6 日行胃镜检查示反流性食管炎 c 级；2013 年 3 月 14 日胃镜示反流性食管炎（c～d级），全胃切除术后胃吻合口炎症。2014 年 4 月 17 日胃镜诊断示反流性食管炎（a～b级），吻合口炎（轻度）。2015 年 5 月 12 日胃镜示反流性食管炎（b～c级），吻合口炎（图 1）。

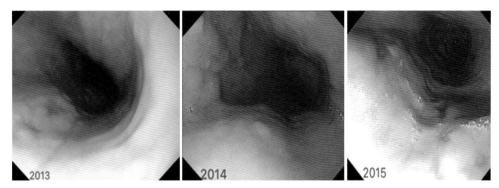

图 1　患者 3 年胃镜随访结果

病例分析

目前对于胆汁反流以及无酸反流所致的食管损伤临床数据较少，且存在争议。胃大部分切除术、胃全切术后反流所致的食管损伤通常认为是由于胆汁酸、胆汁中的溶血磷脂酰胆碱、胰腺分泌的胰蛋白酶所致的[1]。Kivilaakso 等在对大鼠的试验中发现结合胆汁酸对大鼠食管黏膜的损伤是在一个酸性环境中的，如同胃蛋白酶所致的损伤，而非结合胆汁酸、胰蛋白酶所致的损伤是在一个相对中性环境中[2,3]。另外也有实验证实，非结合胆汁酸导致食管损伤是在一个酸性环境中[4]。

对于全胃切除术后反流性食管炎采取的治疗措施，目前主要有：①改进手术方式；②肠内营养；③经皮空肠造口；④使用 PPIs。全胃切除术后消化道重建的方式有超过 50 种[5]，改进手术方式，Roux-en-Y 食管空肠吻合是目前认为的食管反流发生率最低的手术方式[6,7]。P 型空肠食管空肠 Roux-en-Y 吻合术方案中充分利用了"贮袋"且极大发挥了其功能，能够模拟人体消化道而对食物进行充分、完全及有效地储存、混合，从而更能符合人体消化道生理需求，进而达到延长食物排空时间的目的，使食物中的营养成分在消化道中被充分吸收而改善患者营养状况，且此种手术方案减少了反流性食管炎、腹泻及倾倒综合征等并发症的发生，有利于患者生存质量的改善。

质子泵抑制剂是治疗反流性食管炎一种非常有效的药物，其作用机制是阻断胃壁细胞分泌管上钠钾转运体／钠钾 ATP 酶活性从而阻断任何刺激引起的胃酸分泌。胃癌患者接受胃切除术后是否需要抑酸尚存争议，尤其对于全胃切除患者。全胃切除术后患者食管反流的原因、PPIs 的作用机制及其治疗反流性食管炎的合理性目前尚存在争议。有研究应用 H_2 受体阻滞剂（西咪替丁）治疗胃手术后反流性食管炎研究中表明，抑制胃酸分泌并非碱性反流性食管炎的禁忌。Hashimoto[8] 在对大鼠的试验中研究 PPIs（雷贝拉唑）在治疗全胃切除术后反流性食管炎的作用中发现，术后 3 周使用雷贝拉唑组的大鼠的食管黏膜病理学组织的损伤明显低于未使用雷贝拉唑组，环氧合酶 2 和前列腺素Ⅱ的表达在雷贝拉唑治疗组中也明显降低，雷贝拉唑治疗组中，大鼠食管腔内胆汁酸的活性明显降低。这项实验表明雷贝拉唑可能在抑制胆汁酸所致的食管黏膜损伤中发挥重要作用。

　　本例患者胃全切除术后接受 PPIs 治疗，PPIs 治疗能够改善该患者症状，且在停药后患者症状易复发。目前对于 PPIs 治疗全胃切除术后反流性食管炎机制尚不清楚，可能 PPIs 减少食管黏膜 IL-8 的分泌，从而起到抗炎保护食管黏膜细胞[9]。PPIs 在正常人中能增加胃窦和十二指肠Ⅲ相复杂运动，增加排空，在对全胃切术后反流性食管炎患者治疗中，PPIs 可能起到增加排空的作用[10]。

> **病例启示**　对于全胃切除术后反流性食管炎患者，PPIs 治疗能够改善该患者症状，但停药后患者症状易复发。

（本文发表于《世界最新医学信息文摘》2018 年 26 期，部分有改动）

参考文献 >>

［1］ Salo JA, Kivilaakso E. Role of bile salts and trypsin in the pathogenesis of experimental alkaline esophagitis［J/OL］. Surgery, 1983, 93（4）: 525-532. https://www.ncbi.nlm.nih.gov/pubmed/6836507.

［2］ Kauer WK, Stein HJ. Role of acid and bile in the genesis of Barrett's esophagus［J/OL］. Chest Surg clin N Am, 2002, 12（1）: 39-45. https://www.ncbi.nlm.nih.gov/pubmed/11901931.

［3］ Kivilaakso E, Fromm D, Silen W. Effect of bile salts and related compounds on isolated esophageal mucosa［J/OL］. Surgery, 1980, 87（3）: 280-285. https://www.ncbi.nlm.nih.gov/pubmed/6941387.

［4］ Tselepis C, Morris CD, Wakelin D, et al. Upregulation of the oncogene c-myc in Barrett's adenocarcinoma: induction of c-myc by acidified bile acid in vitro［J/OL］. Gut, 2003, 52（2）: 174-180. https://doi.org/10.1136/gut.52.2.174.

［5］ Espat NJ, Karpeh M. Reconstruction following total gastrectomy: a review and summary of the randomized prospective clinical trials［J/OL］. Surg Oncol, 1998, 7（1-2）: 65-69. https://linkinghub.elsevier.com/retrieve/pii/S0960-7404（98）00027-9.

［6］ Martin RF. Surgical management of ulcer disease［J/OL］. Surg Clin North Am, 2005, 85（5）: 907-929. https://doi.org/10.1016/j.suc.2005.05.002.

［7］ Clark CJ, Thirlby RC, Picozzi V Jr, et al. Current problems in surgery: gastric cancer［J/OL］. Curr Probl Surg, 2006, 43（8-9）: 566-670. https://doi.org/10.1067/j.cpsurg.2006.06.003.

［8］ Hashimoto N. Rabeprazole is effective for bile reflux oesophagitis after total gastrectomy in a rat model［J/OL］. World J Gastrointest Pathophysiol, 2015, 6（1）: 23-28. https://doi.org/10.4291/wjgp.v6.i1.23.

［9］ Yoshida N, Yoshikawa T. Defense mechanism of the esophageal mucosa and esophageal inflammation［J/OL］. Gastroenterol, 2003, 38（supplement 15）: 31-34. https://www.ncbi.nlm.nih.gov/pubmed/12698868.

［10］ Vinter-Jensen L, Kraglund K, Pedersen SA. A double-blind placebo-controlled trial of omeprazole on characteristics of the migrating motor complex in healthy volunteers［J/OL］. Aliment Pharmacol Ther, 1989, 3（6）: 615-620. https://doi.org/10.1111/j.1365-2036.1989.tb00255.x.

（朱玉珍、顾而立）

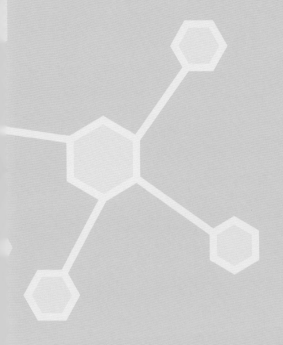

100 例临床疑难病例精选
内分泌代谢篇

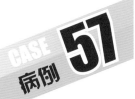

进食海鲜后呕吐、意识不清

临床资料

患者，女，32岁。因"恶心呕吐5天，神志不清2天"入院。入院前5天患者进食海鲜后出现恶心呕吐，伴发热，给予抗炎对症治疗后症状无缓解。入院前2天出现意识不清。血气分析提示 pH 6.84，BE-28 mmol/L，随机血糖 35.35 mmol/L，血钾 5.7 mmol/L，血肌酐 136 μmol/L，血常规示白细胞计数 $48.9×10^9$/L，中性粒细胞计数 84.1%，尿淀粉酶 992 U/L。上腹部 CT 平扫显示肝脂肪浸润，胰腺饱满。患者既往体健，无不良嗜好，无家族遗传病史。

诊疗经过

入院当天，体温 36.7 ℃，血压 100/70 mmHg（多巴胺维持中），患者仍昏迷，体型中等匀称，心率 100 次/min，律齐，呼吸尚平稳，余无明显阳性体征。予积极降糖、补液、抗炎、抑制胰酶、纠正酸中毒和脱水治疗。第二日，酸中毒得以纠正，患者意识恢复。血糖下降明显，但波动大，时有低血糖发生（最低 2.6 mmol/L）。酮体反复阳性，入院当天血酮最高达 2.8 mmol/L。糖化白蛋白 22%，糖化血红蛋白 5.9%，提示血糖升高并非长期状态。餐后 C 肽测定 0.100 0 ng/mL，提示胰岛受损严重。谷氨酸脱羧酶抗体（GAD）阴性，胰岛细胞抗体（ICA）阴性，胰岛素自身抗体（IAA）阳性，甲状腺功能及抗体正常，尿妊娠试验阴性。此外，患者血尿淀粉酶有反复升高（图 1），电解质、肝功能、心肌酶主要指标变化见表 1，提示存在多器官功能损伤，予保肝、补充白蛋白治疗。

综合患者的病史、体征和实验室检查，考虑 1 型糖尿病，而且符合暴发性 1 型糖尿病（fulminant type 1 diabetes mellitus，FT1DM）的特征。在病情平稳后，后续胰岛素治疗方案调整为"三短一长"，即门冬胰岛素 8U-6U-8U 三餐前皮下注射，联合甘精胰岛素 6U 临睡前皮下注射。

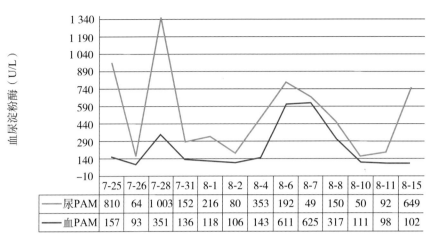

图 1　血尿淀粉酶变化曲线

	7-25	7-26	7-28	7-31	8-1	8-2	8-4	8-6	8-7	8-8	8-10	8-11	8-15
尿PAM	810	64	1 003	152	216	80	353	192	49	150	50	92	649
血PAM	157	93	351	136	118	106	143	611	625	317	111	98	102

表 1　电解质、肝功能、心肌酶主要指标变化

项　　目	时　间						
	07-25	07-26	07-27	08-01	08-04	08-07	08-15
肌红蛋白（ng/ml） （正常 25～58 ng/ml）	158.3	86.020	40.80	—	—	—	—
肌钙蛋白 T（ng/ml） （正常 0～0.014 ng/ml）	0.976	0.812 0	0.793	—	—	—	—
谷丙转氨酶（U/L） （正常 10～60 U/L）	—	39.1	41.0	123.10	145.5	343.0	55.0
谷草转氨酶（U/L）	—	139.50	85.0	202.2	229.6	746.0	158.9
白蛋白（g/L）	31.90	32.50	28.0	—	—	18	—
血钙（mmol/L） （正常 2.1～2.5 mmol/L）	—	1.870	—	—	—	2.01	—
血钾（mmol/L） （正常 3.5～5.1 mmol/L）	5.7	3.0	2.70	3.30	5.50	4.70	2.80
血钠（mmol/L） （正常 136～145 mmol/L）	—	144.0	142.0	141.3	141.6	132.4	137.0
肌酐（μmol/L） （正常 53～115 μmol/L）	136	48.30	41.20	29.9	—	32.5	—
尿酸（μmol/L） （正常 137～452 μmol/L）	—	486.30	265.4	123.0	—	122.0	—

病例分析

　　1 型糖尿病是以胰岛 β 细胞破坏，胰岛素分泌绝对不足导致碳水化合物、脂肪、蛋白质、水和电解质等代谢紊乱性疾病。可分为自身免疫性（1A 型）和特发性（1B 型）两种亚型。FT1DM 属于 1B 型。它是由日本学者 Imagawa 于 2000 年首先发现并加以研究[1]。其特点为胰岛 β 细胞快速破坏，血糖急速升高，代谢紊乱严重，极易发生酮症酸中毒，胰酶升高并缺乏糖尿病相关抗体。

　　该病发病率呈明显种族及地域差异，在东亚地区多发，日本、韩国尤其多发。中国首例病例系周智广教授于 2005 年报道[2]。起病的发病机制目前不清楚，普遍认为与遗传易感性、自身免疫、病毒感染（柯萨奇病毒、埃可病毒、人类疱疹病毒、肠道病毒等）、妊娠等因素相关。2012 年，日本糖尿病学会制定了 FT1DM 的诊断标准，认为以下 3 条均符合即可诊断[3]：①高血糖症状出现 7 天内发生酮症或酮症酸中毒；②血糖 ≥ 16.0 mmol/L 且初诊时糖化血红蛋白＜ 8.5%；③发病时胰岛功能满足两者之一：A.24 小时尿 C 肽＜ 10 μg/ 天；B. 空腹 C 肽＜ 0.3 ng/ml（＜ 0.10 nmol/L 和餐后 C 肽（或）胰高糖素刺激试验＜ 0.5 ng/ml（＜ 0.17 nmol/L）。可伴随表现有：①胰岛自身抗体（GADA、ICA、IAA）检测通常为阴性，即便在中国人群中可能阳性，其抗体滴度也极低，可出现急性肾功能衰竭、横纹肌溶解，肌酶升高[4]；②某些情况下病程可为 1～2 周；③ 98% 患者存在血清胰酶升高；④约 70% 患者在高血糖发生前可伴有流感样或胃肠道症状；⑤可以在妊娠期间或产后迅速发病。

1B 型治疗原则与 1A 型基本相同，当发生酮症酸中毒时治疗应迅速，需要大量补液，小剂量胰岛素积极降糖治疗等。本例患者从出现胃肠道症状至发生酮症酸中毒仅经历短短 5 天。发病之初血糖即高达 35.35 mmol/L（＞ 16.0 mmol/L），且初诊时糖化血红蛋白 5.9% 正常（＜ 8.5%）；其餐后 C 肽 0.1 ng/ml［＜ 0.5 ng/ml（＜ 0.17 nmol/L）］，以上皆符合 FT1DM 诊断标准。同时患者具备 FT1DM 的伴随症状：血清胰酶升高（最高尿淀粉酶 1003 U/L，血淀粉酶 625 U/L），在高血糖症状出现前有胃肠道症状（恶心、呕吐等）。综合以上因素，本例患者 FT1DM 的诊断明确。此类患者胰岛 β 细胞毁损严重，患者本身不再具备分泌胰岛素功能，故必须终身使用胰岛素治疗。若经济条件允许也可建议此类患者使用胰岛素泵治疗。

总之，FT1DM 起病急，进展快，病前无糖尿病史，临床表现多样，可以消化系统、心血管系统、呼吸系统及其他系统症状就诊，极易发生漏诊误诊，可能延误病情。及时正确的诊断与救治对患者预后影响极大，故应引起临床医务人员的高度重视。

 病例启示 1 型糖尿病可以胃肠道症状为首发表现，临床上需要注意鉴别。

参考文献 >>

［1］ Imagawa A，Hanafusa T，Miyagawa J，et al. A novel subtype of type 1 diabetes mellitus characterized by a rapid onset and an absence of diabetes-related antibodies，Osaka IDDM Study Group［J/OL］. N Engl J Med，2000，342（5）：301-307．https://doi.org/10.1056/NEJM200002033420501.

［2］ 张驰，周智广，张冬梅，等．急骤起病伴胰酶增高的 1 型糖尿病临床和免疫学特征［J/OL］.中华医学杂志，2005，85（14）：967-971．https://doi.org/10.3760/j：issn：0376-2491.2005.14.010.

［3］ Imagawa A，Hanafusa T，Awata T，et al. Report of the committee of the Japan diabetes society on the research of fulminant and acute onset type 1 diabetes mellitus：new diagnostic criteria of fulminant type 1 diabetes mellitus［J/OL］. J Diabetes Investig，2012，3（6）：536-539. https://doi.org/10.1111/jdi.12024.

［4］ Imagawa A，Hanafusa T，Uchigata Y，et al. Fulminant type 1 diabetes：a nationwide survey in Japan［J/OL］. Diabetes Care，2003，26（8）：2345-2353．https://doi.org/10.2337/diacare.26.8.2345.

（陆之瑾、熊　茜）

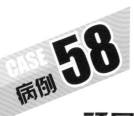

病例 58

顽固性低钠血症病因探寻

临床资料

　　患者，男，81岁。因"咳嗽、咳痰、气急伴发热4天"入院。患者4天前受凉后出现咳嗽、咳痰、气急、发热（38.2℃），伴乏力。急诊查血常规示白细胞 10.82×10^9/L，中性粒细胞82.7%，血钠121 mmol/L。考虑肺炎、低钠血症，予抗感染、补钠治疗。经治疗后咳嗽、咳痰较前有所好转，但血钠下降至115 mmol/L，无头痛、恶心、呕吐、意识改变等。

诊疗经过

　　患者入院前查血钠121 mmol/L，因肺部感染治疗后复查血钠115 mmol/L，存在重度低钠血症。入院后10%氯化钠溶液补液及口服后效果极差，血钠波动于119 mmol/L～123 mmol/L，尿钠300 mmol/L（排出增多），尿渗透压高于血渗透压，结合患者存在肺部感染，考虑存在抗利尿激素分泌失调综合征（syndrome of inappropriate antidiuretic hormone secretion，SIADH），入院第5天加用托伐普坦7.5 mg，并限水，减少补液量后，患者血钠水平上升至135 mmol/L（表1）。

表1　入院后患者尿量和血钠一览表

入院后	尿量（ml）	血清钠浓度（mmol/L）
第2天	2 500	130
第3天	2 500	123
第4天	2 400	119
第5天	3 200	114.9（上午），122（下午）
第6天	2 400	130，尿钠7 mmol/L
第7天	1 752	128
第8天	2 450	136
第9天	2 450	131
第10天	2 000	132
第11天	1 400	133
第12天	1 400	134
第13天	1 450	135

病例分析

　　血清钠浓度低于135 mmol/L称为低钠血症。低钠血症的根本原因在于水的摄入超过了肾脏对水的排泄，使得血液中水分相对多于钠。低钠血症与钠缺乏（sodium depletion）有一定的区别，钠缺乏指的是机体总钠量减少，它是引起低钠血症的原因之一。但是，钠缺乏并不一定伴有低钠血症，而低钠血症也不一定存在钠缺乏。由此可见，血钠的降低，并不一定反映总体钠的缺乏，临床上还应根据患者整体情况分析低钠血症的类型进行正确的治疗。

SIADH[1,2]由 Schwartz 于 1957 年首先报道，乃因内源性抗利尿激素（ADH）分泌异常增多或活性作用超常，导致水潴留、尿排钠增多以及稀释性低钠血症等临床表现的一组综合征。患者常有无力、食欲缺乏、恶心呕吐，甚至嗜睡、烦躁等精神神经系统异常表现。若血钠水平极低，或者急性低钠血症时，患者甚至出现惊厥、昏迷、死亡等严重后果。SIADH 常见病因为恶性肿瘤（主要为肺小细胞癌、胰腺癌、十二指肠癌和淋巴瘤等）、呼吸系统疾病（如肺结核、肺炎、阻塞性肺部疾病）、神经系统疾病（包括脑外伤、炎症、出血、肿瘤、多发性神经根炎、蛛网膜下腔出血等）、药物、外科手术。

临床实践中，SIADH 的诊断有 3 个相对独立的关键步骤[3]：①明确正常容量性低钠血症；②排除引发正常血容量的其他原因，特别是继发性肾上腺皮质功能衰竭；③鉴别 SIADH 的基本病因。

对于 SIADH，具体临床决策中，首先需要明确 SIADH 病程，并了解治疗的潜在风险和患者的症状。对于暂时性 SIADH，无须进行特殊治疗。药物引起的 SIADH，则需停用致病药物。低钠血症与步态不稳和步履艰难、骨折恶化风险增加、骨质疏松的发展具有相关性，治疗可靶向扭转症状和改善生活质量，预防并发症和减少死亡率。本病例是临床很常见的病例，初始以补钠为主，但效果不佳，经明确病因后予针对性治疗，血钠恢复正常。

 病例启示 临床上所见的低钠血症常非单一性，而是复合性的，诊断和治疗时应全面分析。

参考文献 >>

［1］ Cuesta M，Thompson CJ. The syndrome of inappropriate antidiuresis（SIAD）［J/OL］. Best Pract Res Clin Endocrinol Metab，2016，30（2）：175-187. https://doi.org/10.1016/j.beem.2016.02.009.

［2］ Bartter FC，Schwartz WB. The syndrome of inappropriate secretion ofantidiuretic hormone［J/OL］. Am J Med，1967，42（5）：790-806. https://doi.org/10.1016/0002-9343（67）90096-4.

［3］ Cuesta M，Garrahy A，Thompson CJ. SIAD：practical recommendations for diagnosis and management［J/OL］. J Endocrinol Invest，2016，39（9）：991-1001. https://doi.org/10.1007/s40618-016-0463-3.

（吴　霞、熊　茜）

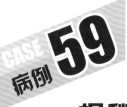

探秘长期多饮多尿伴肾积水背后的故事

临床资料

患者，男，18岁。因"多饮、多尿8年，左侧腰部胀痛20天"就诊。患者8年前（10岁时）无诱因出现多饮、多尿，后症状逐渐加重，每日饮水达8～10 L，夜尿3～4次，否认尿频、尿急、尿痛，无体重减轻，未就诊。入院前20天，患者出现左侧腰部胀痛，查促肾上腺皮质激素（ACTH）49.7 pg/ml（正常＜46 pg/ml），血皮质醇46.16 μg/dl，尿渗透压63 mOsm/kgH$_2$O，血渗透压321 mOsm/kgH$_2$O，胰岛素样生长因子1（IGF-1）434 μg/L，血钠154 mmol/L；甲状腺功能正常；性激素正常；尿相对密度1.003。行输尿管全段CT检查示两侧肾盂肾盏及输尿管全段扩张积水，输尿管走行迂曲，未见阳性结石影。垂体磁共振提示垂体小囊肿，Rathke囊肿可能。并发现血压升高，最高血压170/120 mmHg，有头痛，无呕吐，予降压治疗。家族中有多名类似患者，患者外婆、母亲、二姨、四姨均于10岁后出现不同程度的多饮（每日饮水3～5 L）、多尿症状。

诊疗经过

入院后考虑尿崩症、继发肾积水，给予留置导尿。先给予口服醋酸去氨加压素片，尿量减少不明显，加用氢氯噻嗪后效果仍不佳。后改为复方盐酸阿米洛利治疗，尿量有所下降。我们对患者实行了禁水加压试验，嘱患者7:00排尽晨尿后开始试验，10:00进入平台期，结果显示禁水结束给予垂体后叶素肌注后尿密度及渗透压无改变，提示患者对于垂体后叶素无反应，符合肾性尿崩症表现（结果见表1）。行基因检测显示患者加压素2型受体（arginine vasopressin receptor，AVPR2）基因突变，存在c.C856T纯合突变（图1），家系中类似症状者同样存在AVPR2基因突变（图2）。

表1 禁水加压试验

时间	尿量（ml）	体重（kg）	心率（次/min）	血压（mmHg）	尿相对密度	尿渗（mOsm/L）	血渗（mOsm/L）	血钠（mmol/L）
基础	8 200	62	82	140/90	1.003	136	217	145.8
8:00	400	65.5	88	130/80	1.003	63	290	141
9:00	470	65	88	140/85	1.003	65	—	—
10:00（垂体后叶素5U肌注）	570	64.5	104	135/80	1.003	66	302	130.6
肌注1小时后	700	64.0	92	140/80	1.003	72	—	135.1
肌注2小时后	550	64	92	140/85	1.003	88	310	140.7

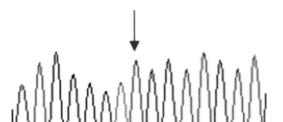 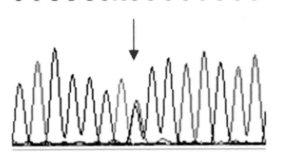

图 1　患者检测显示 *AVPR2* 基因 c.C856T 纯合突变　　图 2　家系其他类似症状成员存在 *AVPR2* 基因 c.C856T 杂合突变

病例分析

尿崩症可分为中枢性尿崩症（精氨酸加压素的严重或部分缺乏）与肾性尿崩症（肾脏对精氨酸加压素不敏感），一般可通过禁水加压试验来鉴别。正常或精神性烦渴患者在禁水后尿相对密度即可增加，多可达 1.016 以上。而中枢性及肾性尿崩症患者在禁水后，尿相对密度仍多低于正常。其中，中枢性尿崩症患者在注射抗利尿激素后尿渗透压可上升，而肾性尿崩症患者的尿渗透压变化不明显。

遗传性肾型尿崩症（Hereditary nephrogenic diabetes insipidus，HNDI）是一组较为少见的遗传异质性疾病，仅占肾性尿崩症的 10%。其中约 90% 患者为 *AVPR2* 基因突变引起，另有 10% 患者由水通道蛋白 2（aquaporin 2）*AQP2* 基因突变引起[1]。

患者出生后即可发病，以多尿、多饮为主要表现，也可出现呕吐、食欲减退、便秘、发热和生长迟滞等。患者若长期大量低渗尿未得以纠正，可造成神经源性膀胱、尿路及肾盂扩张、肾皮质萎缩等；患者年轻时即可能面临肾造瘘、肾衰等风险[2]。本患者除 HNDI 典型症状外，还出现了全尿路扩张。其原因考虑为尿量巨大，肾脏产生的尿量在单位时间内超过了输尿管的排泄能力，而导致尿潴留，使膀胱被动扩张，膀胱逼尿肌代偿性肥大，引起功能性膀胱流出道梗阻，并且输尿管膀胱壁间段受压后出现继发性梗阻，使患者全程尿路扩张。患者发现 *AVPR2* 基因存在 c.C856T 纯合突变，同时家系验证显示家系中有 3 例 *AVPR2* 基因存在 c.C856T 杂合突变，和临床表型相符。

HNDI 治疗上遵循个体化原则。方法包括传统治疗、新型药物治疗、基因治疗等。传统治疗包括生活干预及药物治疗。生活干预指低盐饮食、充足补水、合理蛋白质摄入，培养定时排尿、彻底排空膀胱的生活习惯等。传统药物治疗包括噻嗪类利尿剂、前列腺素合成酶抑制剂、钠离子通道阻断剂等。新型药物治疗则包括作用于 AVPR2 介导的环磷酸腺苷（Camp）信号通路[非特异性化学伴侣、非肽类 AVPR2 拮抗剂、非肽类 AVPR2 激动剂、热休克蛋白 90（Hsp90）]、非 AVPR2 介导的 cAMP 信号通路[选择性磷酸二酯酶（PDE）抑制剂、降钙素、选择性前列腺素受体激动剂、促胰液素受体激动剂、P2Y12 受体（P2Y12R）拮抗剂]和环磷酸鸟苷（cGMP）信号通路（选择性PDE 抑制剂）的药物，以及表皮生长因子受体（EGFR）信号通路、二甲双胍、他汀类等。基因治疗则可能是未来彻底治愈 HNDI 的潜在手段。

本病例中，我们采取了氢氯噻嗪联合阿米洛利[氢氯噻嗪 2～4 mg/（kg·24 h）、阿米洛利 0.3 mg/（kg·24 h）]的治疗，这是目前推荐的一线治疗方案[3]。其优势在于减少尿量的同时避免低钾血症等电解质紊乱风险，耐受性较好，可作为长期治疗的一种选择。但值得注意的是，上述药物使用一段时间后临床疗效会逐渐降低，建议间断使用。一旦开始药物治疗，应告之患者饮水遵循"量出而入"的原则，避免盲目大量饮水造成水中毒。应定期评估多饮多尿症状，监测电解质、血尿渗透压的波动，随访泌尿系统超声等。对于骨骺尚未闭合者，还应跟踪其生长发育情况。

病例启示　尿崩症需要鉴别中枢性和肾性因素，遗传性尿崩症多存在尿路扩张。

（本文发表于《中华医学遗传学杂志》2019年第二期，部分修改）

参考文献 >>

［1］ Morello JP，Bichet DG. Nephrogenic diabetes insipidus［J/OL］. Annu Rev Physiol，2001，63：607-630. https://doi.org/10.1146/annurev.physiol.63.1.607.

［2］ Bockenhauer D，Bichet DG. Pathophysiology，diagnosis and management of nephrogenic diabetes insipidus［J/OL］. Nat Rev Nephrol，2015，11（10）：576-588. https://doi.org/10.1038/nrneph.2015.89.

［3］ Boussemart T，Nsota J，Martin-Coignard D，et al. Nephrogenic diabetes insipidus：treat with caution［J/OL］. Pediatr Nephrol，2009，24（9）：1761-1763. https://doi.org/10.1007/s00467-009-1187-9.

（陆之瑾、熊　茜）

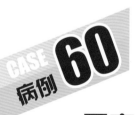

病例 60
CASE 60

甲亢合并肥胖、不孕的病因

临床资料

　　患者，女，34岁，因"体重进行性增加半个月余"入院。患者2个月前在门诊查甲状腺功能示 TSH 0.005 mU/L，FT4 25.55 pmol/L，FT3 10.69 pmol/L，促卵泡成熟素 4.66 U/L，黄体生成激素 15.52 U/L，LH/FSH 3.33，催乳素 613.94 mU/L，睾酮 3.66 nmol/L。提示甲状腺功能亢进（甲亢），予甲巯咪唑片 10 mg/d 口服治疗。同时美托洛尔 23.75 mg/d 口服对症控制心率治疗。2个月后复诊时，患者自诉半个月内体重持续增加（未测体重）。复查 TSH 0.006 mU/L，FT4 11.9 pmol/L，FT3 4.38 pmol/L，甲巯咪唑片减量至 5 mg/d 口服。

患者自幼肥胖贪食，食量较一般女性大。已婚，婚后一年未育。存在月经稀发（周期为 35 ～ 180 天）。5 年前曾查子宫附件超声示子宫边界规则，内部回声均匀；彩色血流显像未见异常；两侧卵巢见数个小卵泡，较大 6 mm。曾给予炔雌醇环丙孕酮片治疗，人工周期月经来潮。但自觉效果不明显，停服该药。既往无高血压史、无糖尿病史、无冠心病史。家族中有 2 个舅舅患有糖尿病。

诊疗经过

患者入院后体格检查发现，患者身高 165 cm，体重 105 kg，体重指数（BMI）38.57 kg/m²，肥胖体形。无突眼、心悸，无多毛，无痤疮，无明显黑棘皮，无皮肤紫纹。入院后查甲状腺超声提示甲状腺弥漫性病变，甲状腺右叶结节伴粗钙化，双侧颈部淋巴结稍大。游离睾酮：6.66 pg/ml（正常女性 0 ～ 4.2 pg/ml），LH/FSH 3.67，均高于正常。糖化白蛋白 11.3%，糖化血红蛋白 5.2%。OGTT 试验（75 g 葡萄糖粉）示空腹血糖 5.0 mmol/L，空腹尿糖阴性，30 min 血糖 11.3 mmol/L，30 min 尿糖阴性，60 min 血糖 10.8 mmol/L，60 min 尿糖阴性，120 min 血糖 4.3 mmol/L，120 min 尿糖阴性，180 min 血糖 2.8 mmol/L，180 min 尿糖阴性，提示存在餐后 3 h 低血糖。胰岛素释放试验（IRT）示空腹胰岛素 127.14 pmol/L，0.5 h 胰岛素 > 2 107.21 pmol/L，1 h 胰岛素 > 2 107.21 pmol/L，2 h 胰岛素 362.63 pmol/L，3 h 胰岛素 127.59 pmol/L，提示存在高胰岛素血症。垂体磁共振未见明显异常。结合患者的临床表现和辅助检查，诊断多囊卵巢综合征（polycystic ovarian syndrome，PCOS）。予患者口服 "二甲双胍 + 吡格列酮" 的治疗方案，出院后随访 4 周患者体重下降 7 kg，并于 1 个月后非人工周期治疗下自然月经来潮。

病例分析

患者有甲亢，在治疗过程中进行性体重增加，首先考虑是否抗甲亢治疗过度继发甲状腺功能减退引发浮肿，甲状腺功能检查排除了继发性甲状腺功能减退症。纵观患者生长发育史：自小肥胖，目前 BMI 已高达 38.57 kg/m²；性激素检查提示存在高睾酮血症；IRT 试验证实患者存在胰岛素抵抗；存在长期月经稀发，需要口服激素人工周期治疗；既往妇科超声提示存在多囊卵巢。符合 PCOS 的临床和内分泌特征。

PCOS 是一组以生殖功能障碍和糖代谢异常并存的内分泌紊乱综合征。临床特点有月经稀发或闭经、不孕、多毛及肥胖、痤疮等，主要与其慢性排卵异常，促黄体生成素、雄激素增高有关。诊断标准[1]包括①排卵稀发或无排卵；②生化检验提示高雄激素血症或（和）高雄激素临床特征；③超声诊断可见卵巢有多囊样改变，至少一侧卵巢存在直径 2 ～ 9 mm 的卵泡数量超过 12 个，或卵巢容量 ≥ 10 ml（卵巢容量 =0.5× 长径 × 横径 × 前后径）。此 3 项中至少符合 2 项即可诊断 PCOS。次要标准则包括胰岛素抵抗、LH/FSH 大于 2 ～ 3[2]、间歇性无排卵、多毛症等。

治疗方法包括：①调整生活方式：主张低热量、低脂肪饮食，适当运动；②药物治疗：包括抑制黄体生成素和雄激素的产生（促性腺激素释放激素激动剂、口服避孕药）、保护子宫内膜调整月经（孕激素）、针对肾上腺性高雄激素血症（糖皮质激素）、胰岛素增敏剂（二甲双胍、噻唑烷二酮类药物）、促排卵（氯米芬、促性腺激素）等；③手术治疗：如腹腔镜下卵巢打孔术、卵巢楔形切除术、减重手术等；④辅助生殖技术：包括体外受精、宫腔内人工授精等；⑤其他：中药治疗、针灸等。

总之，对于 PCOS 的治疗力求个体化，方案选择时需考虑患者月经特点、高雄激素表现、对生育的期望要求以及是否合并胰岛素抵抗等综合因素。

病例启示 多囊卵巢综合征并不少见，对于明显肥胖患者注意排除内分泌因素。

参考文献 >>

［1］ 中华医学会妇产科学分会内分泌学组. 多囊卵巢综合征的诊断和治疗专家共识［J/OL］. 中华妇产科杂志，2008，43（7）：553-555. https://doi.org/10.3321/j.issn：0529-567x.2008.07.021.

［2］ Glueck C J，Pranikoff J，Aregawi D，et al. Prevention of gestational diabetes by metformin plus diet in patients with polycystic ovarysyndrome［J/OL］. Fertil Steril，2008，89（3）：625-634. https://doi.org/10.1016/j.fertnstert.2007.03.036.

（陆之瑾、熊　茜）

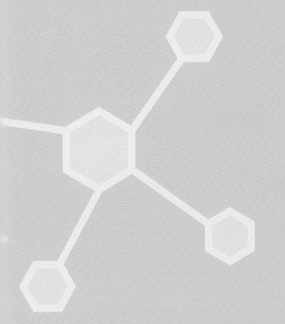

100 例临床疑难病例精选

神经肌肉系统篇

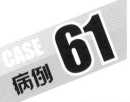

精神行为异常伴进行性智能减退

临床资料

患者，女，63岁。因"进行性智能减退、精神行为异常1个月余"入院。1个月前家属发现患者出现明显记忆力下降，不记得早饭吃什么，不能认出自己睡的床，不认识回家的路，伴视物模糊，行走时步态不稳。有时幻视、幻听，胡言乱语，伴双上肢不自主抖动。症状进行性加重。并出现晚上乱跑，起来做饭等异常行为。病程中无发热。既往体健，不偏食。否认毒物接触史。否认手术史和输血史。

体格检查：神志清楚，查体不能完全配合，记忆力、计算力、理解力下降，100 - 7=97，执行功能减退，脑神经（－）。四肢肌张力稍高，肌力5级，双侧腱反射稍高，双侧巴氏征阳性。双侧肢体痛觉、触觉对称存在，指鼻及跟膝胫试验不能配合。见双上肢肌阵挛。

诊疗经过

该患者表现为快速进展性痴呆（rapidly progressive dementia，RPD），需要排除 VITAMINS 系列疾病[1]。包括：脑血管病（vascular，V）、感染（infection，I）、中毒/代谢（toxic-metabolic，T）、自身免疫性脑炎（autoimmune，A）、肿瘤（metastasis，M）、医源性（iatrogenic，I）、神经系统变性病（neurodegenerative，N）、系统性疾病/癫痫（systemic/seizures，S）。

患者无中毒、代谢、用药以及系统性疾病病史。通过辅助检查进一步排除脑血管病，特殊感染（梅毒或艾滋病）等。头颅磁共振（图1）提示皮层绸带征，脑电图（图2）提示周期性三相波，结合较为特异的"肌阵挛"征象，临床诊断"散发型克雅病"。予丙种球蛋白（0.4 mg/kg）5天疗程，以及大剂量激素冲击治疗后，患者病情仍进行性加重，出现缄默状态。病程上不支持自身免疫脑炎。

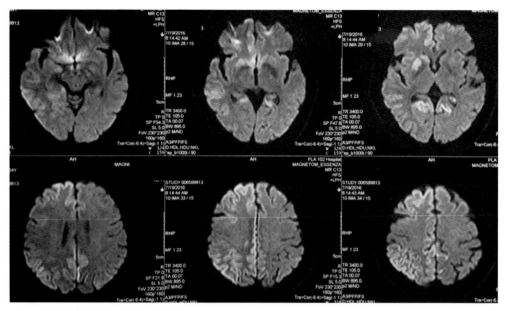

图 1 头颅磁共振，DWI 显示皮层绸带征

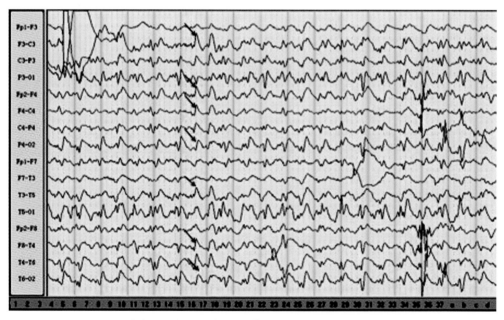

图 2 脑电图，广泛导联可见周期性三相波（见红色箭头所示）

病例分析

克雅病（Creutzfeldt-Jakob disease，CJD）是由朊蛋白（prion）这一特殊病原体引起的，一种少见的、致死性、亚急性中枢神经系统退行性疾病。根据发病原因，CJD 可分为散发型（sCJD）、家族遗传型（fCJD 或 gCJD）、医源型（iCJD）和变异型（vCJD）等。其中，多数为 sCJD（90%）其次为 gCJD（9%），iCJD 和 vCJD 发病率最低（1%）[2]。

CJD 又称为皮质—纹状体—脊髓变性。临床主要表现为皮层功能损害、小脑功能障碍、脊髓前角损害和锥体束损害等症状及体征。sCJD 患者多老年起病，早期出现乏力、易疲劳、注意力不集中、记忆减退、易激动等非特异症状；中期也称为痴呆—痉挛期，核心症状均在这一期出现，其中，肌阵挛为较为特异性的体征；晚期，病情进行性加重，患者常出现尿失禁，无动性缄默或去皮层强直。

CJD 的辅助检查主要有病理、脑电图、脑脊液及影像学检查[3]。病理检查为诊断的金标准，但临床应用并不广泛。因此，其他辅助检查对临床诊断显得尤为重要，其中脑电图、影像学为无创性检查，影像学检查更为敏感，而脑脊液检查特异性较高。典型的影像学表现为"皮层绸带征"，即弥散磁共振加权成像（DWI）和液体衰减反转恢复序列（FLAIR）上出现一个或多个脑皮质层的局灶性或弥漫性坏死，或者双侧基底核区的异常高信号；"曲棍球征"，即丘脑枕部异常信号[4]。在特定的临床阶段，脑电图提示慢波背景上出现周期性发作波（periodic sharp wave complex，PSWC），表现为尖波、棘波、双相尖波、尖慢或棘慢综合波、慢波或三相波等。关于脑脊液 14-3-3 蛋白的检测，由于可出现在多种疾病中，只能作为参考。总之，影像学和脑电图的检查结果，都需要医生结合临床情况，仔细判读和甄别。

CJD 无特效疗法，主要是对症支持治疗及加强护理。由于大部分患者以痴呆的表现为首发症状，临床上多按自身免疫性脑病给予免疫调节治疗，根据患者的病情演变及随访修正诊断。对症治疗的药物有抗惊厥药，抗肌阵挛药，抗精神病药物等；此外需要加强营养支持。

患者一经诊断，应向疾病控制中心报告，并对患者进行隔离，对其使用过的生活用品和医疗用品进行销毁，以防医源性感染。患者的分泌物、尿液、粪便及病房不需特殊消毒处理，污染有患者血液或其他组织的物品可用 2% 游离氯的 NaClO 或 2mol/L NaOH 表面覆盖浸泡 1～2h 进行处理。医务人员尽量避免直接接触患者的血液和脑脊液，一旦暴露应立即用大量清水冲洗；日常接触患者最好戴手套，但无须呼吸道防护。对于 CJD 密切接触者无须进行隔离或临床观察。

病例启示　　快速进展性痴呆、肌阵挛、皮层绸带征、三相波，当出现上述排列组合时，需考虑克雅病。

（本例亦收录于《神经科的那些病例》一书中，部分有改动）

参考文献 >>

［1］Paterson RW，Takada LT，Geschwind MD. Diagnosis and treatment of rapidly progressive dementias［J/OL］. Neurol Clin Pract，2012，2（3）：187-200. https://doi.org/10.1212/CPJ.0b013e31826b2ae8.

［2］王珍燕，卢洪洲. 克雅病诊治［J/OL］. 中国感染与化疗杂志，2013，13（5）：400-404. http://www.wanfangdata.com.cn/link.do?url=BE78DC6926613EC3C61D070E578356F9C0FCD10AD4DC13D1A570C0F65213F934E7333D88E62F5656E4482B654AA454D40449AC4FCB6C7DE67926270CF98E56EC42108B03BEEA0E8E669EAE30C49174CE2737F869400015C9.

［3］Lee J，Hyeon JW，Kim SY，et al. Review: Laboratory diagnosis and surveillance of Creutzfeldt-Jakob disease［J/OL］. J Med Virol，2015，87（1）：175-186. https://doi.org/10.1002/jmv.24004.

［4］Vitali P，Maccagnano E，Caverzasi E，et al. Diffusion-weighted MRI hyperintensity patterns differentiate CJD from other rapid dementias［J/OL］. Neurology，2011，76（20）：1711-1719. https://doi.org/10.1212/WNL.0b013e31821a4439.

（王　蓓）

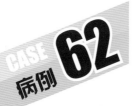

精神行为异常伴记忆力减退

临床资料

患者，男，32岁。因"精神行为异常6年，记忆力减退、肢体不自主抽动2个月"就诊。患者6年前因工作不顺出现情绪低落，少言寡语，性格改变，精神行为异常，自吹自擂，无缘由请客吃饭，购物消费不计成本，对生活失去兴趣，不能正常工作，就诊于精神科，考虑"双相障碍"可能，口服奥氮平、氟西汀、氯硝西泮等药物后症状稍有好转，但精神状况仍不稳定，无法正常工作。两月来记忆力减退、计算力下降、无法与人正常交流，说话逻辑性下降，生活不能自理。患者开始出现肢体不自主抽动，主要表现为头部和上肢向一侧抽动，无意识障碍，无大小便失禁，持续1～2 min后自行可缓解，每天最多可发作3～4次，无发热。否认家族史，否认毒物接触史，否认不良嗜好。

体格检查：神志清楚，反应迟钝，构音清楚，言语尚流利，语言理解能力差，对答不切题，定时、定向障碍。记忆力、计算力减退，任务执行功能下降，画图不能，MMSE 10分。左侧瞳孔直径3 mm，右侧瞳孔2 mm，瞳孔边缘不规则，双侧瞳孔对光反射消失，调节反射正常。眼球位置居中，眼球各向活动可，无眼震；其余脑神经阴性。颈软，双侧肢体肌力5级，四肢腱反射对称（++），双侧巴氏征（－）。行走步态正常，Romberg征阴性，脑膜刺激征阴性。

诊疗经过

该青年患者病程长，起初按"精神病"治疗，疗效欠佳。病情有所进展，出现了认知障碍和运动障碍。体格检查提示认知功能减退，存在阿·罗瞳孔，均指向器质性精神障碍。头颅磁共振（MRI）（图1）提示脑萎缩伴脑室扩大和脑白质多发异常信号，明确脑部存在结构性损害。血RPR阳性（1:64），血TPPA阳性；脑脊液提示蛋白轻度升高（695mg/L），脑脊液RPR阳性，脑脊液TPPA抗体阳性。自身免疫脑炎抗体、副肿瘤抗体阴性。脑电图提示广泛慢波，伴尖波。其他实验室检查：血常规、肝肾功能、电解质、叶酸、维生素B_{12}、甲状腺功能、自身抗体均正常。符合神经梅毒的诊断，予驱梅治疗。

病例分析

正如本例，患者以精神障碍起病的神经梅毒易被误诊为精神类疾病，多予以抗精神病药物治疗，长时间诊断不明确会延误病情，影响患者预后。提醒临床医生，要重视体格检查，必要的辅助

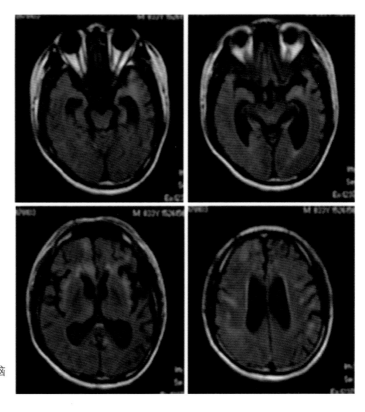

图1 头颅MRI脑萎缩伴脑室扩大和脑白质多发异常信号

检查，排除器质性疾病后，再考虑精神类疾病。梅毒螺旋体侵袭力极强，几乎可以侵犯神经系统的任何结构，相应地，神经梅毒的症状学和影像学均较为复杂，呈现"同病异症""同像异病"的特点，不愧是"伟大模仿者"。神经梅毒的临床表现可分为脑血管病、脑脊膜炎，脑脊髓炎、神经系统占位性病变以及各种类型的周围神经病（表1）[1]。

表1 神经梅毒的临床表现

临床类型	临床综合征	鉴别诊断
脑血管型	短暂性脑缺血发作 缺血性卒中 出血性卒中	动脉粥样硬化，结核性血管炎 病毒性血管炎，免疫相关性血管炎
脑脊膜炎型	脑膜炎	结核性脑膜炎，病毒性脑膜炎，真菌性脑膜炎
脑炎型	精神行为异常 认知功能障碍 头晕头痛 癫痫 帕金森综合征 小脑性共济失调	精神分裂症，抑郁症，狂躁症 CJD，病毒性脑炎，自身免疫性脑炎 锥体外系疾病
脊髓炎型	脊髓痨	亚急性联合变性
树胶肿	颅内树胶肿 脊髓树胶肿	颅内肿瘤，脑脓肿，脊髓肿瘤
周围神经型	动眼神经麻痹 多数单神经病 急性多发性神经病 慢性多发性神经病	动脉瘤，糖尿病动眼神经麻痹 血管炎性周围神经病 格林巴利综合征 CIDP

神经梅毒患者的影像学亦呈现"同病异像"的特点[1]。约2/3的神经梅毒患者MRI表现阴性。脑实质型患者以弥漫性脑萎缩最为常见，部分患者表现为额叶和颞叶的局灶性萎缩；其次是双侧颞叶和额叶底部T2/FLAIR上高信号，常被误诊为单纯疱疹性脑炎、自身免疫脑炎，但前者常因脑萎缩而伴有侧脑室前角增宽，后者早期以侧脑室前脚肿胀多见；此外还可表现为多发的白质和胼胝体的异常信号，正如本例所呈现的影像学表现一样。局灶或多发的脑梗死是脑膜血管型最常见的影像学表现；梅毒螺旋体易侵犯大动脉和中动脉，导致动脉炎发生，可表现为血管壁的强化；慢性脑膜炎可导致脑膜增厚，在影像学上可表现为局灶或弥漫的脑膜强化。以胸髓为主的长节段异常信号是脊髓型最常见的影像学表现，部分患者病灶会局限在后索，在少数患者，可发现脊髓表面的结节状强化灶。

阿·罗瞳孔，又称瞳孔对光调节反射分离（Light-near dissociation），指双侧瞳孔对光反射消失，而调节反射正常，同时可伴有双侧瞳孔缩小，不等大，边缘不规则，由于病变位置在双侧的中脑顶盖前核所致。阿·罗瞳孔一度被认为是神经梅毒的特有体征，甚至被称作"妓女的瞳孔"（prostitute's pupil），但近年来发现阿·罗瞳孔也可出现在多种疾病中，如多发性硬化、wernicke脑病，神经结节病、糖尿病等。阿·罗瞳孔虽非神经梅毒的特有体征，但仍对其诊断有重要提示意义[2]。

综合以上，神经梅毒的诊断一定程度上是通过血清学的筛查给予提示，进一步通过脑脊液检查明确诊断，门诊患者容易误诊漏诊。诊断神经梅毒没有金标准，需要结合临床表现、血清学特点和脑脊液特点综合判断。Marra 2015年发表的一篇综述文章推荐如下诊断标准可供参考[3]。

无症状神经梅毒：血清TPPA阳性，脑脊液VDRL阳性；如果脑脊液VDRL（Venereal Disease Research Laboratory）阴性，则需要满足脑脊液TPPA阳性和以下任何一项：①非HIV感染者：脑脊液白细胞＞5/μl或脑脊液蛋白＞45 mg/dl；②HIV感染者如果外周血CD4+细胞＜200/μl，血浆HIV RNA阴性，且在接受抗病毒治疗需满足脑脊液白细胞＞5/μl；③HIV感染者如果外周血CD4+细胞＞200/μl或血浆HIV RNA阳性或接受抗病毒治疗需满足：CSF-FTA-ABS（fluorescent treponemal antibodyabsorption）阳性，并且脑脊液白细胞＞20/μl。症状性神经梅毒：血清TPPA阳性、神经梅毒的症状和体征、脑脊液VDRL阳性或脑脊液白细胞＞5/μL或脑脊液蛋白＞45 mg/dl。

神经梅毒一经确诊，青霉素仍然是一线治疗，建议每天予青霉素1 800～2 400万单位静脉滴注，连续治疗10～14天；或肌注普鲁卡因青霉素（每天240万单位）并联合口服丙磺舒（500 mg，每天4次）治疗10～14天。对青霉素过敏的患者可考虑静脉注射头孢曲松（每天2g，连续治疗10～14天）。对无法接受青霉素和头孢曲松治疗的患者可考虑口服多西环素（200 mg，每天两次，连续治疗28天）替代。脑脊液白细胞，脑脊液RPR一般在治疗后4个月恢复正常或明显下降。脑脊液蛋白恢复最慢，在其他指标恢复正常后蛋白仍可持续增高，因此一般不用脑脊液蛋白来判断治疗效果。

建议在治疗后3个月、6个月、12个月复查脑脊液，如果治疗后6个月脑脊液细胞没有恢复正常，或治疗1年后脑脊液RPR没有下降4倍（如果起始滴度为1∶2，RPR需为阴性），建议重新治疗。不同临床表型的神经梅毒预后不同，单纯脑膜炎性患者可完全恢复正常，血管炎型患者常会遗留一定程度的脑血管病后遗症，麻痹性痴呆和脊髓痨患者，虽经积极治疗仍会引起不同程度的认知功能障碍和感觉性共济失调而导致残疾。

 病例启示 对精神行为异常的患者，需要排除神经梅毒。

参考文献 >>

［1］ Nagappa M，Sinha S，Taly AB，et al. Neurosyphilis：Mri features and their phenotypic correlation in a cohort of 35 patients from a tertiary care university hospital［J/OL］. Neuroradiology，2013，55（4）：379-388. https://doi.org/10.1007/s00234-012-1017-9.

［2］ Thompson HS，Kardon RH. The Argyll robertson pupil［J/OL］. J Neuroophthalmol，2006，26（2）：134-138. https://doi.org/10.1097/01.wno.0000222971.09745.91.

［3］ Marra CM. Neurosyphilis［J/OL］. Continuum，2015，21：1714-1728. https://doi.org/10.1212/CON.0000000000000250.

（段山山、王 蓓）

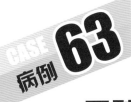

病例 63

四肢无力伴心包积液

临床资料

　　患者，女，40岁。因"四肢无力2年，双手麻木2个月"就诊。患者2年前（2014年7月中旬）无明显诱因出现双下肢无力，酸胀，伴乏力感，能独立行走。有下腹胀，无腰酸、腰痛。双下肢无力进行性加重，出现快步走不能，下蹲困难，下楼梯不能。4个月后因下肢无力酸胀感明显，一直卧床休息。此时无明显上肢症状，无胸背部束带感，无大小便障碍。在外院完善肌电图、脑脊液检查后，诊断为慢性炎性脱髓鞘性多发性神经根神经病（chronic inflammatory demyelinating polyradiculoneuropathy，CIDP），予甲泼尼松龙及两种球蛋白静滴，辅以营养神经治疗。自2015年2月开始定期每月行环磷酰胺（cyclophosphamide，CTX）静滴治疗，每次0.6 g，累积剂量为7.2 g。症状有所改善。2个月前，患者指尖开始麻木，并逐渐发展至全手掌，伴双手无力，双侧拇指和食指明显，刷牙等日常活动费力。

　　查体：神清，语言流利，高级皮层功能正常。双侧瞳孔等大等圆，对光反射灵敏，双眼球各向运动正常。双侧鼻唇沟对称，伸舌居中，双侧咽反射较灵敏，悬雍垂居中，无舌肌萎缩及舌肌颤动。双上肢近端肌力5级，远端肌力4级，双下肢肌力4级，双侧拇指、食指4⁻级，腱反射（－），双侧Babinski（－），指鼻试验稳准。全身浅表淋巴结无肿大。

诊疗经过

该患者病史长，免疫治疗一度有效，但症状由下肢进展至上肢。复查肌电图：多发周围神经损害，运动和感觉神经髓鞘损害伴轴索改变。是否有其他潜在病因造成周围神经病的加重尚不明确。

本次入院辅助检查：血常规：白细胞计数 $15.35 \times 10^9/L$，红细胞计数 $5.97 \times 10^{12}/L$，血红蛋白 130g/L，血小板计数 $631 \times 10^9/L$。红细胞和血小板增多。复查腰椎穿刺：有核细胞 $3.0 \times 10^6/L$，葡萄糖 4.91 mmol/L，氯 120 mmol/L，脑脊液蛋白 1 266 mg/L。超声心动图提示三尖瓣轻度返流，少量心包积液，左心室射血分数 0.71。血免疫球蛋白固定电泳：IgA 3.19 g/L，κ- 轻链 2.31 g/L，λ- 轻链 1.66 g/L，IgA 在 γ 可见异常浓集区带，M 带属于 IgA 型。骨髓穿刺活检：骨髓涂片见骨髓粒系增生略偏左移。免疫分型未见其他明显异常免疫表型细胞。血管内皮生长因子测定（VEGF）：751.52 pg/ml（正常值 0 ~ 142 pg/ml）。肝功能、肾功能、自身抗体均正常。双侧颈部未见异常淋巴结肿大，肠系膜未见淋巴结肿大。

患者存在明确的周围神经病，单克隆浆细胞异常增殖（M 蛋白），VEGF 升高，心包积液，红细胞 / 血小板增多，符合 2015 年更新的 POEMS 综合征的诊断标准（表 1）：两项主要标准加一项其他主要标准加一项次要标准。

表 1　POEMS 综合征的诊断标准

主要诊断 （必须同时具备）	多发周围神经病（以脱髓鞘为主） 单克隆浆细胞异常增殖
其他主要标准 （具备其中一项）	Castleman 病 多发性骨硬化 VEGF 升高
次要诊断 （具备其中一项）	脏器肿大（肝、脾、淋巴结） 血管外负荷增加（水肿、胸水、腹水、心包积液） 内分泌病（肾上腺、甲状腺、垂体、性腺、甲状旁腺、胰腺） 皮肤改变（色素沉着、多毛、肾小球样血管瘤、多血质、手足发绀、甲白、脸红） 视盘水肿 红细胞增多 / 血小板增多
其他症状或体征	杵状指、消瘦、多汗、肺动脉高压、限制性肺通气功能障碍、易栓体质、腹泻、维生素 B_{12} 缺乏

病例分析

POEMS 综合征是一种以多发性周围神经病变（polyneuropathy）、脏器肿大（organomegaly）、内分泌病变（endocrinopathy）、M 蛋白（M-protein）和皮肤改变（skin changes）为主要特征的克隆性浆细胞病[1, 2]。目前有关 POEMS 综合征的人群报道主要见于亚洲人，中国人也是好发人群之一，发病率为 0.3/100 000，中位生存期在 5 ~ 7 年，患者多死于心肺功能衰竭、感染和肾功能衰竭。这一类疾病早期的误诊率极高，经常会被诊断为吉兰-巴雷综合征或者慢性炎症性脱髓鞘性周围神经病。部分患者因首发起病为胸腔积液 / 腹腔积液或者是不明原因的心包积液而被误诊。回顾患者 2014 年于我院的检查结果，当时心超检查已经提示存在少量心包积液，血常规提示血小板为

$484 \times 10^9/L$，证明当时已经存在了一些蛛丝马迹，临床容易被忽略。

POEMS综合征的临床五大主要症状就是这5个字母对应的临床表现。其周围神经（P）损害常以脱髓鞘为主要表现，但也可以有轴索损害，因此运动神经比感觉更加容易受累，下肢神经的损害程度常重于上肢，并且愈后较差。其脏器肿大（O）通常累及肝、脾及淋巴结，考虑和血管通透性增加有关，目前并不认为是免疫蛋白沉积引起。其内分泌系统紊乱（E），最常受累的是性腺轴，此外还可以累及肾上腺、甲状腺、垂体、甲状旁腺、胰腺。男性患者需注意进行乳房查体，关注有无男性乳房女性化。女性患者则应注意有无月经不调，或者闭经。M是POEMS综合征的核心所在，作为一种"克隆性浆细胞疾病"就一定要有M。但是，M不仅指血清或尿的免疫固定电泳阳性，当存在血清游离轻链比例异常，或者骨髓活检证实为浆细胞瘤，都提示存在M，同样可以作为诊断依据。皮肤改变（S）不仅是色素沉着，少部分患者会表现为毛发明显增多、指甲发白，极少数会有皮肤肾小球样血管瘤表现，但是此类血管瘤通常存在真皮以下，所以不一定肉眼可见，需要通过皮肤活检明确。

VEGF也是POEMS的核心指标之一[3]，由骨母细胞、骨组织、肿瘤细胞（包括浆细胞）表达，作用于血管内皮，介导快速可逆的血管内皮渗透性改变，同时可促进血管再生。目前认为VEGF的含量与疾病的活动度相关。而与M蛋白分子质量的大小无关，VEGF升高可见于血浆和血清、脑脊液和胸腹腔积液中，血清的VEGF值通常是血浆的50倍。

此外，该病还可累及多系统，部分患者以胸腔积液、腹腔积液、心包积液或全身浮肿为首发症状，轻者可无临床症状，需要通过相关辅助检查才能被发现，临床中极易被忽略，重者可危及生命[4]。此外1/3的患者存在视神经乳头炎[5]，表现为视物不清，复视、眼痛，但视野缺损少见，眼底摄片可辅助诊断。出现视神经乳头炎的机制尚不明确，考虑为VEGF作用或是血管外容量增加有关。20%的患者继发呼吸困难，具体表现为限制性通气障碍、肺动脉高压，或者是肺泡膜弥散障碍，存在血管外容量超负荷的患者更容易合并呼吸困难表现。

其他的症状还有杵状指、消瘦、多汗、易栓体质、腹泻、维生素B_{12}缺乏，原因不明。54%的病人会有血小板增高或者红细胞增多，这类患者为易栓体质，20%的病人曾经发生过动脉或是静脉血栓。10%的病人可有颅脑血管疾病，主要是栓塞，从出现周围神经病至发生脑血管事件的中位时间是23个月。

 POEMS综合征的临床表现多样，需要重视病程中的"蛛丝马迹"。

参考文献 >>

[1] Dispenzieri A. POEMS syndrome: update on diagnosis, risk-stratification, and management [J/OL]. Am J Hematol, 2015, 90 (10): 951-962. https://doi.org/10.1002/ajh.24171.

[2] Heck D, Mergen M, Ganner A, et al. POEMS syndrome, calciphylaxis and focal segmental glomerulosclerosis-VEGF as a possible link [J/OL]. BMC Neurol, 2014, 14: 210. https://doi.org/10.1186/s12883-014-0210-3.

[3] Arana C, Pérez de León JA, Gómez-Moreno G, et al. POEMS syndrome (polyneuropathy, organomegaly, endocrinopathy, monoclonal gammopathy and skin changes) treated with autologous hematopoietic stem cell transplantation: a case report and literature review [J/OL]. Am

J Case Rep，2015，16：124-129. https://doi.org/10.12659/AJCR.892837.

［4］ Marinho FS，Pirmez R，Nogueira R，et al. Cutaneous Manifestations in POEMS Syndrome：Case Report and Review［J/OL］. Case Rep Dermatol，2015，7（1）：61-69. https://doi.org/10.1159/000381302.

［5］ Moss HE，Liu GT. Acute optic neuropathy associated with an intracranial mass in a patient with POEMS syndrome［J/OL］. J Neuroophthalmol，2012，32（1）：45-47. https://doi.org/10.1097/WNO.0b013e318234db5d.

（刘美琪、王 蓓）

CASE 病例 64

四肢无力伴关节酸痛、皮疹

临床资料

患者，男性，35岁。因"四肢关节、肌肉无力，伴酸痛、皮疹11个月"就诊。患者11个月前开始出现双侧鼻颊部红斑，随后感双手关节肿痛，持物困难，逐渐进展到上肢肌肉及关节疼痛。体重减轻15kg。既往体健，否认用药史。

诊疗经过

入院查体：患者双睑及额部红色皮疹，伴额部皮肤色素沉着（图1），双侧肩关节、肘关节、指间关节及跟腱挛缩。双手指间关节、掌指关节伸面紫红色丘疹（图2）。四肢近端及屈颈肌力3级，余肌力尚可。查血肌酸激酶40 U/L，乳酸脱氢酶399 U/L。肌电图提示肌源性损害。甲状腺功能、风湿免疫全套阴性。外院PET显示两肺慢性炎症，甲状腺两叶多发良性结节，纵隔淋巴结慢性炎症。肌肉活检HE染色显示肌束周围肌纤维直径明显缩小（束周萎缩）（图3），符合皮肌炎诊断。

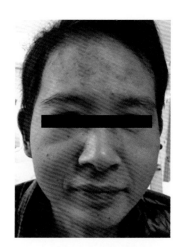

图1 患者双睑及额部红色皮疹，伴额部皮肤色素沉着

病例分析

皮肌炎（dermatomyositis，DM）是一种特发性炎症性肌病，主要

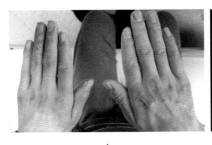
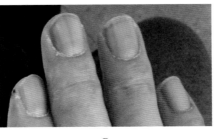
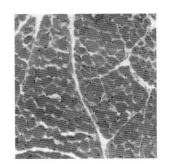

图 2　A 图示患者双手指间关节、掌指关节伸面紫红色丘疹；B 图示甲上小皮萎缩　　图 3　HE 染色示束周萎缩

累及骨骼肌和皮肤，伴有典型的皮肤损害。DM 儿童和成人均可患病，男女比约为 2∶1。DM 发病可能为急性（数天）或隐匿（数月）。皮肌炎患者最常见且其特有的皮损包括：Gottron 丘疹，是一种苔藓样丘疹，通常呈紫色丘疹和斑块，覆盖在掌指关节和指间关节，皮损消退后留有萎缩、色素减退和毛细血管扩张；Gottron 征，是指四肢伸肌腱，包括肘部和膝盖对称性的紫红色斑点，伴或不伴水肿。有典型皮疹的患者较易诊断，其他患者需借助肌肉病理，典型表现为束周萎缩。

肌肉可同时受累，亦可先于皮肤病，或继皮肤发病后数周至数年出现。主要累及近端肌肉，表现为爬楼梯、走路、从座位上站起来、梳头或伸手去拿肩上的东西时肌肉无力。肌肉疼痛较少见。最常见的临床症状是近端肌肉肌力下降，并伴有关节挛缩。病程后期会出现肌肉萎缩（40%）。重症患者的呼吸道及口咽肌受累可导致吞咽障碍、呼吸困难和吸入性肺炎。

DM 患者可能会出现全身性表现，一般症状如发热、乏力、体重减轻和关节痛。雷诺现象在特发性 DM 患者以及与其他结缔组织疾病相关的 DM 患者中多见。心脏受累包括心力衰竭等。间质性肺病通常与抗 tRNA 合成酶抗体有关。近 30% 的 DM 患者伴发肿瘤，男性和老年人发病率更高。最常见的恶性肿瘤为乳腺、卵巢、子宫、宫颈、结肠或直肠、肺和前列腺的肿瘤。恶性肿瘤的风险在疾病症状发展后的第一年是最高的，但在症状出现的其后 3 年发病风险逐年提高。因此该时间段的肿瘤筛查尤为重要。根据大多数研究，青少年皮肌炎与恶性肿瘤之间似乎没有关联，因此在儿科患者中通常不进行广泛的恶性肿瘤检测。

皮质类固醇是治疗 DM 的主要药物。口服泼尼松龙初始剂量为 1～2 mg/kg/ 天，持续 2～4 周，然后逐渐减量至最小有效剂量。对于病情严重的患者静脉注射甲泼尼松龙。

甲氨蝶呤（7.5～20 mg/ 周）被认为是一线的免疫抑制药。对于难治性或不耐受的病人，可采用静脉注射免疫球蛋白（2 g/kg·月，持续 3 个月）或环孢霉素 A（3～4 mg/kg/ 天），或与其他的免疫抑制剂联合应用可有效治疗难治性或不耐受的患者。应用霉酚酸酯（2～3 g/ 天）和他克莫司同样有效。由于环磷酰胺（口服 1～2 mg/kg/ 天或者静脉 0.75～1 g/m² · 月，持续 5～6 个月）发生不良反应的风险较高，通常用于更严重的患者。生物制剂，特别是利妥昔单抗也成功用于治疗对传统疗法无效的患者。由于一些皮损与紫外线暴露直接相关，强烈建议所有形式的疾病患者进行防晒。

　有皮疹的肌炎并非皮肌炎，典型的皮肤损害表现对诊断尤为重要。

参考文献 >>

［1］ Paravar T. Less common rheumatologic disorders: Current concepts of skin and systemic manifestations [J/OL]. Clin Dermatol, 2018, 36 (4): 525-532. https://doi.org/10.1016/j.clindermatol.2018.04.009.

[2] Iaccarino L, Ghirardello A, Bettio S, et al. The clinical features, diagnosis and classification of dermatomyositis [J/OL]. J Autoimmun, 2014, 48-49: 122-127. https://doi.org/10.1016/j.jaut.2013.11.005.

（岳冬曰、王 蓓）

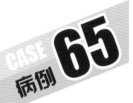

四肢无力伴食欲缺乏

临床资料

患者，男性，36岁。因"食欲缺乏伴活动后乏力8个月"就诊。患者8个月前开始出现进食少，体力弱，活动后容易疲劳、休息片刻后可继续活动。爬楼梯、下蹲后起立费力，逐渐加重，平时喜欢低头或半仰着头或躺着。症状呈进行性加重，行走100 m疲劳感明显，进食片刻后出现咀嚼无力感。近1个月患者平视或站立时间久有颈部、腰部酸胀感。行走20～30 m觉疲劳明显，休息数分钟可好转。自幼体育成绩一般，自发病以来体重较前减轻约15 kg。

诊疗经过

患者入院后查体四肢肌力尚可，屈颈肌力稍差，查血肌酸激酶248 U/L，乳酸脱氢酶261 U/L。肌电图：轻度肌源性损害肌电改变。串联质谱分析报告：短链、中链、长链酰基肉碱均增高，考虑多种酰基辅酶A脱氢酶缺乏症（戊二酸血脂Ⅱ型）。肌肉活检油红O染色示脂滴沉积（图1）。给予口服大剂量维生素B_2治疗，一周后食欲缺乏及活动后无力症状明显消失。诊断考虑核黄素敏感性脂质沉积性肌病，进一步二代测序证实电子转移黄素蛋白脱氢酶（electron transfer siderin protein dehydrogenase，ETFDH）基因复合杂合突变。

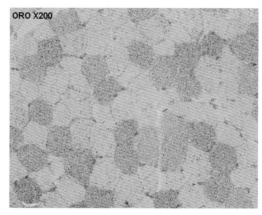

图1 油红O染色示脂滴沉积

病例分析

脂质沉积性肌病（lipid storage myopathy，LSM）是长链脂肪酸氧化缺陷，大量脂质成分异常贮存于肌细胞内所致的代谢性肌病。病因包括晚发型多酰基辅酶 A 脱氢缺陷（multiple aeyl coenzyme A dehydrogenation deficiency，MADD）、原发性肉毒碱缺乏、中性脂肪贮积病伴鱼鳞病以及中性脂肪贮积病伴肌病[1]。我国 LSM 中最为常见的病因是晚发型 MADD。

MADD 是一种常染色体隐性遗传病，其致病基因包括电子转移黄素蛋白（ETF）A 基因、ETFB 基因和 ETFDH 基因。在临床上，MADD 分为 3 个亚型：Ⅰ型与Ⅱ型为早发型（严重型），新生儿期或婴儿期起病，预后不良；Ⅲ型为晚发型（温和型），青少年或成年起病，通常表现为进展性或波动性近端型肌病和运动不耐受，可伴随发作性消化道症状、低血糖或代谢性酸中毒，相当一部分患者对核黄素治疗预后良好，称为核黄素反应性多种酰基辅酶 A 缺乏症（riboflavin responsive lipid storage myopathy multiple acyl coenzyme A dehydrogenation deficiency，RR-MADD），对其早期准确诊断并进行药物干预具有重要的临床意义[2]。

MADD 诊断依据：①隐匿起病，波动性肌无力、肌肉酸痛和运动不耐受，可伴有反复发作的呕吐；②对称性四肢近端和躯干肌受累，颈肌、咀嚼肌受累相对明显，可伴有四肢近端和躯干肌萎缩，核黄素治疗有显著疗效；③肌肉活检示肌纤维内大量脂肪沉积，且排除线粒体肌病和类固醇肌病等继发性肌肉脂肪沉积；④发作期尿有机酸分析显示戊二酸等多种有机酸的浓度升高；血脂酰肉碱谱分析可见中、长链脂酰肉碱增高，游离肉碱多正常；⑤基因分析发现 ETFDH 或 ETFA/B 基因突变[3]。

本例患者肌肉病理证实为 LSM。对核黄素治疗反应良好，临床病理确诊为 RR-LSM。结合其基因检测结果诊断为 RR-MADD。

回顾其临床特点，四肢近端无力，体重减轻，肌酶升高，肌电图呈肌源性损害等特点，最常被误诊为炎性肌病。但炎性肌病多为持续性无力，运动不耐受症状不似 MADD 明显。血肌酸激酶相对较高，多为单相病程，与季节相关性不大。而对于 MADD 患者来说，寒冷作为主要诱发因素，发病多在冬春季。另合并的食欲不振等消化道症状也可与炎性肌病相鉴别。

MADD 四肢易疲劳、咀嚼与抬头费力，症状活动后加重而休息后减轻，易误诊为重症肌无力（myasthenia gravis，MG）。与 82.2% 的 MG 患者眼外肌受累不同，LSM 眼外肌通常不受累。LSM 为较持续的运动不耐受，疲劳周期较长。MG 新斯的明试验阳性率在 80%～90%，全身型 MG 重复神经电刺激阳性率达 90%，而在 LSM 则为阴性[3]。

LSM 临床表现缺乏特异性，临床极易误诊。诊断有赖于肌肉病理检查及基因检测结果。鉴于国内以核黄素反应性 MADD 为主，可首选核黄素治疗，经长期随访发现多数患者服用核黄素 3～6 个月后可停药且无复发。少数患者在感染或劳累后可出现肌酸痛无力，给予补充核黄素后症状可再次缓解。长期服用小剂量核黄素可避免上述症状复发，注意避免劳累、上呼吸道感染、禁食等诱因。

病例启示　　食欲不振合并进行性加重的运动不耐受，需考虑脂质沉积性肌病，应完善串联质谱、肌肉活检和基因检查。

参考文献 >>

[1] Bruno C，Dimauro S. Lipid storage myopathies［J/OL］. Curr Opin Neurol，2008，21（5）：601-606. https://doi.org/10.1097/WCO.0b013e32830dd5a6.

[2] 中华医学会神经病学分会，中华医学会神经病学分会神经肌肉病学组，中华医学会神经病学分会肌电图及临床神经生理学组.中国脂质沉积性肌病诊治专家共识［J/OL］.中华神经科杂志，2015，48（11）：941-945. https://doi.org/10.3760/cma.j.issn.1006-7876.2015.11.003.

[3] 武涛，吴海琴，贾颐，等.脂质沉积性肌病21例临床分析［J/OL］.陕西医学杂志，2014，43（7）：804-806. https://doi.org/10.3969/j.issn.1000-7377.2014.07.013.

（岳冬曰、王 蓓）

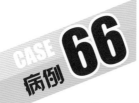

运动后肌肉酸痛、乏力

临床资料

患者1：男性，42岁。因"发现肌酶升高5年"就诊。患者2010年11月底因亚硝酸盐中毒入院，当时查肌酸激酶（CK）4 342 U/L，考虑与中毒有关。予营养心肌等治疗后复查CK降至612U/L后出院，此后患者多次复查肌酶在1 200至4 400 U/L间波动。追问病史：患者自幼体育成绩不佳，短跑勉强及格，长跑不及格，跑步约5min左右双腿沉重伴酸痛，需停下来走约5～10 min后症状消失，可继续前行，立定跳远能及格，仰卧起坐做2～3个后腹肌抽紧疼痛难忍，平日骑自行车约5 min左右出现双下肢无力酸痛症状，停下来喝水稍休息1 min后，可继续骑行30 min至1 h。曾于2012年冬季滑雪及2015年8月漂流后出现"酱油尿"，休息2天后好转。家族中无类似患者。

患者2：女性，15岁。因"运动后双下肢无力、酸痛10余年"就诊。患者自记事起走路容易累，不能跑步，上小学体育课时跑步约1min后感双下肢酸痛无力无法坚持，休息后症状缓解，若再次跑步亦会出现该症状，快走10min左右亦会出现此症状，放慢速度，症状可逐渐消失，立定跳远成绩可，做仰卧起坐2个后腹部抽痛明显，不能活动，需弯腰休息30min后方恢复正常。病程中未有尿色加深，随着患者的年龄增长该症状未有明显加重或减轻。父母非近亲婚配，家族中无类似患者。

诊疗经过

患者 1 入院查体：身高 178 cm，体重 89 kg，肌力正常。CK 1 159 U/L，乳酸脱氢酶（LDH） 209 U/L。肌电图未见明显神经源性及肌源性损害肌电改变。大小腿肌肉磁共振（MRI，图 1A-F），可见大腿后群部分肌肉及小腿比目鱼肌轻度脂肪浸润。肌肉活检（图 1G-J），HE 示个别肌纤维肌膜下或肌纤维内空泡样改变，该空泡经 PAS 染色后出现深染，肌肉磷酸化酶染色提示活性完全缺失。*PYGM* 基因测序（图 1K，L），c.855C ＞ G p.C285X，c.1199C ＞ A p.T400N 复合杂合突变，其中前者为新发突变，后者为已知突变。

患者 2 入院查体：身高 157 cm，体重 53 kg，肌力正常。CK 6 218 U/L，LDH 380 U/L。肌电图，轻度肌源性损害肌电改变。大小腿肌肉 MRI（图 2A-F），可见右侧大收肌水肿，小腿 MRI 未见明显异常。肌肉活检（图 2G-J），HE 示大量肌纤维肌膜下空泡样改变，该空泡经 PAS 染色后出现深染，肌肉磷酸化酶染色提示活性完全缺失。*PYGM* 基因测序（图 2K），c.1948C ＞ T p.R650X 纯合突变，为已知突变。

两例患者均考虑为 McArdle 病，确诊后建议患者调整饮食结构，患者 1 因空腹血糖偏高担心该饮食结构会影响其血糖水平，而未改变饮食，患者 2 增加每餐碳水化合物食用量，2 个月后电话随访自觉耐力未有明显改善。

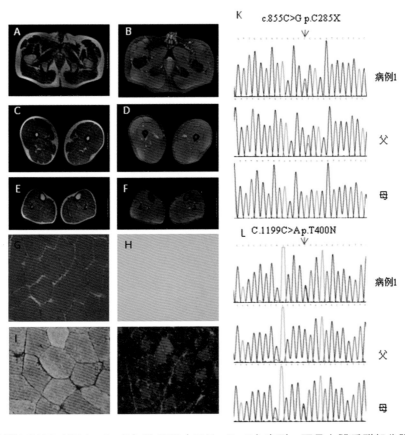

图 1　患者 1 大小腿 MRI T1（图 A，C，E）及 STIR（图 B，D，F）序列，可见大腿后群部分肌肉及小腿比目鱼肌轻度脂肪浸润，未见明显水肿；病理染色 HE 示部分肌纤维肌膜下空泡样改变（图 G），PAS 示肌膜下深染（图 I），肌肉磷酸化酶活性完全缺失（图 H），图 J 为磷酸化酶阳性对照；*PYGM* 基因测序示：c.855C ＞ G p.C285X，c.1199C ＞ A p.T400N 复合杂合突变，前者来自父亲，后者来自母亲。

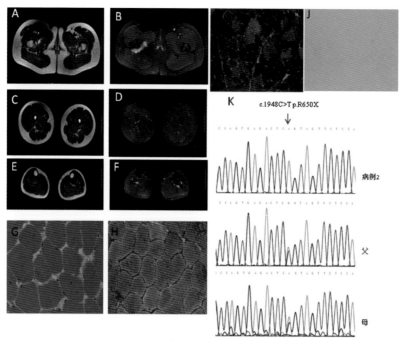

图2　患者2大小腿MRI T1（图A，C，E）及STIR（图B，D，F）序列，可见右侧大收肌明显水肿，未见明显脂肪浸润；病理染色HE示大量肌纤维膜下空泡样改变（图G），PAS示肌膜下深染（图H），肌肉磷酸化酶活性完全缺失（图J），图I为磷酸化酶阳性对照；*PYGM*基因测序示：c.1948C＞T p.R650X纯合突变（图K）。

病例分析

　　McArdle病也称糖原贮积症V型（glycogen storage disease V，GSDV），是因*PYGM*基因突变引起肌肉磷酸化酶缺陷所导致的常染色体隐性遗传病。此酶作用于肌肉糖原分解的起始，酶活性异常引起糖原分解障碍，最终将导致病人无法从肌肉储备的糖原内获得能量，且分解不充分的糖原颗粒在肌肉内过度沉积而致病[1]。此类患者多于20岁以前起病，临床表现为运动不耐受，运动后无力、肌肉痉挛、肌痛，严重者可有横纹肌溶解，血清肌酸激酶表现为持续升高。即使是发作间期，几乎所有的病人有"二阵风"现象（"second wind" phenomenon，又称"继减"现象），该现象早在1961年首次由Pearson提出，即剧烈的有氧运动后出现的肌无力、呼吸困难及心跳加速在休息10 min后明显改善。多数患者描述这一现象为运动初期的无力症状在短暂的休息后可明显好转，这可能与运动后肌肉内血流量增加、脂肪代谢及葡萄糖利用增强有关[2]。

　　本文的两例患者通过病理和基因确诊为McArdle病，追问病史，患者均自幼体育成绩差，长短跑均差，但立定跳远成绩尚可，而仰卧起坐因腹痛不能坚持。患者运动不耐受的核心症状为运动后的无力和疼痛，在运动1～5 min后出现，休息或放慢速度5～10 min后可完全缓解。实验室检查提示肌酶持续升高，肌电图可轻度肌源性损害或正常，肌肉活检见HE染色中肌纤维膜下空泡样改变，PAS肌膜下的深染，肌肉磷酸化酶染色阴性。曾有研究[3,4]提到女性患者症状会较男性重，但2012年Lucia等[1]对239例西班牙患者的研究发现男女之间的临床症状并无统计学差异，本文中的患者2（女性）临床症状较患者1（男性）重，但她却没有发生过横纹肌溶解，究其原因可能其运动不耐受症状太重，而无法坚持反复持续运动来诱发肌肉损伤有关。

　　虽然多数的代谢性肌病有运动不耐受症状，但McArdle病却因其特有的"二阵风"现象而有别于其他代谢性肌病，John[5]等曾对24名McArdle病、17名健康对照及25例代谢性肌病（包括3例GSDVII、1例GSDX、7例脂质沉积病、14例线粒体肌病）患者进行运动试验，研究发现24例

McArdle 病均出现了"二阵风"现象，而正常对照组及代谢性肌病组均为阴性，这表明"二阵风"现象在诊断 McArdle 病中有高度的敏感性及特异性，本文中的两例患者均有该现象。

该病目前尚无特效的药物治疗，但国外多项研究发现适当的饮食及运动方式调整对该病患者的症状改善及耐力的提高有明显的帮助。饮食建议：高碳水化合物低脂饮食，其中碳水化合物（如蔬菜、水果、面包、米饭等）占 65%，脂肪约占 20%；运动前 5min 进食葡萄糖或果糖（成人 ≥（30～40 g），儿童 20 g）[6]。运动建议：避免会引起肌肉损伤的重体力活动（如举重、极限跑步等）；每周 4 次，每次 30～40 min 中等强度的有氧运动[7]。本文中一例患者曾尝试调整饮食，但症状未有明显改善，考虑可能与患者的饮食结构碳水化合物量仍不足有关，需进一步更为精准的膳食指导及更多病例的追踪随访。

 运动后肌肉痉挛、疼痛，休息后迅速缓解，血生化肌酸激酶持续升高，需警惕 McArdle 病。

（本文 2017 年发表于《中华神经科杂志》第 50 卷第 1 期，部分有改动）

参考文献 >>

［1］ Lucia A，Ruiz JR，Santalla A，et al. Genotypic and phenotypic features of McArdle disease：insights from the Spanish national registry［J/OL］. Neurol Neurosurg Psychiatry，2012，83（3）：322-328. https://doi.org/10.1136/jnnp-2011-301593.

［2］ Nogales-Gadea G，Godfrey R，Santalla A，et al. Genes and exercise intolerance：insights from McArdle disease［J/OL］. Physiol Genomics，2016，48（2）：93-100. https://doi.org/10.1152/physiolgenomics.00076.2015.

［3］ Rubio JC，Gómez-Gallego F，Santiago C，et al. Genotype modulators of clinical severity in McArdle disease［J/OL］. Neurosci Lett，2007，422（3）：217-222. https://doi.org/10.1016/j.neulet.2007.06.025.

［4］ Rommel O，Kley RA，Dekomien G，et al. Muscle pain in myophosphorylase deficiency（McArdle's disease）：the role of gender，genotype，and pain-related coping［J/OL］. Pain，2006，124（3）：295-304. https://doi.org/10.1016/j.pain.2006.04.017.

［5］ Vissing J，Haller RG. A diagnostic cycle test for McArdle's disease［J/OL］. Ann Neurol，2003，54（4）：539-542. https://doi.org/10.1002/ana.10725.

［6］ Haller RG，Wyrick P，Taivassalo T，et al. Aerobic conditioning：an effective therapy in McArdle's disease［J/OL］. Ann Neurol，2006，59（6）：922-928. https://doi.org/10.1002/ana.20881.

［7］ Mate-Munoz JL，Moran M，Perez M，et al. Favorable responses to acute and chronic exercise in McArdle patients［J/OL］. Clin J Sport Med，2007，17（4）：297-303. https://doi.org/10.1097/JSM.0b013e3180f6168c.

（岳冬日、王 蓓）

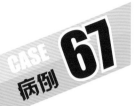

步态不稳伴四肢麻木疼痛

临床资料

患者，男，77岁，退休。因"四肢麻木疼痛不适，行走时步态不稳3个月"就诊。3个月来无明显诱因出现四肢末端麻木疼痛不适，不能握笔，不能持筷。疼痛难忍，影响睡眠。行走时步态不稳，步基宽，像脚踩在鹅卵石上。无肌肉萎缩，无肉跳，无二便障碍。1年前诊断为糖尿病，口服"阿卡波糖片"，血糖控制可。否认有重金属接触史，否认遗传性疾病家族史。

体格检查：神清，脑神经（－）。四肢肌张力正常，双上肢肌力近端5级，远端5$^-$级，双下肢近端肌力5$^-$级、远端肌力4$^+$级，四肢腱反射（－）。手套袜套样浅感觉，位置觉减退；假性手足徐动征。感觉性共济失调步态，Romberg（＋）；双下肢病理征（－）。

诊疗经过

患者临床表现为神经病理性疼痛和感觉性共济失调。肌电图检查为多发性周围神经损害，感觉神经受累为主，感觉神经轴索或其神经元损害皆应考虑。与临床查体符合。

周围神经病变的定性诊断并不容易。患者脑脊液检查细胞数正常，蛋白增高（1 323 mg/L），神经元抗体Hu（＋＋＋＋），其他自身抗体阴性，M蛋白，抗神经节苷酯抗体阴性。追问病史，患者2年前曾出现右侧颈部肿块，穿刺提示神经内分泌癌，两次PET-CT检查未提示明显病灶。之后颈部肿块自行消退（患者自觉肿块已消退，在初次提供病史时未提及）。结合既往有神经内分泌癌病史，Hu抗体阳性，诊断为副肿瘤综合征，感觉神经元病。患者未再复查PET-CT。予丙种球蛋白和激素治疗，加巴喷丁和度洛西汀改善神经病理性疼痛，有一定程度改善。

病例分析

四肢麻木疼痛对于一个患糖尿病的病人来说，似乎司空见惯。大部分医生都会首先考虑糖尿病性周围神经病变。患者在血糖控制良好的情况下，出现进行性加重的神经病理性疼痛和感觉性共济失调，同时体检发现假性手足徐动征，需高度怀疑感觉神经元病。这就要求我们临床医生借助辅助检查，查清背后的"元凶"。

感觉神经元病（sensory neuron disease，SND；或sensory neuronopathy，SNN；或ganglionopathy）是一组疾病，以侵犯脊髓背根神经节（dorsal root ganglion，DRG）为特征，由肿瘤、免疫异常、中毒、药物、感染、遗传等多种病因引起[1]，有一部分暂时无法明确潜在病因，属于原发性SND。

SND 核心临床特征为感觉减退或缺失。起初多为非对称性分布，伴有感觉性共济失调，一般无肌力障碍。深浅感觉均可受累，上肢先受累，再向躯体、面部发展，最后出现步态异常和共济失调。通常上肢重于下肢，具有非长度依赖性的特点。根据受累背根神经节的不同，临床表现不同。累及大感觉神经元，表现为感觉性共济失调，本体感觉障碍。累及小到中等感觉神经元，表现为阳性感觉症状，如疼痛、烧灼感、神经病理性疼痛和感觉过敏。自主神经受累则表现为体位性低血压、性功能障碍、胃肠道症状、假性肠梗阻或强直瞳孔等。体征上可出现腱反射消失以及深浅感觉障碍、假性手足徐动、感觉性共济失调、Romberg 征阳性[2]。在副肿瘤或免疫介导感觉神经元病中，易累及自主神经和周围运动神经轴索，还可累及其他系统，表现出原发肿瘤或基础疾病的症状和体征。

通过神经元抗体检测的阳性提示，回溯了患者的既往病史，诊断为副肿瘤性感觉神经元病（paraneoplastic sensory neuron diseases，PSND）。对于 PSND 来说，神经症状可为首发症状，早于原发肿瘤。查出潜在的肿瘤是非常有意义的。一部分肿瘤尚处于可治阶段，神经系统损害也可一定程度改善。推荐通过 PET-CT 筛查肿瘤，一次阴性结果并不能完全排除肿瘤，建议加强随访。

副肿瘤综合征可影响神经系统的任何一个部位，大脑皮层、小脑、脊髓、周围神经、神经肌肉接头及肌肉均可受累。神经元抗体目前主要包括 6 种：Hu、Ri、Yo、Ma2/Ta、Amphiphysin 和 CV2[3]。不难看出，在本例患者的病因诊断中，起到决定作用。副肿瘤综合征和这些神经元抗体并非绝对一一对应。

抗 Hu 抗体，又称为抗神经元核抗体 1 型，最为常见。其靶抗原存在于神经细胞核、神经内分泌细胞、小细胞肺癌和神经母细胞瘤中。最常见于小细胞肺癌伴发感觉神经元病和脑脊髓炎。研究表明 Hu 抗体对于 PSND 的诊断灵敏度高达 82%，特异度高达 99%。但其滴度与肿瘤的预后没有相关性。

Ri 又称为抗神经元核抗体 2 型，其靶抗原局限在中枢神经系统神经细胞核中表达，见于乳腺癌、小细胞肺癌伴发斜视性眼阵挛肌阵挛。抗 Yo 抗体，又称为抗浦肯野细胞抗体 1 型，抗原在小脑浦肯野细胞中表达，常见于妇科肿瘤、乳腺癌伴发小脑变性。抗 Ma2/Ta 抗体，抗原存在于神经元细胞核和细胞质中，最常见于睾丸癌伴发脑炎。抗 Amphiphysin 抗体主要识别神经元突触囊泡，可在僵人综合征患者中检测出。可见于乳腺癌，小细胞肺癌。抗 CV2 抗体，又称为抗 CRMP5 抗体，抗原是 CRMP5 蛋白（collapsing response mediator protein 5），存在于脑白质中的少突胶质细胞，对应的副肿瘤综合征包括边缘叶脑炎、脑脊髓炎等，可见于小细胞肺癌、胸腺瘤中。

总之，神经元抗体、副肿瘤综合征、肿瘤三者之间均为"一对多"的关系（表 1）。

表 1 神经元抗体、副肿瘤综合征、肿瘤三者关系简表

神经元抗体	副肿瘤综合征	最常见肿瘤
抗 Hu 抗体	感觉神经元病、脑脊髓炎	小细胞肺癌 成神经细胞癌
抗 Ri 抗体	斜视性眼阵挛肌阵挛综合征	乳腺癌 小细胞肺癌
抗 Yo 抗体	小脑变性	妇科肿瘤 乳腺癌
抗 Ma2/Ta 抗体	脑干炎、边缘性脑炎	睾丸癌
抗 Amphiphysin 抗体	僵人综合征	乳腺癌 小细胞肺癌
抗 CV2 抗体	边缘性脑炎	小细胞肺癌、胸腺瘤

病例
启示   重视神经元抗体在副肿瘤综合征诊断中的作用。

（本例亦收录于《神经科的那些病例》一书中，部分有改动）

参考文献 >>

[1] Sghirlanzoni A，Pareyson D，Lauria G. Sensory neuron diseases［J/OL］. Lancet Neurol，2005，4
（6）：349-361. https://doi.org/10.1016/S1474-4422（05）70096-X.

[2] Camdessanché JP，Jousserand G，Ferraud K，et al. The pattern and diagnostic criteria of sensory
neuronopathy：a case-control study［J/OL］. Brain，2009，132（Pt 7）：1723-1733. https://doi.
org/10.1093/brain/awp136.

[3] Antoine JC，Robert-Varvat F，Maisonobe T，et al. Testing the validity of a set of diagnostic criteria
for sensory neuronopathies：afrancophone collaborative study［J/OL］. J Neurol，2014，261（11）：
2093-2100. https://doi.org/10.1007/s00415-014-7423-7.

（王 蓓）

CASE 68
病例

步态不稳伴皮肤硬化

临床资料

　　患者，女，57岁。因"双下肢水肿1年，皮肤硬化半年"入院。一年前无明显
诱因出现双下肢水肿，按压可有凹陷，无发红及疼痛，在当地医院考虑"类风湿关
节炎"，予甲泼尼松龙20 mg静滴8天后症状水肿消退，后出院予泼尼松龙10 mg治
疗，未再出现水肿。半年前出现双下肢皮肤发紧、变细，并逐渐出现前臂及双手，
致使双手无法伸直，晨起时四肢僵硬明显，活动后稍减轻。

　　查体：神清，语利，脑神经阴性，抬头肌力5级，四肢肌力5级，四肢腱反射
对称（++），双侧病理征（－），双侧小腿变细，皮肤发紧，蜡样光泽，右小腿皮肤
色素脱失（图1A），双侧踝周色素沉着（图1B），右小腿沟槽征（＋）（图1C），脐
周散在皮疹，触之硬（图1D），双手远端关节挛缩（图1E）。右侧跟腱挛缩明显，
行走时足跟不能着地。关节处压痛明显。

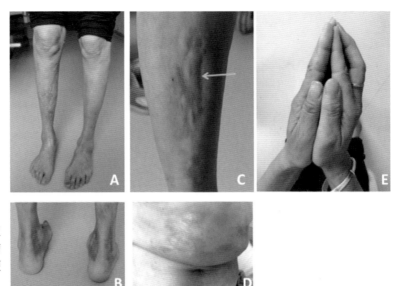

图1　右小腿皮肤色素脱失（A），双侧踝周色素沉着（B），右小腿凹槽征（C），脐周散在皮疹，触之较硬（D），双手远端关节挛缩（E）

诊疗经过

患者入院完善血常规示嗜酸粒细胞（eosinophile granulocyte，EOS）绝对值 $0.95×10^9$/L，百分比 19.7%；类风湿因子 35.6 U/ml（正常值 0～20 U/ml）；γ-球蛋白 24.7%（正常值 9.0%～18.0%）；双小腿磁共振（MRI）示各肌群轻度脂肪浸润伴筋膜水肿（图2）；抗核抗体 1:320（颗粒型），抗可溶性抗原（ENA）（－）；肺部 CT 示两肺纹理增多；腹部 B 超示肝胆胰脾肾未见明显异常。根据皮肤硬化、晨僵、外周血 EOS 升高、肌肉 MRI 见筋膜水肿考虑嗜酸性筋膜炎（eosinophilic fasciitis，EF）。予甲泼尼松龙 40 mg 静滴 5 天后，患者疼痛症状缓解，行走时右足跟可着地。

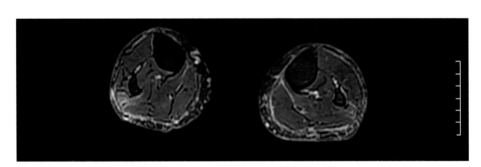

图2　患者双小腿磁共振 STIR 序列　各肌群轻度脂肪浸润伴筋膜水肿

病例分析

EF 是一种少见的外周血 EOS 增多，并在肌筋膜中浸润为主要表现的结缔组织病。各年龄均可发病，主要发生在 40～50 岁成人，男女性发病率没有明显差异。30%～46% 患者在发病前有剧烈运动或外伤。本病典型起病为四肢远端的疼痛及红肿，以前臂最常见，其次是小腿，多左右对称。随着病情的进展，水肿逐渐被皮肤变厚及硬化所取代，可出现橘皮样外观，即"橘皮征"；约有 50% 患者可见明显的静脉凹陷征，即"凹槽征"；这两个征象是该病的特异性皮肤表现。1/3 患者可出现局灶性皮肤硬化，躯干的皮肤硬化会导致患者出现限制性通气障碍。可出现皮肤色素沉着、色素缺失等，肌痛，肌无力及晨僵，体重减轻较多见，而雷诺现象少见。40% 患者会出现关节挛缩和滑膜炎，关节挛缩多出现于该病的晚期阶段，提示筋膜纤维化程度严重[1]。

　　该病目前尚无统一的诊断标准，Pinal-Fernandez 等在 2014 年提出了关于 EF 诊断的建议标准，其中包括 2 条主要标准和 5 条次要标准。主要标准：①对称或非对称性，弥漫（四肢、躯干和腹部）或局限（四肢）的皮肤肿胀、硬结和皮肤皮下组织增厚；②病变皮肤全层楔形活检提示筋膜增厚，伴淋巴细胞和巨噬细胞聚集，伴或不伴 EOS 浸润。次要标准：①外周血 EOS $> 0.5 \times 10^9/L$；②高 γ 球蛋白血症，计数 $> 1.5\ g/L$；③肌无力和或二磷酸果糖酶升高；④ "橘皮样" 或 "凹槽征" 改变；⑤肌筋膜在 MRI 检查 T2 加权像显示高信号。在除外系统性硬化症诊断后，符合 2 条主要标准或 1 条主要标准加 2 条次要标准，可诊断为 EF[2]。

　　EF 需与以下疾病进行鉴别：

　　（1）L- 色氨酸摄入后的嗜酸性粒细胞增多–肌痛综合征，急性或慢性起病，表现为广泛的肌痛、呼吸困难、咳嗽、发热、皮肤感觉过敏、皮疹以及四肢末端的瘙痒和肿胀。诊断标准为：外周血嗜酸粒细胞明显升高，伴广泛的肌痛，肌痛症状较重，以至于患者日常活动受限，排除感染及肿瘤病史。

　　（2）高嗜酸性粒细胞综合征，该病主要表现为外周血嗜酸性粒细胞增多及全身器官（心脏、肺脏和神经）受累。

　　（3）系统性硬化，两者均表现为广泛的皮肤纤维化，但是系统性硬化不会有外周血嗜酸性粒细胞的增多，且对激素治疗效果不佳，常合并有多脏器（如肺和食管）的受累，毛细血管镜检查多异常。皮肤活检中 EF 表皮正常，炎症反应在筋膜和皮下组织下部，而系统性硬化可见表皮异常，真皮层显著水肿和硬化。

　　（4）Churg-Strauss 综合征，当 EF 患者出现脏器受累时需鉴别 Churg-Strauss 综合征，后者的典型临床表现为激素依赖型哮喘，胃肠道、神经、心脏、皮肤及肾脏的多器官受累，这在 EF 中较少见，38% ～ 48% 患者有血清抗中性粒细胞胞浆抗体（ANCA）阳性。

　　（5）外周 T 细胞淋巴瘤：有时会有皮肤和 / 或筋膜的受累，但皮疹好发于躯干和臀部，起初为点状，逐渐为斑片状，可合并有其他系统（如肝脏、肺、骨髓等）的受累，活检可明确诊断[1]。

　　该病一般预后良好，部分患者可未经治疗自行缓解，而未缓解的患者建议使用糖皮质激素（0.5 ～ 1 mg/kg·d）治疗，症状缓解需要数周或数月，低剂量的甲氨蝶呤（methotrexate，MTX）治疗（15 ～ 25 mg，每周）为推荐的二线治疗方案，特别对于皮肤出现有硬皮样改变的患者[3]。

 病例启示　　皮肤变硬并非单纯是皮肤科疾病，需仔细查体，综合判断。

（本例亦收录于《神经科的那些病例》一书中，部分有改动）

参考文献 >>

［1］　Lebeaux D，Sène D. Eosinophilic fasciitis（Shulman disease）［J/OL］. Best Pract Res Clin Rheumatol，2012，26（4）：449-458. https://doi.org/10.1016/j.berh.2012.08.001.

［2］　Pinal-Fernandez I，Selva-O'Callaghan A，Grau JM. Diagnosis and classification of eosinophilic fasciitis［J/OL］. Autoimmun Rev，2014，13（4-5）：379-382. https://doi.org/10.1016/j.autrev.2014.01.019.

［3］　Wright NA，Mazori DR，Patel M，et al. Epidemiology and treatment of eosinophilic fasciitis: an Analysis of 63 patients from 3 tertiary care centers［J/OL］. JAMA Dermatol，2016，152（1）：97-99. https://doi.org/10.1001/jamadermatol.2015.3648.

（岳冬日、王　蓓）

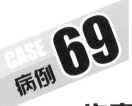

步态不稳伴记忆力减退进行性加重

临床资料

患者，男，65岁。因"记忆力减退2天"入院。患者入院前2天出现记忆力进行性减退，近事记忆减退明显，家属代诉患者仅能回忆当天事件，表情淡漠，行走时步态不稳，否认有头晕、头痛、四肢活动不利等不适，为求进一步治疗入院。追问病史，患者1个月前因"急性胰腺炎"住院治疗，治疗期间长时间禁食并静脉营养支持，1周前病情稳定出院，出院后患者饮食欠佳。患者既往有"腔隙性脑梗死""高血压"病史，否认其他疾病史，否认吸烟、酗酒史，否认有家族性遗传疾病史。

入院查体：血压130/80 mmHg，神清，步态不稳，扶入病房，心肺查体无特殊，腹部体征无明显异常。专科检查：患者回答切题，近事记忆减退明显，定向力、计算力正常，眼球水平、垂直震颤（＋），指鼻及跟膝胫试验欠稳准，四肢肌力、肌张力正常。生理反射存在，病理征未引出。辅助检查中，血常规检查示白细胞 11.18×10^9/L，血红蛋白100 g/L，血小板计数 333×10^9/L，中性粒细胞82.4%。肝功能检测示白蛋白27 g/L，总胆红素浓度10.1 μmol/L，直接胆红素浓度3.6 μmol/L，间接胆红素浓度6.5 μmol/L，谷丙转氨酶和谷草转氨酶正常。血电解质检测示钾3.26 mmol/L、钠132.8 mmol/L、氯96.9 mmol/L。头颅磁共振示脑干、双侧基底节区、侧脑室体旁及额顶叶白质内见多发斑点状及小斑片状异常信号灶，T1W呈低信号或等低信号，FLAIR部分病灶呈高信号，部分呈低信号，脑功能成像DWI病灶信号未见明显增高。水成像各脑室、脑池及脑沟略增宽、扩大，中线结构无移位。

诊疗经过

入院后，患者记忆力减退持续加重（只能回忆起1 h内的活动），结合患者病史、症状及体征，患者长期禁食，营养不良，伴有眼震、共济失调和认知障碍，考虑为韦尼克脑病，予维生素 B_1 注射液肌肉注射100 mg/次，每天2次，治疗第3天患者表情淡漠好转，1周后眼震消失，1个月后诸症好转，可自行行走，仅遗留有记忆减退后遗症，治疗方案改为口服维生素 B_1 片50 mg/次，每天3次。

病例分析

韦尼克脑病（Wernicke's encephalopathy）最早由Carl Wernicke[1]于1881年报道，是因维生素 B_1 缺乏引起的严重神经系统疾病，但早期发现可以治愈[2]。其典型临床表现为急性发作性精神异常、眼球运动障碍和共济失调三联征[3]。

韦尼克脑病的发生与维生素 B_1 缺乏有关，导致维生素 B_1 缺乏的原因众多，常见原因包括长期酗酒导致的慢性乙醇中毒、急性胰腺炎、手术后导致的胃肠道吸收功能障碍、长期呕吐及慢性腹泻、血液透析以及淋巴瘤等其他恶性疾病。维生素 B_1 不能在人体内自身合成，主要依靠食物摄入 [4]，人体储存的维生素 B_1 仅为 $30 \sim 50$ mg，每天消耗 $1 \sim 2$ mg，当维生素 B_1 摄入不足时，储存的维生素 B_1 约在 1 个月耗尽 [5]。本例患者因急性胰腺炎禁食而未及时补充维生素 B_1，到出现韦尼克脑病症状体征大约 1 个月左右，符合理论和文献记载。维生素 B_1 是葡萄糖、脂类、氨基酸代谢所需的重要辅助因子 [3]，是三羧酸循环中重要辅酶焦磷酸硫胺素的前体，后经磷酸化生成二磷酸硫胺素 [5]。如果患者体内维生素 B_1 严重缺乏且得不到及时补充，会造成体内二磷酸硫胺素缺乏，从而引起多种辅酶功能受损，并激发细胞毒性水肿、兴奋性毒损伤、氧化应激损伤、炎症反应以及乙酰胆碱合成，并对血脑屏障造成破坏，最终选择性的对脑室周围造成损害。病变累及脑桥和中脑眼球运动中枢会出现眼球运动障碍，病变累及小脑蚓部时可出现步态不稳等共济失调体征，病变累及脑干和三脑室、中脑导水管周围灰质可出现昏迷，当病变累及丘脑背侧核团时可出现记忆力障碍 [5]。

韦尼克脑病的典型临床表现为精神障碍、眼球运动障碍和共济失调三联征，最多出现的是各种精神状态变化，如精神错乱、空间定向障碍、头晕、嗜睡、冷漠、认知功能障碍、记忆力和注意力不集中、昏迷和死亡等，仅有 $10.0\% \sim 16.5\%$ 的患者表现有典型三联征 [3]，提示临床医师仅靠典型三联征易漏诊和误诊。

目前，对于韦尼克脑病可开展的实验室检查相对有限，部分患者可出现血清维生素 B_1 下降以及脑脊液检查蛋白质及白细胞数增多。影像学检查中，头颅 CT 对韦尼克脑病的诊断价值不大 [6]。头颅 MRI 检查是辅助诊断韦尼克脑病的首要方法，敏感度为 53%，特异度为 93%，要注意 MRI 无异常不能排除韦尼克脑病。头颅 MRI 多表现为内侧丘脑、乳头体、第三、四脑室旁、导水管周围及小脑双侧对称性 T1WI 像稍低信号，T2WI 像及 FLAIR 像稍高信号，与常规 T2WI 序列相比，FLAIR 序列对病灶的显示及定位更加敏感和准确 [3]。

目前，主要采用 2010 年欧洲神经科学协会联盟诊断标准 [7]：膳食营养缺乏、眼征、小脑功能障碍、精神状态异常或记忆损害。符合以上 4 条中至少 2 条即可高度怀疑为韦尼克脑病。如果出现典型临床三联征，并且找到明确维生素 B_1 缺乏的诱因，可诊断为韦尼克脑病。但如果缺乏典型三联征，则需要影像学检查，特别是 MRI 检查以及实验室维生素 B_1 检测等，为最终诊断提供重要线索。

韦尼克脑病是神经内科急症，患者一旦确诊，需及时给予足量维生素 B_1 治疗，无须等待实验室检查和影像学检查结果，治疗延迟会造成永久性神经功能损伤。目前推荐的方案是维生素 B_1 肌内注射，对于酗酒患者考虑其胃肠吸收功能障碍，建议采用维生素 B_1 静脉注射治疗。同时需要注意的是，韦尼克脑病患者治疗应避免输注葡萄糖，因为葡萄糖分解代谢会进一步消耗维生素 B_1，加重患者的症状。

综上所述，大部分韦尼克脑病患者及时给予维生素 B_1 治疗后预后较好，眼征恢复最快，共济失调改善相对缓慢，而认知功能障碍改善最慢，甚至可能伴随一生。本文患者因为急性胰腺炎长期禁食发病，经积极治疗仍遗留认知功能障碍，提示临床工作中应注意对韦尼克脑病的早诊断和早治疗。

病例
启示　急性认知减退病因多多，综合病史、体检结果方可收获真相。

（本文已经发表在《上海医药》2017年第38卷第14期，部分修改）

参考文献 >>

[1] Sechi G，Serra A. Wernicke's encephalopathy：new clinical settings and recent advances in diagnosis and management [J/OL]. Lancet Neurol，2007，6（5）：442-455. https://doi.org/10.1007/s10072-010-0253-1.

[2] 崔红卫，付振强，孙同文，等.非酒精性韦尼克脑病的临床与MRI影像特征 [J/OL].中国神经精神疾病杂志，2016，42（6）：362-365. https://doi.org/10.3969/j.issn.1002-0152.2016.06.009.

[3] 刘晓洋，李光雪，韩艳秋.Wernicke脑病的临床进展 [J/OL].中风与神经疾病杂志，2016，33（5）：479-480. https://doi.org/10.3969/j.issn.1006-2084.2011.08.019.

[4] 韩彤.Wernicke脑病 [J/OL].中国现代神经病学杂志，2017，17（9）：696. https://doi.org/10.3969/j.issn.1672-6731.2017.09.015.

[5] 周露玲，杨琴.韦尼克脑病的诊治进展 [J/OL].现代医药卫生，2016，32（8）：1173-1176. https://doi.org/10.3969/j.issn.1009-5519.2016.08.018.

[6] 艾伟珍，邵光金，李亚彬，等.韦尼克脑病的影像学表现和临床特点分析 [J/OL].山西医药杂志，2017，46（1）：36-38.https://doi.org/10.3969/j.issn.0253-9926.2017.01.012.

[7] Galvin R，Brathen G，Ivashynka A，et al. EFNS guidelines for diagnosis，therapy and prevention of Wernicke encephalopathy [J/OL].Eur J Neurol，2010，17（12）：1408-1418. https://doi.org/10.1111/j.1468-1331.2010.03153.x.

（张伟伟、王　蓓）

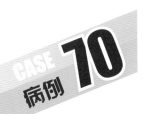

步态不稳伴贫血

临床资料

　　患者，女，57岁。因"进行性四肢麻木无力4年余"就诊。麻木从指尖、脚尖逐渐上升至手肘和膝盖，2年前出现脚踩棉花感，穿拖鞋易掉，1个月前走路不稳加重，需搀扶，麻木上升至剑突处。口腔常发溃疡。无大小便障碍，无腰腹部束带感。否认偏食，否认长期饮酒史，否认家族史。

诊疗经过

入院后体格检查：轻度贫血貌，神志清楚，查体合作，记忆力、计算力、定向力可。双瞳孔直径为 2.5 mm，对光反射正常，眼球各向活动佳，无眼震，其余脑神经（－）。双上肢肌力 5-5-5-5 级，双下肢肌力 4-5-5-4$^+$ 级，双下肢伸肌张力略增高，双上肢腱反射对称（++），双下肢腱反射对称亢进（+++），双侧 Babinski 征、Chaddock 征阳性，双侧 Hoffmann 征阳性。T$_2$ 水平以下浅感觉减退，四肢长手套袜套样感觉减退，双下肢远端音叉振动觉减退，Romberg 征阳性。双侧指鼻、轮替、跟膝胫试验差。

完善辅助检查。血常规：红细胞计数 $2.75×10^{12}$/L，血红蛋白 107 g/L，红细胞压积 0.32，平均红细胞体积 114.90 fl，平均血红蛋白含量 38.90 pg，提示存在大细胞性贫血。血清维生素 B$_{12}$22.14 pmol/L，存在维生素 B$_{12}$ 缺乏；脊髓磁共振（MRI）提示颈胸段脊髓后部 T$_2$ 高信号，横断面呈倒 V 字（图 1）。肌电图未见明显异常。诊断为亚急性联合变性（subacute combined degeneration，SCD），接受维生素 B$_{12}$ 肌注 2 周后症状得到明显改善。

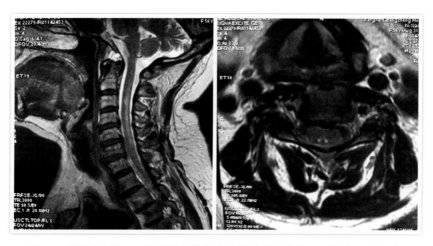

图 1　颈髓磁共振，T$_2$ 像可见矢状位胸段脊髓后部高信号，轴位呈倒 V 字

病例分析

维生素 B$_{12}$ 的缺乏会导致严重的血液系统、消化系统、精神和神经系统症状。病因通常分为以下几类：①先天性或后天吸收障碍：老年人胃酸缺乏、慢性酒精中毒、慢性萎缩性胃炎、胃肠切除术后、乳糜泻、慢性胰脏功能不全、胃泌素瘤综合征、克罗恩病；②摄入不足：素食者、抑郁症患者摄入减少；③转运障碍：转钴蛋白缺乏或功能障碍；④细胞内钴胺素代谢障碍：甲基丙二酸尿和高胱氨酸尿；⑤需求增多：甲亢、珠蛋白生成障碍性贫血；⑥药物相关性：秋水仙碱、新霉素、对氨基水杨酸；⑦其他：麻醉中应用的氧化亚氮产生不可逆氧化反应。

1948 年 Hodgkin 等人证实了脊髓亚急性联合变性与维生素 B$_{12}$ 的缺乏有关。甲基钴胺素（甲基维生素 B$_{12}$）和 5′- 脱氧腺苷钴胺素（AdoB$_{12}$）是维生素 B$_{12}$ 在人体内的两种活性型，是血液中存在的主要形式，在中枢神经系统起着重要作用。甲钴胺是甲基四氢叶酸-同型半胱氨酸甲基转移酶的辅助因子，能够使同型半胱氨酸（Hcy）甲基化生成甲硫氨酸，使四氢叶酸生成亚甲基四氢叶酸。甲硫氨酸是 S- 腺苷甲硫氨酸的前体，它是一般意义上的甲基提供者，对磷脂酰、胆碱和髓磷脂的甲基化起着重要的作用。甲硫氨酸和 S- 腺苷甲硫氨酸的减少导致神经脱髓鞘。四氢叶酸是 DNA 合成的重要因素，四氢叶酸代谢通路的障碍会影响细胞的快速运转，包括前血细胞和产生髓鞘的少突胶质细胞。由于细胞核 DNA 合成下降，而胞质中的 RNA 仍继续成熟，致核／质比例倒置，细胞体积较大而核发育幼稚，引起巨幼细胞性贫血、胃酸缺乏和舌炎[1]。

5'-脱氧腺苷钴胺素是甲基丙二酰辅酶 A 变位酶（MMCoAM）的辅助因子，能够使甲基丙二酰辅酶 A 转化为琥珀酰辅酶 A。AdoB12-MMCoAM 路径的障碍导致细胞内甲基丙二酸（MMA）水平升高，后者影响正常脂肪酸合成或其本身误插入脂肪酸中，这种不正常的脂肪酸组成的髓鞘或髓鞘磷脂的甲基化障碍，合成的髓鞘太脆弱，会发生脱髓鞘及轴索变性，导致病变的发生。

越来越多证据表明不仅维生素 B12 缺乏本身，维生素 B12 的缺乏导致的细胞因子和生长因子的失平衡同样导致 SCD。在胃大部切除术后的兔动物模型中，维生素 B12 的缺乏导致了脊髓和脑脊液中两种髓鞘毒性细胞因子，肿瘤坏死因子（TNF-α）和可溶性 CD40-sCD40 二配体及神经生长因子（NGF）增多，髓鞘形成因子的减少[1]。

维生素 B12 缺乏症的临床特征表现包括面色口唇苍白、舌炎、关节色素沉着、周围神经病变、锥体束征、共济失调以及视神经萎缩和颅神经损害表现。最早出现的表现是感觉异常和反射减低，逐渐出现共济失调、远端肢体无力和逐渐上升的感觉异常。脑神经症状包括视力下降、记忆力减退、痴呆、妄想、幻觉、抑郁、暴力行为、人格改变等。另有神经检查正常而主诉感觉异常者如本例患者。

血清维生素 B12 随其结合蛋白量的改变而改变，即使血清中维生素 B12 水平正常，如果存在维生素 B12 的转运和代谢障碍，影响其依赖酶的活性，使细胞不能充分利用有活性的甲基维生素 B12 和腺苷维生素 B12，仍可导致 SCD 的发生。故血清维生素 B12 水平并不能反映全身维生素 B12 水平及组织对维生素 B12 的储备能力，有其局限性。

血清维生素 B12 缺乏时，维生素 B12 代谢过程中的两种物质即 Hcy 和 MMA 在体内聚集增加。许多研究认为 Hcy 和 MMA 在血液中聚集增加是功能性维生素 B12 缺乏的最敏感和特异的指标，在许多血清维生素 B12 正常的患者中出现二者浓度的增加。

MRI 在 SCD 的诊断中是十分有价值的。MRI 在 SCD 中的阳性率大约为 52.8%，典型的 MRI 表现是在脊髓后部的条形病灶，T2 呈高信号，横断面呈双侧对称，倒 V 字或倒"兔耳"征，通常不伴有强化，曾有报道可见 DWI 上异常对称高信号。在治疗数月后，脊髓的病灶会在临床症状改善之前逐渐消散。MRI 对 SCD 的预后也有一定预见作用，有文献总结发现 MRI 节段小于 7，年龄小于 50 岁，无 Romberg 征及 Babinski 征，无皮层感觉异常症状的患者治愈率较高[2]。

神经系统症状可在接受维生素 B12 治疗 6 个月后缓慢改善，与病情程度和病程相关。维生素 B12 治疗可使病情发展停止。SCD 患者若能在 3 个月内早发现，早治疗，预后良好并可望完全恢复，病变较重者可能遗留不同程度的神经功能缺损，如不治疗 2～3 年后可逐渐加重，直至死亡[3]。

病例启示　步态不稳、脚踩棉花感需高度警惕脊髓后索受累，中老年人群需询问病史，排查营养障碍相关疾病。

参考文献 >>

［1］ Xiao CP，Ren CP，Cheng JL，et al. Conventional MRI for diagnosis of subacute combined degeneration（SCD）of the spinal cord due to vitamin B-12 deficiency［J/OL］. Asia Pac J Clin Nutr，2016，25（1）：34-38. https://doi.org/10.6133/apjcn.2016.25.1.04.

［2］Gürsoy AE，Kolukısa M，Babacan-Yıldız G，etal. Subacute Combined Degeneration of the Spinal Cord due to Different Etiologies and Improvement of MRI Findings［J/OL］. Case Rep Neurol Med，2013，2013：159649. https://doi.org/10.1155/2013/159649.

［3］Li J，Ren M，Dong A，et al. A retrospective study of 23 cases with subacute combined degeneration［J/OL］. Int J Neurosci，2016，126（10）：827-872. https://doi.org/10.3109/00207454.2015.1077331.

（吴　慧、王　蓓）

CASE 病例 71

步态不稳伴言语不清

临床资料

　　患者，女，18岁。因"手脚笨拙伴言语不清、口角流涎3个月"就诊。患者3个月前无明显诱因出现手脚笨拙，右手持物握笔时感觉肌肉僵硬，写字速度变慢，行走时感觉腿部活动不灵活，走路变慢。2个月前患者无法做精细动作，写字速度过慢影响考试学习，行走时姿势不稳，无法快速行走。1个月前患者开始出现口齿不清，安静时口部微张，无法完全闭合，不断有口水从口角流出。否认家族史，否认毒物接触史，否认不良嗜好。

　　体格检查：神志清楚，智能正常，对答切题，言语含糊，面形稍长，下颌微张，嘴部无法完全闭合，流涎。双侧瞳孔等大等圆，对光反射灵敏，角膜K-F环阳性（图1），眼球活动无障碍，无眼震，双眼闭合有力，双侧鼻唇沟对称，伸舌居中，无舌肌萎缩及纤颤，咽反射存在，悬雍垂居中，抬头肌力5级，四肢肌力5级，四肢腱反射对称（++），左侧上肢张力均匀增高，右手持笔时姿势异常，写字速度变慢，无写字过小征，双侧痛触觉对称存在，双侧巴氏征（-），双手轮替差，双侧指鼻试验（-），跟膝胫试验（-）。

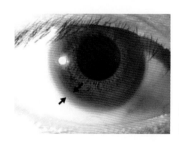

图1　角膜K-F环，箭头处见角膜和巩膜的交界区黄褐色的环形结构

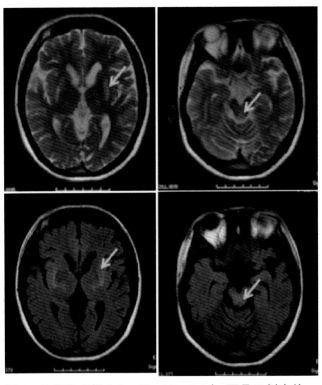

图 2　头颅磁共振（上：T2，下：Flair），可见双侧壳核、丘脑、脑干区异常信号，T₂呈高信号，Flair 高信号

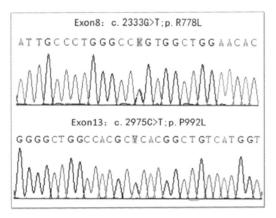

图 3　ATP7B 基因测序

诊疗经过

患者的病史和体格检查，均提示锥体外系病变，高度怀疑肝豆状核变性，进一步完善检查。头颅磁共振（图 2）提示：脑皮层萎缩，双侧壳核、丘脑、脑干区对称异常信号，符合遗传代谢病的影像学特征。腹部 B 超提示肝脏大小尚正常，肝内回声增多，分布不均匀，血管走行欠清；脾肿大，脾内回声均匀。铜蓝蛋白：21 mg/L（参考值 200～500 mg/L）。血清铜：264.6 μg/L（参考值 700～1 550 μg/L）。24 小时尿铜：474.7 μg/24 h（参考值＜100 μg）。ATP7B 基因第 1～21 外显子测序（图 3）：提示复合杂合突变，突变位点 Exon8 c.2333G＞T，p.R778L（杂合）；Exon13 c.2975C＞T，p.P992L（杂合），均为已报道突变。明确诊断，给予饮食指导，青霉胺驱铜治疗。

病例分析

肝豆状核变性（Wilson's disease，WD）是一种常染色体隐性遗传病。致病基因 ATP7B 位于 13q14.3，主要在肝脏表达，其表达产物 ATP7B 酶（P 型铜转运 ATP 酶）在机体铜代谢过程中发挥着核心作用[1]。在疾病早期铜离子主要在肝脏内聚集，当肝脏饱和后，铜离子在角膜、脑、肾、骨骼等肝外组织沉积。另一方面机体内铜蓝蛋白会显著降低。当铜蓝蛋白缺乏时，转铁蛋白受体途径受阻，而非转铁蛋白铁摄取会过度增加，导致铁离子在神经系统内沉积[2]，这种病理改变已经被影像学和病理学证实。

目前发现的 ATP7B 基因突变位点超过 700 个，汉族人群肝豆患者 ATP7B 基因的错义突变位点达 161 个，致病的突变位点有 78 个，不同的患者可能具有不同的突变位点和不同的突变位点数目，这导致肝豆状核变性的临床表现充满异质性[3]。

肝豆状核变性常见的发病年龄在 5～35 岁，根据临床阶段不同可分为：症状前期、肝型、脑型。患者往往在体检时发现肝功能异常而前来就诊。因此对于原因不明的持续肝功能异常的年轻患者，都应将肝豆状核变性纳入鉴别诊断当中。随着病情的进展，铜离子在肝脏会达到饱和，逐步沉积到肝外器官，其中角膜和神经系统的受累最具临床意义。

角膜 K-F 环是反映机体铜代谢紊乱的一个重要体征[4]。无症状患者 K-F 环的出现率只有 40%，有肝脏症状的患者出现率在 65%～70%，有神经系统症状的患者出现率接近 100%。但并非肝豆状核变性所特有，其他一些肝脏疾病如原发性胆汁性肝硬化、酒精性肝病、病毒性肝炎，均会影响铜的代谢，亦可导致 K-F 环的形成。

在疾病早期，口下颌肌张力障碍是常见的临床表现，患者表现为吞咽困难，声音低沉，下颌微张，口角流涎，呈典型的"肝豆面容"。随着病情的进展，会出现各种不同形式的锥体外系症状，包括帕金森综合征、肌张力障碍、震颤和共济失调。约有 1/3 的患者首发表现为精神行为异常，表现为人格改变、异常行为、学习成绩下降。此类患者极易被误诊。

此外，肝豆状核变性还可表现为溶血性贫血、肾功能损害、骨骼肌肉损害。临床上如出现如下症状应警惕肝豆状核变性的可能：①青少年原因不明的持续肝功能异常；②青少年起病的帕金森综合征，口下颌肌张力障碍；③不明原因的精神行为异常伴肝脏损害；④ Coombs 实验阴性的溶血性贫血。

肝豆状核变性在不同的临床阶段影像学表现不同。在出现如下影像学表现时应警惕肝豆状核变性的可能：①双侧壳核对称性的 T_2 高信号；②中脑病变的"大熊猫征"；③基底节区对称 T_1 高信号，T_2 低信号。

当临床或影像学线索提示肝豆状核变性时，应对患者的铜蓝蛋白、24 h 尿铜、血清铜进行筛查，并对患者的临床症状进行评估。患者铜蓝蛋白下降，血清总铜量下降，游离铜上升，尿铜增加。基因测序可明确诊断。明确诊断后应积极治疗，晚期会造成肝脏和神经系统不可逆的损害，药物治疗基本无效。对于存在爆发性肝功能衰竭或严重肝脏病的患者可行肝脏移植治疗。对不能行肝脏移植的患者，需终生口服药物，目前青霉胺仍是一线治疗药物。对不能耐受青霉胺的患者，可考虑使用曲恩汀（此药国内尚未上市），二巯丁二酸等其他络合剂替代治疗。对症状前患者、妊娠患者以及不能耐受青霉胺的患者，可考虑使用锌剂（硫酸锌、葡萄糖酸锌）治疗。除此之外，肝豆状核变性患者应避免进食含铜高的食物，如各类海鲜、坚果、豆类和巧克力等。

肝豆状核变性的预后主要与 ATP7B 基因突变位点的类型、临床类型、有无系统治疗等因素相关。该病在亚裔人群中并非罕见，而且此病是为数不多的几种可以治疗的神经遗传病之一，如不积极治疗预后极差，因此加深对此病的认识极其必要。

病例启示　K-F 环和头颅影像为肝豆状核变性的诊断提供重要线索。

参考文献 >>

［1］ Ala A，Walker AP，AshkanK，et al. Wilson's disease［J/OL］. Lancet，2007，369（9559）：397-408. https://doi.org/10.1016/S0140-6736（07）60196-2.

［2］ Dong Y，Ni W，Chen WJ，et al. Spectrum and classification of ATP7B variants in a large cohort of chinese patients with Wilson's disease guides genetic diagnosis［J/OL］. Theranostics，2016，6（5）：638-649. https://doi.org/10.7150/thno.14596.

［3］ Litwin T，Gromadzka G，Szpak GM，et al. Brain metal accumulationin Wilson's disease［J/OL］. J Neurol Sci，2013，329（1-2）：55-58. https://doi.org/10.1016/j.jns.2013.03.021.

［4］ Suvarna JC. Kayser-Fleischer ring［J/OL］. J Postgrad Med，2008，54（3）：238-240. https://www.ncbi.nlm.nih.gov/pubmed/29083643.

（段山山、王　蓓）

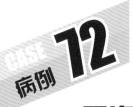

病例 72

口齿不清伴发热

临床资料

　　患者，女，68岁。因"突发口齿不清、伸舌右偏伴一过性发热4天"就诊。患者入院前4天在家突发口齿不清，伸舌右偏，伴发热，腋温38℃。头颅CT提示缺血灶，当地按"脑梗死"治疗，病情进一步加重。入院前1天出现伸舌不能，舌僵硬，接触水或食物易引发恶心呕吐。外院头颅磁共振（MRI）未见急性病灶。既往有高血压病、糖尿病。

诊疗经过

　　患者收入我科后，追问无特殊用药史。入院后第2天（即发病后第7天）出现张口困难、不自主咬牙、左侧面颈肌肉僵硬、反射性痉挛。发病后第9～10天出现牙关紧闭、畏声畏光、苦笑面容、轻度角弓反张。追问有无外伤史，患者约20天前扫地时右食指被扫帚铁杆长锈的头端划破，当时自行使用碘伏简单消毒处理。

　　回顾患者的核心症状：先后出现口咽、面颈部、背部肌肉不自主抽动（轻度角弓反张表现），畏声畏光。体格检查发现苦笑面容，张口困难，轻微刺激可引出面颈部、后背部肌肉不自主抽动。考虑破伤风感染可能。立即转入安静避光环境，并请感染科会诊，治疗方案调整为破伤风免疫球蛋白，辅以镇静治疗。同时完善相关检查，脑脊液压力107 mmH₂O，常规：有核细胞16.0×10⁶/L，多核细胞80%。生化：葡萄糖5.59 mmol/L，氯114 mmol/L，脑脊液蛋白747 mg/L同步葡萄糖

10.10 mmol/L；寡克隆带（－）。C 反应蛋白 52.5 mg/L，白细胞 $10.45×10^9$/L。血培养（厌氧菌、需氧菌）阴性。头颅 MRI、脑电图未见特殊异常。用药一周后，症状改善。再次重复肌注破伤风免疫球蛋白两次，发病后第 18 天，肌僵硬、痉挛症状进一步改善。发病后第 24 天，患者偶有肌肉不自主收缩，可少量饮水，出院随访。在发病后第 42 天，在家休养时再次突发角弓反张、牙关紧闭，继而呼吸、心搏骤停，当地医院心肺复苏成功，予气管插管，继而气管切开，呼吸机辅助通气。予抗感染、中和毒素、对症支持等治疗。发病后第 69 天病情明显好转，生命体征平稳，可缓慢少量进食。之后患者能生活自理，未再发病。

病例分析

　　破伤风感染的病原体破伤风梭菌，是一种厌氧革兰阳性菌。该菌通过造成厌氧环境的伤口进入人体，其中 20% 的患者找不到相应伤口。潜伏期通常 4～14 天。通过分泌外毒素（包括破伤风痉挛毒素和破伤风溶血素）而致病。有三种分型：全身型或新生儿破伤风（80%）、局部破伤风（少见）和头部破伤风（当其进展为全身型时，15%～30% 死亡）。通常情况下，最初的症状是局部肌肉痉挛，表现为牙关紧闭、僵硬、颈强直、烦躁和反射性痉挛[1]。反射性痉挛指最小的外部刺激下可发生肌肉痉挛，并且随着疾病的进展而增加，在接下来的 24～48 h 内，肌肉强直会以下降式的模式传播。肌肉外的症状包括发热、出汗、高血压和心率升高等。肌肉强直、痉挛和自主功能障碍常被称为破伤风感染的临床三联征[2]。本例患者先后出现口咽、面颈部、背部肌肉痉挛，先局部后向下扩展，发展进程与文献描述相符。

　　由于缺乏特异实验室检测，该疾病的诊断主要依据外伤病史、典型的临床表现以及对治疗的反应，有时也可参照辅助检查，比如早期伤口组织的培养可出现阳性结果。主要与以下疾病鉴别，如马钱子碱中毒、僵人综合征、恶性综合征、药物性肌张力障碍等[3]。

　　治疗方案有三大目标：主要目标是防止进一步释放毒素：外科手术清创，使用抗生素，可选择甲硝唑、青霉素、头孢类；第二个目标是中和体内（中枢神经系统以外）的毒素：使用人类破伤风免疫球蛋白或马免疫球蛋白；第三个目标是尽量减轻症状：镇静镇痛、呼吸支持、改善自主神经功能紊乱[2]。该病病死率高，约 38%～46%，若缺乏适当的重症监护条件可能达到 65%～70%。多种因素与死亡风险相关，如全身型破伤风感染、深细的伤口、伤口疼痛程度重、全身肌肉痉挛、白细胞增多、C 反应蛋白、谷草转氨酶的升高、马破伤风免疫球蛋白的使用、病程长等。约 17% 存活者有后遗症，但是及时有效治疗后，部分患者可完全恢复[3]。

　　本例患者通过及时治疗，症状有明显缓解，但出院后，病情反复。这种短期内复发的表现形式是否在破伤风感染中会出现尚不明确。既往有文献报道了类似的病例[4]，证实破伤风感染是可以短期复发再缓解，推测有可能是与首次治疗未能彻底消灭该病原体有关。

　　临床医生需要熟悉破伤风感染的临床表现，重视病史，争取更佳治疗时机，警惕短期内复发。

参考文献 >>

［1］ Lindley-Jones M，Lewis D，Southgate JL. Recurrent tetanus［J/OL］. Lancet，2004，363（9426）：2048. https://doi.org/10.1016/S0140-6736（04）16455-6.

［2］ Finkelstein P，Teisch L，Allen CJ，et al. Tetanus：A Potential Public Health Threat in Times of Disaster［J/OL］. Prehosp Disaster Med，2017，32（3）：339-342. https://doi.org/10.1017/S1049023X17000012.

［3］ Tosun S，Batirel A，Oluk AI，et al. Tetanus in adults：results of the multicenter ID-IRI study［J/OL］. Eur J Clin Microbiol Infect Dis，2017，36（8）：1455-1462. https://doi.org/10.1007/s10096-017-2954-3.

［4］ Ergonul O，Egeli D，Kahyaoglu B，et al. An unexpected tetanus case［J/OL］. Lancet Infect Dis，2016，16（6）：746-752. https://doi.org/10.1016/S1473-3099（16）00075-X.

（邓秋琼、王　蓓）

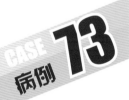

病例 73

口齿不清伴多思多虑

临床资料

　　患者，男，32岁。因"反复言语不清2年"入院。2年前无明显诱因突发头痛伴言语理解困难、答非所问，无明显肢体乏力麻木、肢体抽搐、意识丧失，至当地医院按照"脑梗死"治疗后症状即缓解。出院后患者长期服用阿司匹林，症状无反复。1年前患者再次突发口齿含糊、吐词不清、言语欠流利、言语理解困难，无意识障碍、吞咽呛咳、肢体乏力麻木、肢体抽搐。对症治疗后遗留有口齿不清。患者无明显智能下降、步态异常、头晕、头痛等表现，平素脾气较暴躁、易多思多虑，自发病来有加重趋势。既往否认有高血压、糖尿病等慢性病史，否认家族史和父母近亲婚配史；否认药物、毒物接触史。

　　神经系统检查：神志清楚，智能粗查可，言语欠流利，有找词困难；双侧眼睑无下垂，双侧瞳孔等大等圆，直径3mm，对光反射灵敏；角膜反射灵敏，鼻唇沟对称，伸舌居中；四肢肌力5级，肌张力无明显增减；四肢腱反射对称活跃，病理反射未引出；脑膜刺激征阴性；双侧感觉对称无明显异常。

诊疗经过

患者的病史和体格检查提示优势半球额叶皮层下白质病变，或者双侧半球多发病变，不排除与血管因素有关。青年男性，急性起病，反复发作，定性诊断上需考虑三方面的疾病：免疫介导性、遗传代谢性和血管性。需要影像学检查寻求进一步线索。头颅磁共振（MRI，图1）提示：双侧弥漫性脑白质病变，伴多发腔隙灶。头颅磁敏感加权成像（SWI，图2）提示：多发性微出血病灶。血尿串联质谱：未发现明显代谢异常。腰穿检查：细胞数，蛋白均在正常范围，未发现寡克隆区带。外院Nothch3基因检测未发现突变。进一步追问病史，患者既往有颈腰疼痛病史，外院检查提示颈椎间盘突出（图3），重新关注患者的脱发病史（图4，前面未予特别重视），高度怀疑常染色体隐性遗传性脑动脉病及动脉硬化伴皮质下梗死及白质脑病（CARASIL）可能，行*HTRA1*基因检测提示：纯合突变：c.589C ＞ T p.（Arg197*），予以确诊。

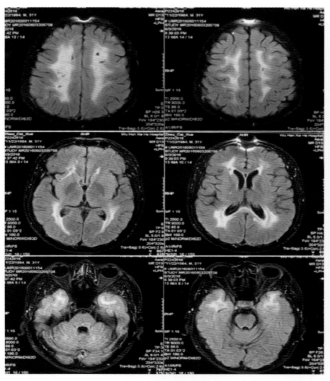

图1 头颅 MRI（Flair）

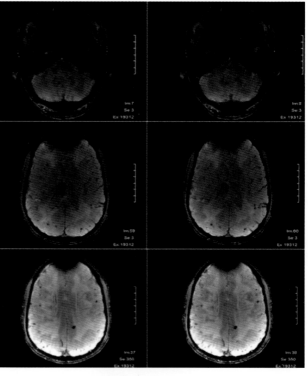

图2 头颅 SWI

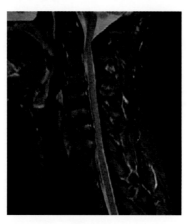

图3 颈椎 MRI（T2）

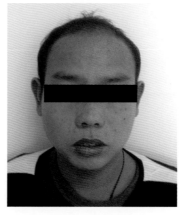

图4 早秃脱发

病例分析

　　脑小血管病是一组主要累及颅内小动脉和微动脉（直径通常小于 300 μm）的疾病，具有共同临床和影像学特点的临床影像综合征。临床上常隐匿起病，进行性进展，表现为卒中样发作、步态异常、认知功能障碍；影像学上表现为多发性腔隙性梗死、血管周围间隙扩张、多发性微出血、广泛的白质脑病。脑小血管病的病因和病理特点充满异质性，既包括常见的高血压相关的脑小血管病、淀粉样脑血管病，也包括免疫介导的血管炎和罕见的单基因遗传病[1, 2]。

　　遗传性脑小血管病是一组由于基因突变导致的脑小血管病，发病年龄早，常在 30 ～ 40 岁起病，大部分疾病呈常染色体显性遗传，一级亲属中常有卒中，痴呆病史。不同的疾病常伴发特征性的症状（表 1）[3, 4]，如 CADASIL 常伴有偏头痛病史，CARASIL 常伴有背部疼痛病史。影像学上常表现为广泛的脑白质病变，同时伴有侧脑室旁，基底节区多发的腔梗病灶，在 SWI 可发现多发的微出血病灶。对临床影像表现符合遗传性脑小血管病的患者，应进行仔细的病史询问和全面的脏器评估，重点关注视网膜、肾脏、心脏。对于有明确指向的疾病，如：伴有多发钙化和囊肿则高度提示 CRMCC，可行单基因检测；对于症状不典型的患者，可行遗传性脑小血管基因检测套餐进行筛查。

　　本例患者在外院查了 CADASIL（神经内科医生最熟悉的一种遗传性脑小血管病）的基因，Nothch3 基因检查未发现突变，就未再进一步探寻原因。我们通过患者颈腰疼痛病史、脱发，将目标基因锁定 *HTRA1* 基因，得以确诊。

　　CARASIL 是由于 *HTRA1* 基因突变导致的常染色体隐性遗传病，*HTRA1* 基因编码的丝氨酸蛋白酶参与 TGF-β（转化生长因子 -β）信号转导通路，其功能障碍导致动脉外膜细胞外基质变薄和动

表 1　单基因脑小血管病

简 称	中文全称	遗传方式	基 因	特征性临床表现	特征性影像特点
CADASIL	伴皮质下梗死和白质脑病的常染色体显性遗传性动脉病	AD	NOTCH3	偏头痛，抑郁	累及颞极，外囊，胼胝体的白质脑病
CARASIL	伴皮质下梗死和白质脑病的常染色体隐性遗传性动脉病	AR	HTRA1	秃头，椎间盘突出	颈椎，腰椎间盘突出；终末期病人可见横跨脑桥和小脑脚的弧形病灶
CARASAL	伴卒中和白质脑病的组织蛋白酶 A 相关性动脉病	AD	CTSA	难治性高血压，眼干，口干，肌肉痉挛	累及内囊，外囊，脑干的广泛白质脑病，颞叶，颞极不受累
RCVL	伴脑白质不良的视网膜血管病	AD	TREX1	视网膜病变，肾病	多发点状钙化灶，假瘤样病灶
HANAC	伴肾病，动脉瘤，肌肉痉挛的遗传性动脉病	AD	COL4A1，COL4A2	肾病，动脉瘤，肌肉痉挛	颅内多发动脉瘤
CRMCC	伴囊肿和钙化的脑视网膜微血管病	AR	CTC1	视网膜病变，消化道出血，癫痫	皮层下多发点状钙化灶，多发囊肿
Fabry	糖鞘脂贮积症	XR	GLA	肾病，心肌病，皮肤血管角质瘤	丘脑枕部对称性 T1 高信号
Family CAA	家族性脑淀粉样血管病	AD	APP，CST3	反复脑出血	脑叶皮层多发脑出血

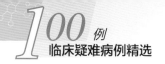
脉平滑肌缺失，造成血管壁结构破坏。典型的 CARASIL 临床表现为早发痴呆、步态异常、秃头和腰背疼痛。患者常在 20 岁左右出现脱发和腰背疼痛，30 岁左右出现步态异常，大部分病人在 45 岁之前即无法下床行走并伴有明显的认知功能减退。此外卒中、小便失禁、假性延髓性麻痹、水平眼震也是常见表现。CARASIL 的影像学[5] 呈典型的脑小血管病表现、白质脑病、多发腔梗病灶、伴多发微出血；终末期患者可出现特征性的横跨脑桥和小脑脚的弧形病灶（弓形征）。

目前尚无针对 CARASIL 病因的特效治疗，对反复脑缺血发作病人可予抗血小板聚集治疗，但积极的抗血小板和抗凝治疗需要慎重，可能会增加脑出血的风险。CARASIL 的预后极差，大部分病人在 45 岁之前丧失自主生活能力，需要长期卧床，疾病后期认知功能进行性下降，出现血管性痴呆。

 病例启示 对临床医生来说，需要仔细的询问病史和体格检查，不遗漏任何蛛丝马迹。

参考文献 >>

［1］ Pantoni L. Cerebral small vessel disease：From pathogenesis and clinical characteristics to therapeutic challenges［J/OL］. Lancet Neurol，2010，9（7）：689-701. https://doi.org/10.1016/S1474-4422（10）70104-6.

［2］ Rincon F，Wright CB. Current pathophysiological concepts in cerebral small vessel disease［J/OL］. Frontiersin aging neuroscience，2014，6：24. https://doi.org/10.3389/fnagi.2014.00024.

［3］ Tan RY，Markus HS. Monogenic causes of stroke：Now and the future［J/OL］. Journal of neurology，2015，262（12）：2601-2616. https://doi.org/10.1007/s00415-015-7794-4.

［4］ Sondergaard CB，Nielsen JE，Hansen CK，et al. Hereditary cerebral small vessel disease and stroke［J/OL］. Clin Neurol Neurosurg，2017，155：45-57. https://doi.org/10.1016/j.clineuro.2017.02.015.

［5］ Nozaki H，Sekine Y，Fukutake T，et al. Characteristic features and progression of abnormalities on MRI for CARASIL［J/OL］. Neurology，2015，85（5）：459-463. https://doi.org/10.1212/WNL.0000000000001803.

（段山山、王 蓓）

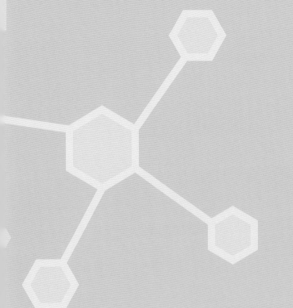

100 例临床疑难病例精选

风湿免疫与血液
肿瘤系统篇

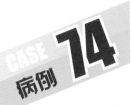

脱发、头痛伴脑白质病变

临床资料

　　患者，男，40岁。因"脱发、脱眉1年，头痛3周，加重1周"就诊。患者1年前无明显诱因出现头发脱落，半年前出现眉毛胡须脱落。毛发完全脱落，判若两人（图1），曾多方求治，效果不佳。3周前出现头痛，表现为双颞侧头部胀痛，颈部不适，每次持续数分钟后可自行完全缓解，每天十余次，逐渐加重。近1周夜间头痛明显，影响睡眠。无头晕、黑矇，无视物成双、视物旋转，无恶心呕吐，无畏光畏声，无肢体无力麻木，无抽搐，无意识丧失等其他症状。近1年体重下降7.5 kg。既往体健。不偏食。否认中毒史，否认特殊用药史。否认家族史。

　　体格检查：体温36.8 ℃，脉搏76次/min，呼吸16次/min，血压130/80 mmHg。神志清楚，言语流利，查体合作，反应迟钝，近事记忆下降，定时、定向尚可，计算力尚可。颈软。抬头肌力、四肢肌力5级，腱反射（＋），左侧病理征阳性。肢体感觉检查正常。指鼻试验、跟膝胫试验稳准。

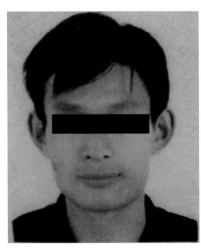
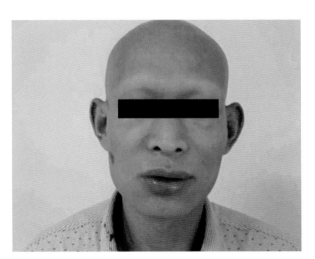

A　　　　　　　　　　　　　　　B

图1　毛发脱落，患者病前（A），病后（B）

诊疗经过

该患者临床上表现为头痛，结合体格检查，轻度认知功能损害和左侧病理征阳性，需借助头颅影像学检查推进诊断。头颅磁共振提示脑白质对称弥漫病变（图2），可见 T_1 相低信号，T_2 相、FlAIR 像高信号，增强病灶无明显强化。

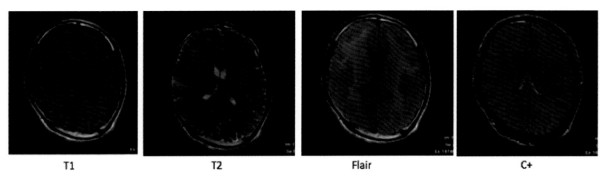

| T1 | T2 | Flair | C+ |

图2　头颅磁共振显示脑白质异常信号

患者亚急性起病，进行性加重，结合弥漫对称脑白质病变这一影像学特征，定性诊断考虑中毒、遗传、免疫介导、脑小血管病、肿瘤、特殊感染等。该患者无特殊用药、无家族史，中毒和遗传依据不足。头颅磁敏感加强成像（SWI）无微出血，暂不考虑脑小血管病。病灶无明显强化，不是脑肿瘤的典型影像。梅毒、人类免疫缺陷病毒抗体均未见异常，不考虑特殊感染。

ANA 1∶1000，SSA（＋），SSB（＋），脑脊液压力230 mmH_2O，细胞数正常，蛋白603 mg/L（正常值150～450 mg/L），轻度升高，寡克隆区带阴性。根据以上辅助检查，尽管患者并无口干、眼干等症状，行唇腺活检提示局灶性淋巴细胞唾液腺炎（图3），符合2012年美国风湿病学会（ACR）提出的干燥综合征（Sjögren syndrome，SS）诊断标准：①抗SSA/Ro 和（或）SSB/La 阳性或 RF 阳性和 ANA ≥ 1∶320；②唇腺活检显示局灶性淋巴细胞性唾液腺炎，其灶性指数 ≥ 1个淋巴细胞灶 /$4mm^2$；③干燥性角膜炎，眼染色评分 ≥ 3分（过去5年内未用过含氨基葡萄糖类眼药并未进行角膜或睑结膜的手术）。3个客观体征中的至少2个可诊断。患者肌电图检查正常，无亚临床神经肌肉累及。诊断SS伴发中枢神经系统损害和毛发改变。

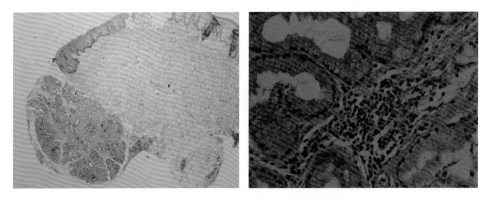

图3　唇腺活检，提示淋巴细胞灶性浸润

入院后，患者头痛症状有所缓解，未接受激素治疗，予羟氯喹和白芍总苷治疗。1个月后，患者再次出现头痛加重，小剂量激素治疗，头痛好转。2个月后，患者高热后出现双侧视力下降，仅有光感，予大剂量激素冲击治疗，视力无明显改善。目前患者头发和眉毛已长出，脑白质病变无变化。

病例分析

SS 是一种多系统受累的慢性炎症性自身免疫疾病，其病理生理学的特征是外分泌腺炎和系统性血管炎。根据是否伴发其他自身免疫疾病，可以分为原发性 SS（pSS）以及继发性 SS（sSS）。发病率在 0.09%～3.5%[1]。SS 临床表现具有异质性，合并神经系统的临床表现呈谱系表现[2]（见表 1）。

表 1　干燥综合征神经系统疾病谱

周围神经系统	中枢神经系统
周围神经（2%～60%）	局灶性
感觉性共济失调性神经病（感觉神经元病）	运动和/或感觉障碍
感觉轴索性多发性神经病	失语/构音障碍
小纤维神经病	癫痫发作
感觉运动轴索性多发性神经病	脑干综合征
多发性单神经病	小脑综合征
多发性神经根病	弥漫性
自主神经病	急性/亚急性脑病
多发性颅神经病	无菌性脑膜炎
三叉神经病	认知功能障碍/痴呆
重症肌无力	运动障碍疾病
周期性麻痹	脊髓损害：横贯性脊髓炎，慢性进展性脊炎
肌病（2.4%～14%）	视神经脊髓炎谱系病视神经炎
	多发性硬化样疾病
	静脉窦血栓形成

总体上，周围神经系统（PNS）受累多于中枢神经系统（CNS）受累。1982 年 Alexander[3]等首次报道了 8 例 SS 患者伴有局灶性或弥漫性 CNS 症状。对 120 例 pSS 患者进行深入研究后，发现 84% 患者有非局灶性 CNS 症状，79% 患者有局灶性 CNS 症状。前三位的症状为头痛、认知功能减退以及情感障碍。其中，头痛以无先兆偏头痛样发作为特征，被认为是一种"自身免疫性内皮炎症"，通过改变内环境，诱导血管周围炎症和血管收缩功能障碍。认知功能减退则以执行功能障碍为特征，反映了额叶至皮层下环路的损害。本例患者的首发神经系统症状包括了头痛以及轻度认知功能减退，但并无特异性。之后患者出现了视神经炎。回顾患者的病情演变，若进一步完善水通道蛋白检测，可能属于视神经脊髓炎谱系病（neuro myelitis optic spectrum disease，NMOSD）。

本病例的影像学以脑白质病变为特点，属于隐匿性干燥综合征。文献报道 SS 伴发的 CNS 影像表现多为长节段脊髓病变，颅内白质病变。包括本例在内的隐匿性 SS 的诊断，自身免疫抗体是重要的提示。SSA 和 SSB 是较特异抗体。国内研究[4]分析了一组 60 例抗着丝点抗体阳性的 pSS 患者，发现与抗着丝点抗体阴性组相比，抗着丝点抗体阳性组中抗 SSA 抗体、抗 SSB 抗体的阳性率减低。提示即使在抗 SSA 和抗 SSB 抗体阴性的神经系统病变患者中，仍需要考虑 SS 可能。

本病例的另一特殊之处在于患者出现了毛发脱落。文献中曾报道干燥综合征伴发毛发改变[5]。SS 患者可以出现脱发、白癜风以及丘疹性病变。而给予患者激素治疗后，毛发重新长出，也证实了毛发改变与自身免疫紊乱有关。因而，对于脱发、脱眉的患者，除了考虑激素水平（包括性腺激素和甲状腺激素）的异常，还需要考虑免疫性因素，通过自身抗体的筛查，有可能发现隐匿性 SS。

 病例启示　临床上需要关注隐匿性干燥综合征，重视自身抗体检查。

参考文献 >>

[1] Binard A，Devauchelle-Pensec V，Fautrel B，et al. Epidemiology of Sjögren's syndrome：where are we now [J/OL]? Clin Exp Rheumatol，2007，25（1）：1-4. https://www.ncbi.nlm.nih.gov/pubmed/17417982.

[2] Jamilloux Y，Magy L，Hurtevent JF，et al. Immunological profiles determine neurological involvement in Sjogren's syndrome [J/OL]. Eur J Intern Med，2014，25（2）：177-181. https://doi.org/10.1016/j.ejim.2013.10.005.

[3] Alexander GE，Provost TT，Stevens MB，et al. Sjögren syndrome：central nervous system manifestations [J/OL]. Neurology，1981，31（11）：1391-1396. https://doi.org/10.1212/wnl.31.11.1391.

[4] 颜淑敏，曾小峰，赵岩，等.抗着丝点抗体阳性原发性干燥综合征的临床特点 [J/OL]. 中华内科杂志，2008，47（4）：296-299.https://doi.org/10.3321/j.issn：0578-1426.2008.04.011.

[5] Furlan KC，Kakizaki P，Chartuni JC，et al. Frontal fibrosing alopecia in association with Sjögren's syndrome：more than a simple coincidence [J/OL]. An Bras Dermatol，2016，91（5 suppl 1）：14-16. https://doi.org/10.1590/abd1806-4841.20164526.

（王　蓓）

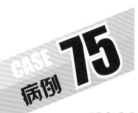

CASE 75 病例

发热、大血管病变伴血沉升高

临床资料

患者1，女，28岁。因"发热1个月余"就诊。入院前1个月无明显诱因出现发热，体温最高39.6℃，伴有颈部触痛和头痛，头痛与体温无相关性。无关节疼痛。外院查血常规贫血（血红蛋白93 g/L），白细胞计数正常，血沉（ESR）120 mm/h，C反应蛋白（CRP）131.79 mg/L，肝肾功能正常。抗感染治疗效果不佳。

患者2，男，55岁。因"反复发热两年余"就诊。畏寒、发热，体温最高39℃，伴有头痛及全身多发关节疼痛（肩关节、膝关节、踝关节等）及枕颈部疼痛，关节疼痛呈游走性。两年内发热发作3次，每次持续2周，予以解热镇痛药后可好转，发作间隙约4、5个月。

诊疗经过

患者1入院后查体见双侧颈部压痛明显，双侧血压相同。查血常规血红蛋白80 g/L，白细胞计数及血小板计数正常，白蛋白下降明显，降至26 mg/L。ESR125 mm/h，CRP176 mg/L均升高明显。尿蛋白阴性，自身抗体均阴性，骨髓细胞学检查可见少量不典型淋巴细胞。PET-CT（图1）见双侧颈动脉下段、双侧锁骨下动脉、胸主动脉、肠系膜上动脉、右侧股动脉上段条形FDG代谢增高（最高SUV值3.2）。脾脏、骨髓弥漫性FDG代谢增高。血管超声示：双侧颈动脉内径弥漫性增厚（左6.3 mm，右6.4 mm）。右侧股动脉内径稍增厚。左下肢动脉检测未见异常。颈动脉及胸部动脉磁共振血管成像（MRA）未见异常。考虑诊断为大动脉炎（takayasu动脉炎）。予以甲泼尼松龙40 mg/天静滴和环磷酰胺0.6 g/月静滴抗感染治疗，口服阿司匹林和阿托伐他汀防止血管并发症。治疗2周后，患者体温降至正常，ESR、CRP明显下降，病情平稳出院。目前我科随访中。

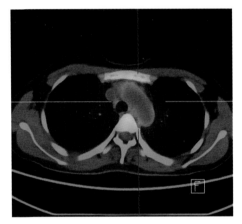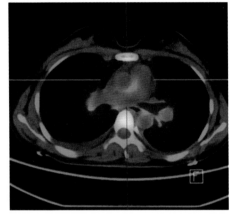

图1　患者1PET-CT

患者2入院后查体，左上肢BP125/70 mmHg，右上肢BP140/70 mmHg。双侧颈动脉可闻及杂音，双侧颞动脉搏动可。进一步完善相关检查提示血常规基本正常，ESR 65 mm/h，CRP 76.5 mg/L明显升高，自身抗体均阴性。骨髓细胞学检查：未见明显恶性肿瘤依据。肺CT平扫：右肺上叶后段小斑片状磨玻璃影，右肺中叶胸膜下斑点状致密影。查PET-CT（图2）示双侧锁骨上动脉、主动脉弓等管壁FDG代谢轻度弥漫性增高（SUV值2.8）。颈动脉超声：双侧颈动脉内膜粗糙，内

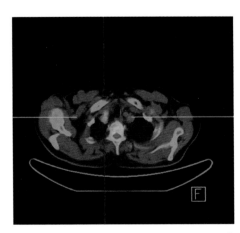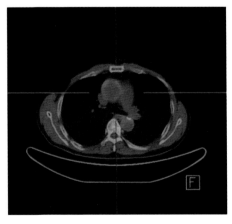

图2　患者2PET-CT

壁增厚（右侧 8.3 mm，左侧 7.5 mm）；双侧颈动脉内多发斑块最大 15 mm×2 mm。冠脉 CTA（图3）：右冠脉近段、中段混合斑块形成，管腔轻、中度狭窄；左前降支近段混合斑块形成，管腔中度狭窄；左回旋支近段软斑块形成，管腔中、重度狭窄；右冠脉远段浅表型心肌桥形成。考虑诊断为巨细胞动脉炎，予甲泼尼松龙 40 mg/d 静滴和环磷酰胺 10 mg/ 周口服抗感染治疗，考虑患者多支血管出现病变，加用双联抗血小板聚集（阿司匹林和氯吡格雷）与他汀治疗，患者病情平稳出院。

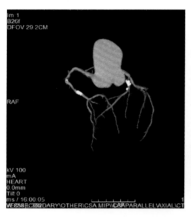
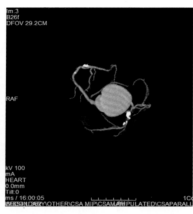
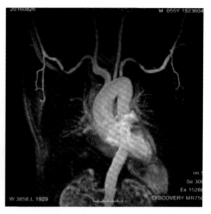

图 3　患者 2 冠脉 CTA（多支血管病变，左回旋支最重，管腔狭窄明显）

病例分析

系统性血管炎是一组原因不明的、以非感染性炎症和坏死性血管炎为基本病理改变的结缔组织疾病。临床表现异质性大，常表现为乏力、皮肤损害、关节炎、多系统侵犯和多脏器功能衰竭。按照 2012 年的 Chapel Hill 新分类，系统性血管炎分为 7 类：①大血管炎（Large vessel vasculitis, LVV）；②中血管炎（Medium vessel vasculitis, MVV）；③小血管炎（Small vessel vasculitis, SVV）；④变异性血管炎（Variable vessel vasculitis, VVV）；⑤单器官性血管炎（Single-orgal vascolilis, SOV）；⑥与系统性疾病相关的血管炎；⑦与可能的病因相关的血管炎。尽管血管炎的分类已比较清晰明确，但血管炎的诊断及病情评估仍存在很大的困难和挑战。

大血管炎主要分为两大类，分别为多发性大动脉炎（takayasu arteritis, TA）和巨细胞动脉炎（giant cell arteritis, GCA），两者均为累及大动脉及其分支的慢性炎性肉芽肿性血管炎。两者在好发人群、侵犯血管及治疗选择上存在一定的差异（表 1）。

近年来，正电子发射计算机断层显像（positron emission tomography, PET）与 CT 技术结合，即 PET-CT，在发热待查患者辅助诊断中的价值得到越来越多的认识，除了可以发现大多数肿瘤外，还可以显示非感染性炎性疾病及隐匿感染，尤其对大血管炎的辅助诊断及随诊价值得到进一步重视[1]。

在各种原因导致的炎性反应中，中性粒细胞、单核巨噬细胞、激活淋巴细胞等炎性细胞也表现出与肿瘤细胞相似的代谢活性升高，对氟代脱氧葡萄糖（fluoro-deoxyglucose, FDG）的摄取升高。各种感染或非感染性炎性疾病的病变部位在 PET-CT 上也呈现出明显的高摄取[2]。2015 年一项Meta 分析提示在大血管炎的诊断中，18F-FDGPET-CT 的诊断特异性为 93.0%，敏感性为 75.9%[3]。

2004 年，Webb 等[4]对 18 例 TA 患进行了 PET-CT 显像，发现其诊断 TA 的灵敏度和特异性分别为 92% 和 100%。由于各研究对于 TA 病情活动性大临床评价标准不一致，不同研究提出的

表 1　多发性大动脉炎和巨细胞动脉炎鉴别点

疾病名称	多发性大动脉炎	巨细胞动脉炎
好发人群	10～30 岁，女性多见	50 岁以上，女性比例稍高
累及血管	主动脉及其主要分支	最常见于颞动脉
临床表现	全身：发热、乏力、关节疼痛	颞部头痛
	局部：头痛	间歇性下颌运动障碍
	四肢间歇性运动障碍	失明
体征	肱动脉搏动减弱或消失	头皮触痛
	双臂收缩压差＞ 10 mmHg	颞动脉扩张、搏动减弱、压痛
	锁骨下或腹主动脉闻及血管杂音	累及的血管相关
辅助检查	ESR、CRP 等非特异性炎症	ESR、CRP 等非特异性炎症
	指标升高	指标升高
	病变血管 MRA 或动脉造影	病变血管 MRA 或动脉造影
	PET-CT	PET-CT
		颞动脉超声、颞动脉活检
治疗	首选糖皮质激素 +CTX	首选糖皮质激素 +MTX

PET/CT 标准摄取值（standard uptake value，SUV）各不相同。Kobayashi 等[5] 提出 SUV 为 1.3 作为诊断 TA 活动性标准，其灵敏度和特异性分别为 90.9% 和 88.8%。2012 年，Tezuka 等[6] 通过对 39 例 TA 患者进行 PET/CT 分析后认为，将最大 SUV 值＞ 2.1 作为临界值，PET-CT 对活动期 TA 的敏感性为 92.6%，特异性为 91.7%，阳性预测值 96.2%，阴性预测值 84.6%。

GCA 与风湿性多肌痛（polymyalgia rheumatic，PMR）之间有密切相关性[7]。GCA 患者中约 50% 可出现 PMR 症状，而颞动脉活检阴性、无血管炎临床症状的 PMR 患者也可能出现主动脉或其他大血管受累。PET-CT 能显示 GCA 患者大血管受累的部位和范围，这些即使通过颞动脉活检及血管超声检查并不能发现[8]。Besson 等[9] 对 PET-CT 诊断 PMR、GCA 进行了荟萃分析显示，研究共纳入 PMR/GCA 患者 101 例、对照组 182 例，统计结果为 PET-CT 诊断的敏感性为 80%，特异性为 89%，阳性预测值 85%，阴性预测值 88%。

本文的两例患者，PET-CT 在明确诊断中起到了重要的临床价值。患者 1 病程较短，临床症状较少且不典型，虽侵犯的血管范围广，但未出现相应的临床表现及并发症，因此，起初的病因诊断相对较困难。在行 PET-CT 检查后我们可以清楚地看见多条大血管壁 FDG 明显摄取异常，多支血管受到侵犯，为 TA 的诊断提供了充足的临床支持。经积极抗感染治疗后，病情明显改善。患者 2 中年男性，病程长，以发热、头痛及多关节疼痛为主要表现，两上肢收缩压差明显，冠脉 CTA 提示心脏多支血管受累，颈动脉超声可见管壁显著增厚。入院后行 PET-CT 检查，明确提示锁骨上动脉、主动脉弓管壁 FDG 摄取明显增高，为患者早期明确诊断提供了有效的依据。

综上所述，大血管炎的诊断主要基于其临床表现和受累血管的影像特征，PET-CT 显像能够从葡萄糖代谢方面反映病变血管的炎性反应，为大血管炎的早期诊断提供了有效的临床支持。PET-CT 上所发现的相应病变部位仍需结合 CT 或 MRI 检查，以进一步了解动脉壁增厚情况、有无破裂、动脉瘤和动脉狭窄等。

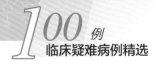

 PET-CT 在非感染性炎症性疾病中的诊断价值逐渐受到重视，对疾病的早期诊断提供了有效的临床支持。

参考文献 >>

［1］ Haroon A，Zumla A，Bomanji J. Role of fluorine 18 fluorodeoxyglucose positron emission tomography-computed tomography in focal and generalized infectious and inflammatory disorders ［J/OL］. Clin Infect Dis, 2012, 54（9）: 1333-1341. https://doi.org/10.1093/cid/cis193.

［2］ Basu S，Chryssikos T，Moghadam-Kia S，et al. Positron emission tomography as a diagnostic tool in infection: present role and future possibilities ［J/OL］. Semin Nucl Med，2009，39（1）: 36-51. https://doi.org/10.1053/j.semnuclmed.2008.08.004.

［3］ Lee YH，Choi SJ，Ji JD，et al. Diagnostic accuracy of 18 F-FDG PET or PET /CT for large vessel vasculitis: a meta-analysis ［J/OL］. Z Rheumatol，2016，75（9）: 924-931. https://doi. org/10.1007/s00393-015-1674-2.

［4］ Webb M，Chambers A，AL-Nahhas A ，et a1.The role of 18F-FDG PET in characterising disease activity in Takayasu arteritis ［J/OL］. Eur J Nucl Med Mol Imaging，2004，31（5）: 627-634. https://doi.org/10.1007/s00259-003-1429-1.

［5］ Kobayashi Y，Ishii K，Oda K，et a1. Aortic wall inflammation due to Takayasu arteritis imaged with 18 F-FDG PET coregistered with enhanced CT ［J/OL］. J Nucl Med，2005，46（6）: 917-922. http://jnm.snmjournals.org/cgi/pmidlookup?view=long&pmid=15937300.

［6］ Tezuka D，Haraguchi G，Ishihara T，et al. Role of FDG PET-CT in Takayasuarteritis: sensitive detection of recurrences ［J/OL］. J Am Coll Cardiol Img，2012，5（4）: 422-429. https://doi. org/10.1016/j.jcmg.2012.01.013.

［7］ Evans JM，Hunder GG. Polymyalgia rheumatica and giant cell arteritis ［J/OL］. Clin Geriatr Med，1998，14（3）: 455-473. https://www.ncbi.nlm.nih.gov/myncbi/collections/.

［8］ Blockmans D，Stroobants S，Maes A，et al. Positron emission tomography in giant cell arteritis and polymyalgia rheumatica: evidence for inflammation of the aortic arch ［J/OL］. Am J Med，2000，108（3）: 246-249. https://doi.org/10.1016/s0002-9343（99）00424-6.

［9］ Besson FL，Parienti JJ，Bienvenu B，et al. Diagnostic performance of 18F-fluorodeoxyglucose positron emission tomography in giant cell arteritis: a systematic review and meta-analysis ［J/OL］. Eur J Nucl Med Mol Imaging，2011，38（9）: 1764-1772. https://doi.org/10.1007/s00259-011-1830-0.

（范清琪、贾 雯）

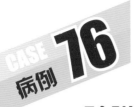

咳嗽、血尿伴 ANCA 阳性

临床资料

　　患者，男，58 岁。因"发热、咳嗽 10 天"就诊。10 天前无明显诱因下出现畏寒、发热，体温最高 38.8 ℃，伴咳嗽，少量白黏痰，乏力，盗汗，无胸痛，无咯血，无心悸，无下肢水肿等。于当地医院查血常规示白细胞 9.2×10⁹/L，中性粒细胞比率 74%，肝肾功能正常，肺 CT 示两肺支气管扩张表现，予哌拉西林 / 舒巴坦联合左氧氟沙星静脉滴注 5 天，无明显效果。后转至上海某医院就诊，复查血常规示白细胞（WBC）11.52×10⁹/L，中性粒细胞比率 78.6%，血沉（ESR）109 mm/h，C 反应蛋白（CRP）98.6 mg/L，予头孢替安联合左氧氟沙星静脉滴注 2 天无明显好转，于 2015 年 9 月 22 日来我院治疗。

诊疗经过

　　患者入院后查血气分析 pH7.43，PCO₂ 40.3 mmHg，PO₂ 71.7 mmHg；血常规示白细胞 11.50×10⁹/L，血红蛋白（Hb）101 g/L；尿常规提示白细胞 2～6 个 /HP，红细胞（RBC）＞100 个 /HP；ESR 82 mm/h，CRP 122.0 mg/L，予美罗培南联合依替米星抗感染，同时辅以化痰、扩张支气管等治疗，但患者发热、咳嗽咳痰、气急症状未见改善，体温波动于 37.5～39 ℃。于 2015 年 9 月 25 日复查胸部增强 CT（图 1）示两肺炎症，右肺下叶局部支气管扩张，右侧少量胸腔积液；左肺上叶两枚结节样增密影，考虑慢性炎性病变，建议 3 个月复查除外癌变；两上肺少许纤维灶伴局部胸膜增厚、牵拉。结合患者胸部 CT 两肺弥漫性病变表现，考虑支气管扩张伴感染。

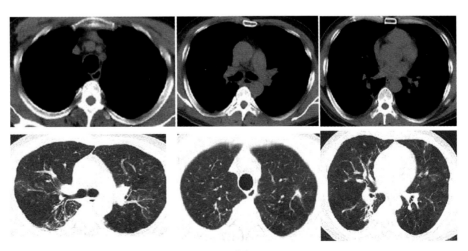

图 1　胸部 CT

为明确诊断，继续完善抗中性粒细胞胞质抗体（ANCA）、结核感染 T 细胞酶联免疫斑点试验（T-SPOT）、G 试验、隐球菌乳胶凝集试验、人类免疫缺陷病毒（HIV）、梅毒 RPR 等检查，结果回报：ANCA：PR3 < 2（0～20）、MPO 182.6 μg/ml（正常值 0～20 μg/ml）、胞质型 ANCA 阴性、核周型 ANCA 阳性；T-SPOT 阳性，抗原 A > 20，抗原 B 为 15；隐球菌乳胶凝集试验阴性；G 试验 < 10 pg/ml；自身抗体阴性，抗核抗体胞质颗粒（1:100）；梅毒 RPR 阴性；抗 HIV 抗体阴性；支气管镜示（图 2）：气道黏膜慢性炎症改变。在复查增强 CT（复查时静脉推注了甲泼尼龙 40 mg）第二天体温下降，综合患者病史、抗生素治疗无效、使用激素后热退、肺部累及、肾脏损害（血尿）、核周型 ANCA 阳性，ACNA 相关性血管炎诊断基本明确，予甲泼尼松龙（序贯减量）冲击治疗后热退，体温持续平稳，咳嗽咳痰及气急症状好转。

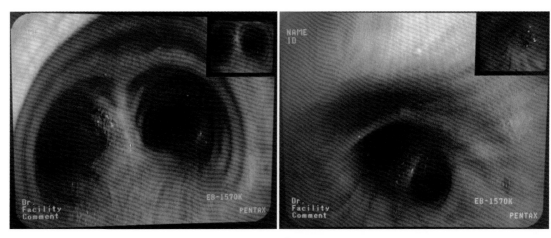

图 2　支气管镜检查

2015 年 10 月 3 日复查 CRP 12.9 mg/L、ESR 39 mm/h、尿常规 WBC 3～5 个 /HP，RBC 0～30 个 /HP、血常规 WBC 9.80×10^9/L，Hb 100 g/L，中性粒细胞比率 77.8%。胸部 CT（图 3）显示两肺磨玻璃样渗出明显吸收。2015 年 11 月开始给予环磷酰胺连续 3 个月冲击治疗，随访患者病情稳定，血尿消失，胸部影像学表现逐渐好转。

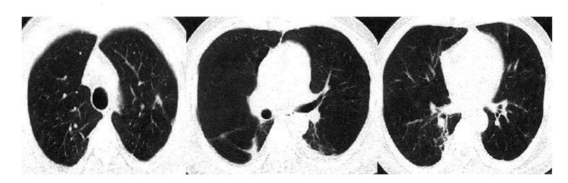

图 3　胸部 CT 复查

病例分析

抗中性粒细胞胞质抗体相关性血管炎（AASV）是一组累及全身多系统的自身免疫性疾病，包括 Wegener 肉芽肿（WG）、显微镜下多血管炎（MPA）和变应性肉芽肿血管炎（CSS）。ANCA 是其特异性的血清学标志，可用于疾病的诊断，并有助于判断疾病的活动性和复发。肺脏是主要受累脏器之一，也是导致死亡的主要原因。但 AASV 临床表现复杂多变，缺乏特异性，肾脏受累表现占 100%，呼吸道症状和全身非特异性症状其次（占 61%）[1]，常被误诊为其他疾病而延误治疗。早期诊断、及时治疗可明显改善 AASV 患者的预后。AASV 可急性起病，也可慢性进展；可表现为呼吸道症状，如咳嗽、咳痰、呼吸困难、咯血、胸痛等；也可表现为全身非特异性表现，如发热、贫血、关节肌肉疼痛等；多伴有泌尿系统病变，出现血尿、蛋白尿；并可出现多器官受累。AASV 累及肺脏时，肺部影像学改变并无特异性，好发于中下叶，但上肺病变并不能除外此病，双侧受累多见。病变呈不规则斑片状、点状、条索状致密影、散在结节影，亦可见大片实变影及磨玻璃改变。晚期可出现网格状、蜂窝状改变，并可伴有双侧胸腔积液[2]。Eschun 等认为肺纤维化可作为 AASV 的早期表现，其先于肾损害出现[3]。此患者以发热伴咳嗽咳痰为首发症状，易误诊为肺部感染性疾病，经抗感染治疗后症状改善不明显，后经积极完善 ANCA 等检查最终得以诊断，经糖皮质激素联合环磷酰胺治疗后取得了良好的效果。目前糖皮质激素联合环磷酰胺是治疗 AASV 特别是伴有肾脏损害的首选方案，能够明显改善患者的预后[4]。

　AASV 的临床表现复杂多变且缺乏特异性，对于长期发热及多器官受损的患者应尽早进行 ANCA 检查及诊断，通过早期诊断积极治疗改善预后。

参考文献 >>

［1］ 高琦，杨林. 41 例抗中性粒细胞胞浆抗体相关性血管炎临床分析［J/OL］. 临床肾脏病杂志，2018（6）：348-352. https://doi.org/10.3969/j.issn.1671-2390.2018.06.006.

［2］ 李桂林，曹然，汪东方. 12 例 ANCA 相关性小血管炎肺部影像学分析［J/OL］. 广东医学院学报，2007（2）：165-166. https://doi.org/10.3969/j.issn.1005-4057.2007.02.019.

［3］ Eschun GM，mink SN，Sharma S. Pulmonary interstitial fibrosis as a presenting manifestation in perinuclear antineutrophilic cytoplasmic antibody microscopic polyangiitis［J/OL］. Chest，2003，123（1）：297-301. https://doi.org/10.1378/chest.123.1.297.

［4］ McCabe C，Jones Q，Nikolopoulou A. Pulmonary-renal syndromes：an update for respiratory physicians［J/OL］. Respiratory medicine，2011，105（10）：1413-1421. https://doi.org/10.1016/j.rmed.2011.05.012.

（翟翠娟、冯　莹）

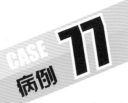

病例 CASE 77

鼻窦炎、呼吸困难伴急性肾损伤

临床资料

患者，女，54岁。因"反复流脓涕1个月，双下肢浮肿、少尿1周，加重伴气急3天"入院。患者1个月前曾反复流血性脓鼻涕，伴少量咳嗽、咯痰，外院给予鼻窦冲洗，鼻窦分泌物病理检查提示"左上颌窦慢性炎症，伴灶性急性感染、组织坏死"，胸片提示为"右下肺炎"（图1A），诊断"鼻窦炎"和"右下肺炎"，予以抗感染等对症治疗后，症状缓解出院。近1周，患者无明显诱因下出现双下肢浮肿，且尿量减少，伴夜尿增多。近3天上述症状加重，并出现上腹部胀痛，频繁恶心呕吐，伴胸闷、心悸、气急，且逐渐发展成不能平卧。

诊疗经过

患者入院后急查肾功能：血肌酐1 400 μmol/L，并伴有严重的呼吸性和代谢性酸中毒和高钾血症，胸片提示"急性呼吸窘迫综合征"（图1B），立即予以急诊血透、无创呼吸机辅助通气等对症治疗。结合患者病程，鼻窦分泌物再次病理检查，发现肉芽肿组织（图2）。查抗中性粒细胞胞质抗体（ANCA）提示胞质型ANCA（cANCA）强阳性，抗中性粒细胞胞质抗体靶抗原（PR3-ANCA）> 500。考虑"肉芽肿性血管炎"，给予甲泼尼松龙和环磷酰胺冲击治疗，以及连续性血液滤过、营养支持等对症治疗，患者症状有所缓解，胸片提示较前好转。但1周后患者症状再次加重（图1C），经抢救无效死亡。

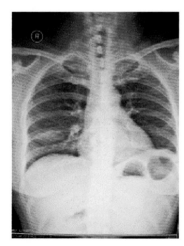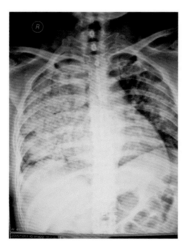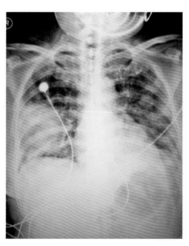

A   B   C

图1 患者胸片，A图为入院前1个月，B图为入院时，C图为治疗后复查

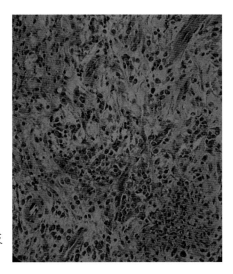

图2　鼻窦分泌物病理（HE400×400，小血管周围炎症反应，并见有炎性肉芽肿）

病例分析

该患者病程1个月，进展快，依次出现鼻窦炎、肾功能不全和呼吸困难等多系统症状。鼻窦分泌物病理和自身免疫抗体为诊断提供重要的证据。

肉芽肿性血管炎（granulomatosis with polyangiitis，GPA），既往称为韦格纳肉芽肿（Wegener's granulomatosis，WG），是一种坏死性肉芽肿性血管炎，属自身免疫性疾病。其累及多系统、多器官，以坏死性肉芽肿性小血管炎为特征。主要侵犯上、下呼吸道和肾脏。临床常表现为鼻炎、副鼻窦炎、肺部病变和进行性肾衰竭，还可累及关节、眼、耳、皮肤、心脏、神经系统。血清抗中性粒细胞胞浆抗体对该病的诊断和鉴别诊断具有重要意义。

上海瑞金医院2001年统计[1]发现其医院对该类疾病的漏诊率和误诊率也在66%以上。该类疾病常常表现为全身各个脏器损害，以肺、肾较为多见，而鼻累及较少。国外有研究认为[2]cANCA阳性者眼、鼻受累的发生率显著高于核周型ANCA（pANCA）阳性者，而cANCA阳性者多数为GPA，多伴有鼻、眼和上呼吸道的病变，需要引起重视。如果早期诊断、早期治疗，5年生存率将提到至75%以上。此外，据统计[3]，在所有血管炎治疗中，肉芽肿的复发率也最高，几乎在70%以上。

大部分患者以上呼吸道病变为首发症状，肺部病变的典型表现为"三多一洞"，即双肺内多形性、多发性、多变性结节或肿块影，伴或不伴空洞形成。肺部单发或多发结节、肿块是GPA最常见的表现。肾脏病变，则会出现蛋白尿，红、白细胞及管型尿，严重者伴有高血压和肾病综合征，导致肾功能衰竭。眼受累的最高比例可至50%以上，其中约15%的患者为首发症状。GPA可累及眼的任何区域。多数患者有皮肤黏膜损伤，表现为下肢可触及的紫癜、多形红斑、斑疹、瘀点（斑）、丘疹、皮下结节、坏死性溃疡形成以及浅表皮肤糜烂等。其中皮肤紫癜最为常见。神经系统以外周神经病变最常见，多发性单神经炎是主要的病变类型，临床表现为对称性的末梢神经病变。关节疼痛以及肌痛也很常见。

关于该疾病的诊断，目前仍采用1990年美国风湿病学院分类标准：①鼻或口腔炎症痛性或无痛性口腔溃疡，脓性或血性鼻腔分泌物；②胸片异常：胸片示结节、固定浸润病灶或空洞；③尿沉渣异常：镜下血尿（RBC＞5/高倍视野）或出现红细胞管型；④病理性肉芽肿性炎性改变：动脉壁或动脉周围，或血管（动脉或微动脉）外区有中性粒细胞浸润。符合2条或2条以上时可诊断为

GPA，诊断的敏感性和特异性分别为 88.2% 和 92.0%。

为更好指导临床实践工作，ACR/EULAR 发布 "2017 年肉芽肿性多血管炎（GPA）分类标准"（表 1）：

表 1　2017 年肉芽肿性多血管炎（GPA）分类标准

临　床　标　准	评　分
鼻腔血性分泌物、溃疡、鼻痂或鼻窦-鼻腔充血 / 不通畅	3
鼻息肉	−4
听力丧失或下降	1
软骨受累	2
眼红或眼痛	1
实验室检查	
c-ANCA、PR3-ANCA 抗体阳性	5
嗜酸细胞计数 ≥ 1×10^9/L	−3
胸部影像检查提示结节、包块或空洞形成	2
活检见到肉芽肿表现	3
以上 9 项评分综合 ≥ 5 min 的患者可以分类诊断为 GPA	

 病例启示　典型的 GPA 有三联征：上呼吸道、肺和肾病变。

参考文献 >>

[1] 俞海瑾，陈楠，任红，等 . 抗中性粒细胞胞浆抗体相关性血管炎与肾功能衰竭救治的疗效评价 [J/OL]. 中华肾脏病杂志，2001，5（21）：298-300. https://doi.org/10.3760/j.issn: 1001-7097. 2001.05.005.

[2] Hauer HA，Bajema IM，van Houwelingen HC，et al. Renal histology in ANCA-associated vasculitis：differences between diagnostic and serologic subgroups [J/OL]. Kidney Int，2002，61（1）：80-89. https://doi.org/10.1046/j.1523-1755.2002.00089.x.

[3] Groot K，Adu D，Savage CO. The value of pulse cyclophosphamide in ANCA associated vasculitis：meta analysis and critical review [J/OL]. Nephrol Dial Transp lant，2001，16（10）：2018-2027. https://doi.org/10.1093/ndt/16.10.2018.

（顾　波、易　扬）

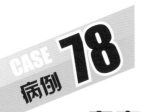

鼻塞、流涕伴发热

临床资料

　　患者，男，73 岁。因"间断鼻塞、流黄脓涕 2 年，再发伴发热 1 个月余"于 2017 年 1 月 5 日收住我院感染科。

　　患者自 2015 年起不明原因出现鼻塞、流涕，黄脓涕，有臭味，黏、不易流出，否认鼻出血。当年曾因严重鼻塞、流脓涕、发热于当地医院就诊，经验性抗感染 1 个月余后（具体方案不详），病情好转，鼻塞、流涕减轻出院。入院前 1 个月余（2016 年 11 月下旬），患者再次出现类似症状，当时无发热、咳嗽、咳痰、胸闷、胸痛，无腹痛、腹泻、黑便、便血，无皮肤瘙痒破溃流脓。在当地医院就诊行鼻内镜见黏膜大面积糜烂伴脓痂，给予清洗，分泌物送培养提示金黄色葡萄球菌，鼻旁窦 CT 提示两侧上颌窦及筛窦少许炎症。2016 年 11 月 19 日，患者出现咳嗽伴黄脓痰、发热（峰值达 39.5 ℃），胸部 CT 示左肺炎症、两侧胸腔积液，先后予哌拉西林他唑巴坦联合左氧氟沙星、莫西沙星联合奥硝唑抗感染，体温控制不佳。11 月 26 日，发热峰值升至 40 ℃，复查 CT 肺炎较前明显进展。11 月 30 日起，改用万古霉素 + 亚胺培南，体温渐降至正常。12 月 4 日起再次发热，转为午后低热，峰值不超过 38 ℃。既往有 30 余年慢性咳嗽咳痰史，未予诊治。否认肝炎、结核等传染病史，否认高血压、糖尿病、冠心病等基础病史，否认手术、外伤、输血史，否认食物、药物过敏史，否认可疑接触史，个人史、家族史、遗传病史、预防接种史无特殊。起病以来，精神、睡眠、食欲一般，大小便正常，体力、体重轻度下降。

诊疗经过

　　患者入院后查体：神清，生命体征平稳。双侧鼻腔黏膜红肿，布满脓痂，通气欠畅。全身浅表淋巴结未见明显肿大，皮肤黏膜无皮疹、瘀斑、瘀点，心脏听诊无杂音，双下肺呼吸音稍低，未及明显干湿啰音。腹软，无压痛、反跳痛，肝肾区无叩痛，脾脏肋下 2 指。双下肢轻度浮肿。

　　2017 年 1 月 5 日，查血常规：白细胞（WBC）2.35×10^9/L，红细胞（RBC）2.85×10^{12}/L，血红蛋白（Hb）83 g/L，血小板（PLT）90×10^9/L，中性粒细胞 86%，单核细胞 13.2%。炎症指标：C 反应蛋白（CRP）65 mg/L，血沉 38 mm/h，乳酸脱氢酶（LDH）284 U/L，铁蛋白 > 1 500 μg/L。生化：白蛋白 20 g/L，肝酶、肾功能正常。钾 2.99 mmol/L，钠 124.9 mmol/L，氯 96.3 mmol/L。自身抗体：抗核抗体、ENA、抗心磷脂抗体、抗链球菌溶血素 O 试验、类风湿因子均阴性。肝炎全套、HIV、梅毒抗体均阴性，粪尿常规基本正常。胸部 CT 平扫：两肺下叶支气管扩张伴感染（图

1)。鼻旁窦磁共振平扫＋增强：两侧上颌窦、筛窦、左侧蝶窦及右侧额窦炎症。鼻咽部部分黏膜增厚、强化，考虑炎性改变可能大（图2）。

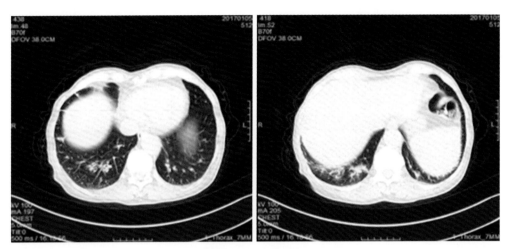

图1　胸部CT平扫

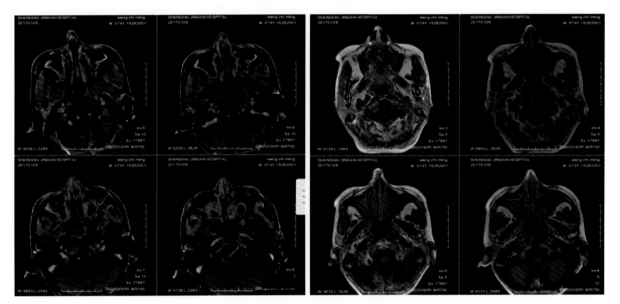

图2　鼻旁窦磁共振平扫＋增强

初步诊断：①慢性化脓性鼻窦炎；②支气管扩张伴感染；③低蛋白血症；④电解质代谢紊乱：低钾、低钠、低氯血症。结合患者病史、症状、体征、辅检结果，首先考虑感染性发热，静脉给予头孢曲松联合莫西沙星经验性覆盖社区获得性呼吸道病原体，辅以止咳化痰、补充白蛋白、电解质等措施。患者体温曾渐降至正常（图3），脓涕、咳嗽明显减少，各项表现均符合我们的初步诊断及治疗预期。

然而不到1周后，患者再次出现发热，且呈无规律状态（图4）。

再次分析发热原因，只是感染吗？如果只是感染，为什么抗生素"有效"情况下再次发热？那么，除了呼吸道细菌感染，是否还有别的感染？甚至，除了感染性发热，还有别的原因？一元论，还是二元论？

进一步完善血T-SPOT、隐球菌乳胶凝集试验均阴性，3次痰液、血液（细菌、真菌、结核）涂片/培养均阴性。心电图和超声心动图未见异常（包括未见赘生物）。腹部及浅表淋巴结超声：

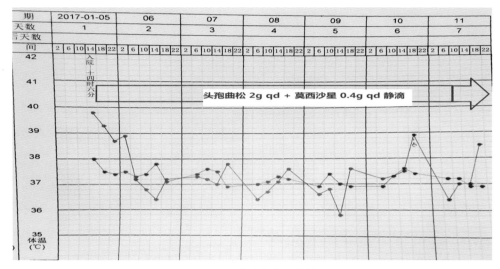

图3 初步治疗体温曲线

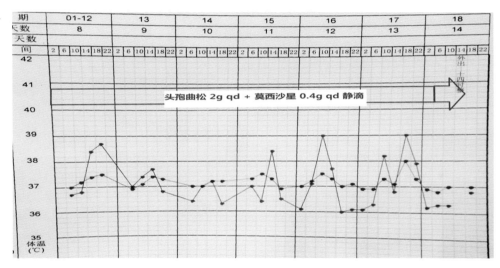

图4 治疗1周后体温曲线

肝囊肿，胆囊壁毛糙，脾肿大（141 mm×50 mm）伴脾脏内实质占位；胰肾未见异常；后腹膜未见肿大淋巴结；双侧腹股沟见数个低回声区，边界清，最大30 mm×8.5 mm；双侧锁骨上、腋下、颈部、颌下扫查，未见异常肿大淋巴结。上腹部磁共振平扫＋增强：脾脏肿大，脾脏占位，考虑血管瘤可能大；肝脏小囊肿，少量腹水。

2017年1月12日，复查血常规：WBC $1.37×10^9$/L，RBC $2.41×10^{12}$/L，Hb 68 g/L，PLT $60×10^9$/L，中性粒细胞84%，单核细胞15.3%。炎症指标：CRP 16 mg/L，血沉20 mm/h，LDH 256 U/L，铁蛋白1 031 μg/L。生化：白蛋白21 g/L，肝酶、肾功能正常，电解质、粪尿常规阴性。癌抗原CA125达45.2 U/ml，糖类抗原50达21.5 U/ml，余肿瘤指标阴性。患者仍在发热，血常规单核比例继续升高，呈现出病毒感染的特征，于是，我们进一步完善了病毒相关检查（图7），提示EBV-DNA $1.32×10^5$ copies/ml。同时，EBV-IgG、EBV-IgM均为阳性。复测EBV-DNA仍大于10^5 copies/ml。那么，这个病人是EB病毒感染吗？我们知道，急性EB病毒感染，一般表现为传染性单核细胞增多症；而慢性EB病毒感染则与鼻咽癌、淋巴瘤密切相关。进一步做鼻咽镜检查，见黏膜充血、肿胀、糜烂（图5）。

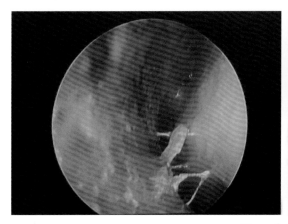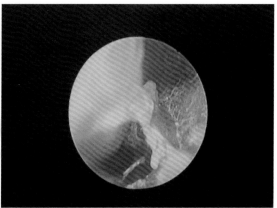

图 5　鼻咽镜检查

这会是鼻咽癌吗？鼻咽癌是发生于鼻咽腔顶部和侧壁的恶性肿瘤，我国高发恶性肿瘤之一，发病率为耳鼻咽喉恶性肿瘤之首。常见临床症状为鼻塞、涕中带血、耳闷堵感、听力下降、复视及头痛等。而 EB 病毒的持续感染与鼻咽癌密切相关。EBV 标记物联合检测鼻咽癌方案中，最佳组合为 EB-NA1/IgA 并联 EBV-DNA 检测，灵敏度为 92.1%，特异度为 96.9%。现在此病人，EBV-IgA 及 EBV-DNA 阳性，证据齐全。当然，最终诊断的金标准还是病理。5 天后，鼻黏膜活检病理结果回报考虑恶性淋巴瘤，NK/T 细胞性。

病例分析

EBV 人群感染率很高，大部分表现为传染性单核细胞增多症或无症状的 EBV 携带者。少数感染者，病程迁延不愈，反复出现发热，肝、脾、淋巴结肿大，病毒大量复制，发展为慢性活动性 EBV 感染[1]，引起的疾病主要包括：淋巴瘤（伯基特淋巴瘤、弥漫大 B 细胞淋巴瘤、霍奇金淋巴瘤、NK/T 细胞淋巴瘤），鼻咽癌以及一些良、恶性的淋巴组织增生性疾病。对于热程较长的 EB 病毒感染患者，需要监测血常规、EBV-DNA、铁蛋白及乳酸脱氢酶变化，注意对噬血细胞综合征、淋巴瘤等恶性疾病的筛查。

NK/T 细胞淋巴瘤既往被称为中线恶性网组织细胞增生症或坏死性肉芽肿等，主要见于南美和亚洲地区，2001 年 WHO 在淋巴瘤分类中首次将"结外 NK/T 细胞淋巴瘤，鼻型"作为独立的病理亚型列出[2]。该病好发于成年男性，男女之比约为（3～4）∶1，中位年龄 40～50 岁，其发病与 EB 病毒感染有密切关系。NK/T 细胞淋巴瘤主要发生于淋巴结外，按照发病部位可分为上呼吸消化道型及上呼吸消化道外型。前者原发部位为鼻、鼻腔或上呼吸消化道，其早期最常见症状表现为鼻塞、鼻出血、局部肿胀、局部糜烂坏死、溃疡形成，晚期可出现上颚、鼻中隔穿孔伴坏死、出血；后者主要累及淋巴结外的其他部位，常见部位包括胃肠道、软组织、皮肤、睾丸、中枢神经系统及脾脏等器官和组织。NK/T 细胞淋巴瘤对放疗敏感，在过去其预后较其他类型的早期淋巴瘤更差，但新型治疗策略显著改善了结外鼻型 NK/T 细胞淋巴瘤（ENKTL）的疗效。如今，局限期 ENKTL 患者推荐使用同步放化疗治疗，其 5 年总体生存率约为 70%[3]。

被鼻炎反复困扰的老人，最终在科学的诊治思路下，顺藤摸瓜，找到了发热的根本原因。后转入血液科进一步化疗。微信随访 1 年余，化疗反应良好，症状缓解，体重增加。

病例启示　不明原因发热难不难？临床思路不简单；感染免疫与肿瘤，相互纠缠真麻烦。世间疾病很微妙，一元二元勿武断；如若你是有心人，顺藤摸瓜真相现。

参考文献 >>

[1]　周静，肖毅. EB 病毒与其相关淋巴瘤的研究进展 [J/OL]. 中国实验血液学杂志，2018，26（1）：292-295. https://doi.org/10.7534/j.issn.1009-2137.2018.01.052.

[2]　周杰. 鼻腔 NK/T 细胞淋巴瘤的临床特征和治疗及预后影响因素 [J/OL]. 实用癌症杂志，2015，30（5）：780-782. https://doi.org/10.3969/j.issn.1001-5930.2015.05.047.

[3]　Tse E，Kwong YL. The diagnosis and management of NK/T-cell lymphomas [J/OL]. J Hematol Oncol，2017，10（1）：85. https://www.ncbi.nlm.nih.gov/pubmed/28410601.

（温　潇、孙育民）

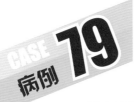

发热、咳嗽伴耳部肿痛

临床资料

　　患者，男，81 岁。因"发热伴咳嗽 2 周"就诊，体温最高 38.4 ℃，家中自行服用抗生素效果不佳。发病期间无畏寒、寒战，无气促，无腹痛腹泻等不适。该患者有高血压和糖尿病多年，药物控制尚可，否认有慢性支气管炎病史。

诊疗经过

　　患者入院后考虑"急性支气管炎"，经验性予以头孢替安（1.0/ 每日 2 次）静脉滴注抗感染治疗，并完善相关检查。抗感染 3 天后体温仍不退，咳嗽症状如前，体格检查肺部未闻及明显啰音，入院后查肺部 CT 提示两肺间质性炎症，但未见明显大片渗出。临床症状和影像学表现并不符合，后改用阿奇霉素（0.5/ 每日 1 次）静脉滴注治疗效果仍不佳。入院后体温见图 1。辅助检查：白细胞 8.5×10^9/L，中性粒细胞比率 70%，血红蛋白 100 g/L；C 反应蛋白 194 mg/L，血沉 110 mm/h；T-SPOT 阴性；抗中性粒细胞胞质抗体阴性；细菌真菌培养阴性；补体 C3/4、类风湿因子、抗核抗体以及抗可溶性抗原（ENA）抗体均阴性。

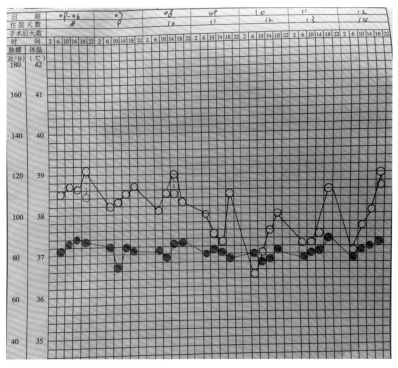

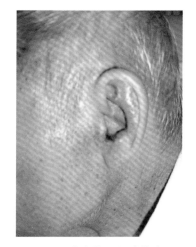

图1 患者入院后积极抗感染，但体温仍有波动 　　　　图2 患者外耳红肿热痛

　　在没有明确细菌感染的证据下，考虑患者可能为非感染性发热，也尝试使用过3天地塞米松（5 mg/d），仍发热。进一步查房时，发现患者左耳耳郭红肿热痛（图2），伴有听力下降，同时双侧结膜充血。进一步询问病史患者述近半年来有反复左耳肿痛，伴有结膜充血，之前于耳鼻喉科就诊考虑外耳炎，给予抗感染对症处理可好转，但半年来反复发作。风湿科会诊，诊断为"复发性多软骨炎"。予以泼尼松龙（10 mg/每日2次）以及吗替麦考酚酯（500 mg/每日2次）口服，体温逐步恢复正常。

病例分析

　　复发性多软骨炎（relapsing polychondritis，RP）是一种软骨组织复发性退化性炎症，表现为耳、鼻、喉、气管、眼、关节、心脏瓣膜等器官及血管等结缔组织受累。RP的病因目前尚不清楚，实验证据提示和自身免疫反应有密切关系。软骨基质受外伤、炎症等因素的影响暴露出抗原性，导致机体对软骨局部或有共同基质成分的组织的免疫反应[1]。RP好发年龄为30～60岁，无性别倾向，高龄患者发病报道较少。该患者因自觉发热与外耳炎症无关，故并未重视，入院时未告知相关病史。

　　RP受累器官主要是外耳、鼻、关节、气管等，诊断主要靠典型的临床表现，目前比较公认的是1975年的McAdam的诊断标准：①双耳软骨炎；②非侵蚀性多关节炎；③鼻软骨炎；④眼炎；⑤喉和（或）气管软骨炎；⑥耳蜗和（或）前庭受损，表现为听力丧失、耳鸣和眩晕。具有上述3条或3条以上可以诊断，如有软骨组织的活检病理学证实也可以确诊[1]。本例患者有双耳反复软骨炎表现，有双侧结膜炎同时听力受损，综上，临床可诊断RP。

　　RP实验室检查中目前无特异性血清学指标，有一些炎症指标可以用于评价疾病活动度。在急性发作期可以出现贫血，白细胞增多或血小板增多，C反应蛋白升高，血沉升高。一些胶原抗体如软骨基质蛋白（matrilin-1）抗体及尿氨基葡萄糖等[2]，可能也有一定的价值，但在临床上未广泛开展。RP 由于累及呼吸道常被误诊为支气管炎、肺炎、肺结核和肿瘤。本例患者因反复咳嗽就诊，给予抗生素治疗效果不佳，在一次查房中偶尔发现其左耳肥厚伴红肿，进一步询问病史后才考虑该疾病的可能。因此，临床中对于首诊考虑肺部感染的患者在积极抗感染治疗后效果不明显，同时肺部影像学表现与临床症状不符合时需要注意观察患者肺外的临床表现（其他部位的病灶），同时需要考虑非感染性发热可能。支气管镜检查可以发现气道软骨环的消失，管壁软化，管腔狭窄，对于诊断 RP 有一定意义[1, 3]。

RP 在治疗上以药物为主，包括非甾体类抗炎药、糖皮质激素、免疫抑制剂、氨苯砜和生物制剂[1]。Hong[4]等回顾性分析了 RP 累及气道的患者，临床中推荐早期使用大量激素。也有文献报道[5]，早期气道介入可以预防和延迟软骨的破坏。对于 RP 患者由于临床表现和实验室检查缺乏特异性，往往很难快速做出诊断。本例患者历时 6 个月才得以确诊。回顾分析，本例患者最初出现外耳疼痛和结膜充血已经提示 RP 的可能，只是接诊医生缺乏相关疾病的警惕性，在抗感染治疗未愈后没有进一步考虑病因，随后病情发展影响到呼吸道，出现咳嗽表现。临床医师应该重新认识本病，避免漏诊，早发现早治疗可以延缓病情，避免不可逆的气管损伤。

 病例启示　详细的问诊和体格检查既是医师的基本功，也是避免误诊和漏诊的利器。

参考文献 >>

［1］　中华医学会风湿病分会. 复发性多软骨炎诊断和治疗指南［J/OL］. 中华风湿病学杂志，2011，15（7）：251-254. https://doi.org/10.3760/cma.j.issn.1007-7480.2011.07.013.

［2］　Buckner JH，Wu JJ，Reife RA，et al. Autoreactivity-agaisnt matrilin-1 in a patient with relapsing polychondritis［J/OL］. Arthritis Rheum，2000，43：939-943. https://doi.org/10.1002/1529-0131（200004）43：4%3C939：AID-ANR28%3E3.0.CO；2-Z.

［3］　Behar JV，Choi YW，Hartman TA，et al. Relapsing polychondritis affecting the lower respiratory tract［J/OL］. AJR，2002，178（1）：173-177. https://doi.org/10.2214/ajr.178.1.1780173.

［4］　Hong G，Kim H. Clinical characterristics and treatment outcomes of patient with relapsing polychondritis tiwh airway involovement［J/OL］. J Clin Rheum，2013，32（9）：1329-1335. https://doi.org/10.1007/s10067-013-2279-2.

［5］　Segel MJ，Godfrey S，Berkman N. Relapsing polychondritis：reversible airway obstruction is not always asthma［J/OL］. Mayo Clin Proc，2004，79（3）：407-409. https://doi.org/10.4065/79.3.407.

（章顺轶、张伟伟）

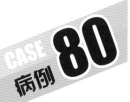

发热、疱疹伴三系下降

临床资料

患者，女，25岁。因"全身乏力、酸痛1个月，发热2周余"就诊。入院1个月前无明显诱因下出现全身乏力、酸痛，右腋下淋巴结肿大伴疼痛。2周前，患者出现发热，最高体温37.7℃。血常规：白细胞（WBC）2.19×10^9/L，中性粒细胞（N）48.4%，淋巴细胞（L）42.9%，单核细胞（M）8.7%，血红蛋白（Hb）91 g/L，血小板（PLT）53×10^9/L。抗单纯疱疹病毒 I 型 IgG（+），抗单纯疱疹病毒 I 型 IgM（+），抗单纯疱疹病毒 II 型 IgG（-），抗单纯疱疹病毒 II 型 IgM（+）。肝肾功能、外周血涂片、凝血功能未见异常。予头孢克洛、甲硝唑口服抗感染，酚麻美敏退热。1天后最高体温升至38.6℃，出现口腔疱疹，伴畏寒寒战，无其他不适。血常规：WBC 1.85×10^9/L，N 52.0%，L 36.7%，M 10.3%，HGB 93 g/L，PLT 38×10^9/L。B超见双侧锁骨上、双侧腋窝淋巴结肿大（37 mm×14 mm），双侧颈部、双侧腹股沟淋巴结显示，肝胆胰脾肾未见异常。考虑病毒感染，予伐昔洛韦片口服。1天后体温38.5℃，血常规：WBC 1.85×10^9/L，N 37.3%，L 50.8%，M 11.9%，Hb 88 g/L，PLT 48×10^9/L。血培养（-），结核感染 T 细胞斑点检测（T-SPOT）阴性。骨髓活检：造血细胞三系增生基本正常范围。仍反复发热，最高体温40℃，全身酸痛无减轻。复查血常规：WBC 1.10×10^9/L，N 43.1%，L 46.4%，M 9.9%，Hb 80 g/L，PLT 24×10^9/L，予抗病毒及升白细胞治疗。患者入院前一天血常规：WBC 2.30×10^9/L，N 56.8%，L 33.8%，M 9.2%，Hb 75 g/L，PLT 23×10^9/L。

发病以来，患者精神可，食欲略差，睡眠可，大便次数增多，小便如常，体力轻度下降，体重未见明显下降。既往体健，个人史、用药史无特殊。

诊疗经过

该患者为青年女性，临床表现为非特异症状，发热两周，伴疱疹，淋巴结肿大，三系下降。入院当天血常规：WBC 1.76×10^9/L，RBC 2.57×10^{12}/L，Hb 74 g/L，PLT 45×10^9/L，N 42.6%。一方面，予对症支持治疗；一方面完善检查，寻找病因。补体 C3 0.08 g/L，补体 C4 < 0.016 g/L，明显下降。血沉 107 mm/h，增快。自身抗体多项阳性：抗核抗体颗粒型 1:320，抗 Sm（+），抗 nRNP/Sm（+），抗双链 DNA 抗体（+），抗组蛋白抗体（+），抗核小体抗体（+），抗着丝点蛋白 B（+），p-ANCA（+），T-SPOT 阴性，EBV-DNA 及 CMV-DNA 均阴性。超声心动图提示少量心包积液。追问病史，患者回忆起既往有脸部红斑，自认为"过敏"，停用护肤品后红斑好转，未重

视。结合既往皮肤病变，本次发热、浆膜腔积液、血液系统损害、补体及特异抗体报告，诊断：系统性红斑狼疮，单纯疱疹病毒感染，调整治疗方案（甲泼尼松龙片和羟氯喹），患者体温逐渐正常。

病例分析

系统性红斑狼疮（systemic lupus erythematosus，SLE）是典型的慢性多系统、多脏器损害的自身免疫性疾病，以大量自身抗体及补体形成为特征[1]。SLE 分类标准分为临床诊断标准及免疫学诊断标准两大类。临床表现异质性大，可用于诊断 SLE 的自身抗体种类繁多[2]，目前临床上常见的 SLE 自身抗体主要包括 ANA 谱、ACA 及抗 C1q 抗体等自身抗体，ANA 谱包括抗双链 DNA 抗体、抗组蛋白抗体（anti-histone antibody，AHA）和抗核提取物抗体、抗着丝点抗体等。其中，抗双链 DNA 抗体和抗 Sm 抗体为特异性抗体。

SLE 的诊断标准不断更新，2017 年欧洲抗风湿病联盟报道了最新分类标准[3]（表 1）。

表 1　2017 年欧洲抗风湿病联盟 SLE 分类标准

临床领域及标准	ANA 阳性史（Hep2 免疫荧光法 ≥ 1∶80）	
	定　义	权重
全身状况：发热	无其他原因可解释的发热＞ 38.3 ℃	2
皮肤病变		
口腔溃疡	不需要一定是医生观察到的	2
非疤痕性脱发	不需要一定是医生观察到的	2
亚急性皮肤狼疮	环形或丘疹鳞屑性的皮疹（常分布在曝光部位）	4
急性皮肤狼疮	颊部红斑或斑丘疹，有或无光过敏	6
关节病变：		
≥ 2 个关节滑膜炎或 ≥ 2 个关节压痛 + ≥ 30 min 的晨僵	以关节肿胀和压痛为特征。如 X 线存在骨侵蚀或 CCP 抗体滴度超过 3 倍，则不计该项	6
神经系统病变		
谵妄	意识改变或唤醒水平下降，症状发展时间数小时至 2 天内，1 天内症状起伏波动，认知力急性或亚急性改变，或习惯、情绪改变	2
精神症状	无洞察力的妄想或幻觉，但没有精神错乱	3
癫痫	癫痫大发作或部分 / 病灶性发作	5
浆膜炎		
胸腔积液或心包积液	需影像学证据支持，如超声、X 线、CT、MRI	5
急性心包炎	≥以下两项：①心包胸痛（锐痛，吸气时加重，前倾位减轻）；②心包摩擦音；③心电图广泛 ST 段抬高或 PR 段偏移；④影像学新发或加重的心包积液	6
血液系统损害		
白细胞减少	＜ 4×10⁹/L	3
血小板减少	＜ 100×10⁹/L	4
免疫性溶血	①存在溶血证据，网织红细胞升高，血红蛋白下降，间接胆红素升高，LDH 升高；② Coomb's 试验阳性	4

（续表）

临床领域及标准　　　　入围标准	ANA 阳性史（Hep2 免疫荧光法 ≥ 1∶80）	
	定　义	权重
肾脏病变		
蛋白尿＞ 0.5 g/24 h	收集的 24 h 尿液蛋白定量＞ 0.5 g 或尿蛋白肌酐比值提示 24 h 尿蛋白＞ 0.5 g	4
肾穿病理符合狼疮肾炎	Ⅱ 或 Ⅴ 型狼疮肾炎	8
	Ⅲ 或 Ⅳ 型狼疮肾炎	10
免疫学领域及标准		
抗磷脂抗体方面	抗心磷脂抗体 IgG ＞ 40 GPL 单位或抗 β2 GP1IgG ＞ 40 单位或狼疮抗凝物阳性	2
补体方面		
低 C3 或低 C4		3
低 C3 和低 C4		4
高度特异抗体方面	dsDNA 阳性或 Sm 抗体阳性	6

对于每条标准，均需要排除感染、恶性肿瘤、药物等原因；既往符合某标准可以计分；标准不必同时发生；至少符合 1 条临床标准；在每个方面，只取最高权重标准得分计入总分。总分 ≥ 10 分可以分类诊断 SLE。本例患者符合该分类标准。

SLE 一般认为是在遗传背景的基础上，因病原生物感染、内分泌失调以及环境等因素影响而发生发展。目前国内外不少临床研究显示，SLE 患者并发的感染及其引起的严重并发症是引起患者死亡的首位原因[4]。许多研究报道[5,6]病毒感染可引起 SLE 发病或影响其病情，与 SLE 发病相关的有 Epstein-Barr 病毒（EBV）、巨细胞病毒（CMV）、麻疹病毒、风疹病毒、黏液病毒、呼吸道肠道病毒等。持续的病毒感染能引起组织广泛的炎症、细胞损伤和诱导产生抗各种细胞成分的自身抗体。病毒及对病毒的免疫反应改变了淋巴细胞的功能，导致免疫监视的异常，引起免疫缺陷和自身免疫病。

本病例对我们临床工作有警示作用，应从患者临床表现及对治疗的反应整体上把握和判断，方能减少误诊及漏诊。

 病例启示　对于发热病程大于 1 个月的患者，需警惕是否存在自身免疫病基础。

参考文献 >>

［1］ Larissa Lisnevskaia, Grainne Murphy, David Isenberg. Systemic lupus erythematosus［J/OL］. Lancet, 2014, 384（22-28）: 1878-1888. https://doi.org/10.1016/S0140-6736（14）60128-8.

［2］ Van der Vlag J, Berden JH. Lupus nephritis: Role of antinucleosome autoantibodies［J/OL］. Semin Nephrol, 2011, 31（4）: 376-389. https://doi.org/10.1016/j.semnephrol.2011.06.009.

［3］ Tedeschi SK, Johnson SR, Boumpas D. Developing and refining new candidate criteria for systemic lupus erythematosus classification: An international collaboration［J/OL］. Arthritis Care Res

（Hoboken），2018，70（4）：571-581. https://doi.org/10.1002/acr.23317.

［4］ Wang Z，Wang YH，Zhu RR，et al.Long-Term survival and death causes of systemic lupus erythematosus in China: a systemic review of observational studies［J/OL］. Medicine，2015，94（17）：1-9. https://doi.org/10.1097/MD.0000000000000794.

［5］ Wahren-Herlenius M，Dörner T. Immunopathogenic mechanisms of systemic autoimmune disease［J/OL］.Lancet，2013，382（9894）：819-831. https://doi.org/10.1016/S0140-6736（13）60954-X.

［6］ Mcclain MT，Heinlen LD，Dennis GJ，et al. Early events in lupus humoral autoimmunity suggest initiation through molecular mimicry［J/OL］. Nat Med，2005，11（1）：85-89. https://doi.org/10.1038/nm1167.

（苏　然、贾　雯）

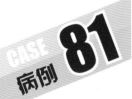

病例 81 CASE

发热、颈部肿块伴全血细胞减少

临床资料

患者，男，58岁。因"颈部肿块9年，发热1周"就诊。9年前出现颈部肿块、外周血淋巴细胞升高，经淋巴结活检及骨髓检查诊断为慢性淋巴细胞白血病 / 小 B 细胞淋巴瘤（CLL/SLL）（Rai 分级 1 级）。苯丁酸氮芥治疗至 3 年前出现病情进展，后行 CHOP 方案化疗 3 疗程，病情稳定后继续苯丁酸氮芥治疗，入院前 2 个月停服苯丁酸氮芥。病程中无输血。入院前 1 周无诱因出现发热（最高 41 ℃），弛张热型，伴畏寒寒战、轻度咳嗽咳痰，无腹痛腹泻，无尿频、尿急、尿痛，无明显盗汗，无明显出血倾向，体重有所下降。急诊血常规提示"全血细胞下降"，遂收入院。体格检查：体温 39.8 ℃，血压 100/60 mmHg，消瘦体型，贫血外貌；皮肤黏膜无黄染，无瘀点、瘀斑；颈部、锁骨上、腋下及腹股沟均扪及肿大淋巴结，最大者 3 cm×2.5 cm，活动可，光滑质韧无压痛；两肺少量湿啰音，心脏无异常体征；腹部柔软，无压痛，脾脏肋下刚触及。

诊疗经过

患者入院后血常规：白细胞（WBC）$0.89×10^9$/L，红细胞（RBC）$1.77×10^{12}$/L，血红蛋白

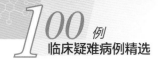
（Hb）54 g/L，血小板（PLT）20×10⁹/L，C 反应蛋白（CRP）147 g/L；肝功能：白蛋白 19 g/L，余
在正常范围；肾功能正常；凝血功能：纤维蛋白原 5 g/L，D- 二聚体 0.63 mg/L，余正常；三酰甘油
0.62 mmol/L；血清铁蛋白（SF）> 1500 µg/L；肿瘤标志物均正常。HIV、乙肝病毒及丙肝病毒均阴
性。肺 CT：两肺散在炎症，左下肺实变。腹部 CT：脾肿大，肠系膜及腹膜后淋巴结肿大。淋巴结
B 超：双侧腹股沟、腋下、锁骨上及颈部淋巴结肿大。血培养 2 次阴性；Coomb's 试验阴性。入院
后予以抗感染（先后应用头孢他啶 + 莫西沙星、美罗培南 + 利奈唑胺 + 氟康唑）、糖皮质激素（入
院第二天开始甲泼尼松龙 80 mg/d）、细胞生长因子、粒系集落刺激因子、血小板生成素及支持治
疗（成分输血、白蛋白），并进一步行骨髓穿刺。入院 1 周后，体温无好转，血常规无好转（表 1），
逐渐出现纤维蛋白原下降，肝脏损害（胆红素及肝酶升高）。进一步行骨髓穿刺，结果显示：骨髓
有核细胞增生减低，粒红比 0.85；粒系比例占 23%，部分粒细胞颗粒增多；红系比例占 27%，以中
晚幼红细胞为主，幼红细胞形态未见明显异常，成熟红细胞大小不一；淋巴细胞比例增高，以成熟
淋巴细胞为主，分类不明细胞占 4.5%（疑似淋巴瘤细胞），可见噬血细胞（图 1）。患者反复高热，
结合血常规、脾大及骨髓结果，临床诊断：噬血细胞综合征。患者入院后第 10 天开始给予环孢素
（200 mg/d，口服）+ 依托泊苷（150 mg，静滴 2 次 / 周）+ 丙种球蛋白（0.4g/kg.d，静滴 5d）+ 地
塞米松（15 mg/d），并继续抗感染以及支持治疗（成分输血）。体温一度有好转，纤维蛋白原有所上
升，但外周血中性粒细胞进行性下降，继而再次出现高热。患者入院后第 25 天临床死亡。

表 1　血常规变化

血常规	日				期			
	10.27	10.29	10.30	11.2	11.5	11.9	11.11	11.16
WBC（×10⁹/L）	0.89	1.69	0.86	0.94	0.99	1.24	0.96	0.04
N（%）	50	50	40	50	70	30	20	30
RBC（×10¹²/L）	1.77	3.23	2.54	2.83	2.44	2.35	2.03	2.05
Hb（g/L）	54	98	76	86	74	70	61	61
PLT（×10⁹/L）	20	25	45	25	10	10	10	15

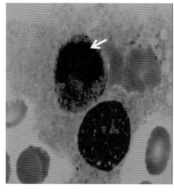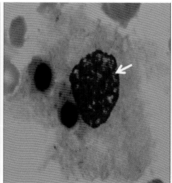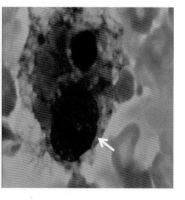

图 1　骨髓涂片中的噬血细胞

病例分析

噬血细胞综合征（hemophagocytic syndrome，HPS），又称噬血细胞性淋巴组织细胞增生症
（hemophagocytic lympho histiocytosis，HLH），是一种可以累及包括脑、淋巴结、骨髓、心、肺、

肝、胆、胰腺、脾、肾、甲状腺、皮肤等多组织、多器官、多系统的疾病，但以骨髓受累为主[1]，于 1979 年首次报道，是一种罕见的危及生命的血液系统疾病[2]，其发病机制尚不完全明确，主要认为 HPS 是在各种病因基础上，导致免疫系统功能失调，淋巴细胞或组织细胞出现不受控制的活化和增殖，产生大量炎性细胞所致。HPS 分为原发性和继发性两大类：原发性噬血细胞综合征又名家族性噬血细胞综合征（FHLH），以婴幼儿更为多见的常染色体隐性遗传性疾病，需要明确的家族史或基因检查才能确诊；而继发性 HPS 则可见于各年龄阶段，以成人更多见，可由 EB 病毒感染、免疫系统疾病、恶性肿瘤及药物等多种原因引起。

目前 HPS 的诊断主要以国际组织细胞协会 HLH-2004 诊断标准[3]。该患者能够满足 8 项中的 5 项：①发热；②脾肿大；③全血细胞减少，其中血红蛋白 < 90 g/L，血小板 < 100×10^9/L；④骨髓可见噬血现象；⑤铁蛋白 > 500 μg/L，从而确立临床诊断。本例患者在确诊前辗转多次未做出最终诊断，分析原因主要包括：① HPS 为罕见病，发病率极低，在基层医院更不多见，由于临床工作者对该疾病的认识不足，因此不易确诊；② HPS 不是独立疾病，其临床表现可累及多个脏器，为临床综合征，极大地增加了诊断的难度；③某些疾病在一定条件下也会出现类似噬血细胞综合征的临床表现，例如部分恶性肿瘤、感染性疾病以及风湿类疾病等，这为临床工作者的鉴别诊断增加了一定难度，极易出现误诊漏诊情况。

HPS 治疗方案按照病因可分为原发性治疗和继发性治疗两大类。原发性治疗应优先保证患者病情能够稳定，改善患者自身免疫系统的过激状态。继发性 HPS 的治疗较原发性 HPS 更为复杂[4]，其主要取决于原发疾病是何种类型，针对原发疾病的类型选择相应的治疗方案，如恶性肿瘤需进行放、化疗，感染性疾病应积极抗感染。多年来一直认为继发性 HPS 的治疗主要在于抑制细胞因子风暴，减弱或消除它对 T 淋巴细胞和巨噬细胞的持续活化，从而降低对人体各个器官的损伤程度[5]。但目前最新治疗方式的研究热点正转向分子靶向治疗[6]。如果治疗效果不佳，也可尝试骨髓移植。

总之，在临床上成人患者出现抗生素使用效果不佳的反复高热、二系及以上造血细胞减少时，不应忽视 HPS 的可能性，早期进行骨髓穿刺，必要时可以多次多部位进行相关检查以明确诊断。因为 HPS 的临床表现缺少特异性，易误诊、漏诊，并且病情进展凶险，预后较差，所以，临床医生需要提高对本病的认识，早期诊断，早期治疗，以改善患者生活质量，提高患者生存率。

 HPS 的临床表现缺少特异性，反复高热、二系及以上造血细胞减少时，不应忽视 HPS 的可能性。

参考文献 >>

[1] Liao PM, Thompson JT. Ophthalmic manifestations of virus-associated hemophagocytic syndrome [J/OL]. Arch Ophthalmol, 1991, 109（6）: 777. https://doi.org/10.1001/archopht.1991.01080060033015.

[2] Shabbir M, Lucas J, Lazarchick J, et al. Secondary hemophagocytic syndrome in adulta; a case series of 18 patients in a single institution and a review of literature [J/OL]. Hematol Oncol, 2011, 29（2）: 100-106. https://doi.org/10.1002/hon.960.

[3] Jan H, Annacarin H, Maurizio A, et al. HLH-2004: Diagnostic and therapeutic guidelines for

hemophagocytic lymphohistiocytosis［J/OL］. Pediatr Blood Cancer，2007，48（2）：124-131. https://doi.org/10.1002/pbc.21039.

［4］ Haytoglu Z，Yaziei N，Erbay A. Secondary hemophagocytic lymphohistiocylosis：Do we really need chemotherapeutics for all patients［J/OL］. J pediatr Hematol Oncol，2017，39（20）：e106-e109. https://doi.org/10.1097/MPH.0000000000000740.

［5］ Perez N，Vire JL，Arenzana-Seisdedos F，et al. Impaired natural liller activity in lymphohistiocylosis syndrome［J/OL］. J Pediatr，1984，104：569-573. https://doi.org/10.1016/s0022-3476（84）80549-1.

［6］ Brisse E，Matthys P，Wouters CH. Understanding the spectrum of haemophagocytic lymphohistiocylosis：update on diagnostic challenges and therapeutic options［J/OL］. Br J Haematol，2016，174（2）：175-187. https://doi.org/10.1111/bjh.14144.

（丁　洁、金　喆）

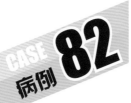

CASE 82 病例

口腔溃疡、皮疹伴注射针眼疱疹

临床资料

患者，男，41岁。因"反复口腔溃疡、下肢皮疹1年"入院。患者于入院前6年在云南支边期间（3个月）反复发生口腔溃疡，最多时口腔内同时有7～8个溃疡，另外痔疮持续发作，回沪后所有症状消失，考虑为气候不适应，未重视。1年前（2017年初）再次发生口腔溃疡，几乎连续不断，未经任何治疗，2017年年中开始出现全身不同部位痤疮样皮疹，未引起重视。2017年11月30日醉酒一次，3天后双下肢出现红色斑块及结节样硬块，伴有红肿和压痛，门诊拟诊为急性淋巴管炎，给予青霉素类抗生素静脉滴注，治疗2周未见好转，皮疹仍间断性出现，抗生素治疗期间，一次静脉注射针眼出现小脓疱。请皮肤科会诊后，诊断为双下肢结节性血管炎，建议风湿免疫科就诊。病程中患者无发热，无关节痛，无外阴溃疡，无口干，无龋齿，无牙齿脱落，无光敏，无脱发，无胸闷，无咳嗽等其他症状。既往病史无特殊，无烟酒不良嗜好，家族史无特殊。入院查体：右眼角膜边缘的表层巩膜明显充血（图1B），无牙齿脱落，未见明显口腔溃疡，浅表淋巴结未触及肿大，心肺查体无特殊，双下肢胫前、胫后均可见结节样红色皮疹（部分陈旧），轻度压痛，大小不等，高出皮面，边界清晰（图1A）。

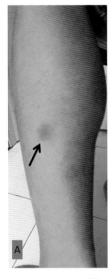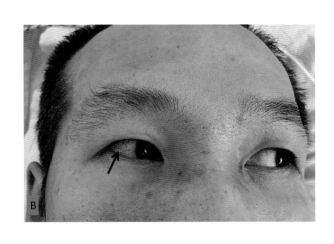

图 1 A 图下肢结节样红色皮疹，B 图右眼巩膜充血

诊疗经过

患者入院检查血沉 43 mm/h，C 反应蛋白 18 mg/L，血常规、肝肾功能、梅毒、人类免疫缺陷病毒、免疫球蛋白、补体等均基本正常。因入院体检发现巩膜充血，请眼科会诊考虑右眼虹睫炎。患者病程中静脉滴注抗生素，实则无意中实施了针刺实验，而针眼出现小脓疱，则实际上为针刺实验阳性。结合结节样红斑皮疹、反复口腔溃疡发作特点，临床诊断白塞病。给予沙利度胺、白芍总苷口服出院，口腔溃疡及双下肢皮疹好转。2017 年 12 月 14 日开始出现发热，眼睛轻度胀痛，再次就诊，将沙利度胺、白芍总苷剂量加倍，同时增加依托考昔口服，症状改善不明显。3 天后仍有发热，并伴眼球胀痛、视力下降，考虑白塞病累及眼部，遂给予甲泼尼松龙 80 mg 静脉滴注，激素类眼药水滴眼，激素静脉滴注一周后，所有症状消失，激素过渡到口服泼尼松片剂，每 2 周逐渐减量，目前口服 10 mg/d，症状未再出现。

病例分析

白塞病（Behcet's disease，BD）又称口-眼-生殖器三联征，是一种以复发性口腔溃疡、外阴溃疡、皮肤病变和眼葡萄膜炎为主要特征的自身免疫性疾病，内脏器官受累常导致预后不良。本病在东亚、中东和地中海地区发病率较高，又被称为丝绸之路病，好发年龄 16～40 岁。在美国、巴西以及韩国，女性多见；而地中海国家以及除韩国外的大多数亚洲国家则男性多见。张卓莉通过中国医院知识数据库，检索 1994—2004 年中文发表白塞病的相关文章[1]，提取临床资料进行汇总分析，结果显示，1 996 例患者，男性 1 144 例，女性 852 例，平均发病年龄（33.8±12.2）岁，平均病程（8.9±5.2）年，最常见的首发症状为口腔溃疡（66.8%）和结节红斑（21.5%），其次为生殖器溃疡、关节炎 / 关节痛及眼部病变。在整个病程中，最常见的临床表现为复发性口腔溃疡（98.4%）、生殖器溃疡（76.3%）、结节红斑和假性毛囊炎（69.0%）、眼部病变（34.8%）、关节炎 / 关节痛（30.0%），眼部病变及血管、心脏和神经系统受累均为男性多见，57.9% 的患者针刺反应阳性，绝大多数为男性（70% vs 41.7%）。

本病例患者无特异性实验室检查异常，活动期血沉增快，C 反应蛋白升高。针刺反应试验特异性高且与疾病活动有关。针刺反应试验方法为：用20号无菌针头在前壁屈面中部斜行刺入0.5 cm，沿纵向稍作捻转后退出，24～48 h后局部出现直径＞2 mm的毛囊炎样小红点或脓疱疹样改变为阳性。值得注意的是，静脉穿刺或皮肤创伤后出现的类似皮损具有同等价值，本病例患者滴注抗生素的静脉穿刺点出现脓疱，初始诊断医生并未注意此现象从而延误了诊断。

BD诊断标准主要根据临床症状，目前较多采用国家BD研究组于1989年制定的诊断标准[2]，即反复口腔溃疡（1年内反复发作至少3次），加以下任何2项：反复外阴溃疡、眼部病变、皮肤病变（结节性红斑、假性毛囊炎、丘疹性脓疱或非青春期痤疮样结节）、针刺试验阳性；同时仍需除外其他疾病。应用该标准时需注意，并非所有BD都能满足上述标准，不能替代具体患者的临床诊断。

BD若累及眼部，则治疗均需全身应用糖皮质激素和早期应用硫唑嘌呤。严重眼病视力下降≥2级和（或）有视网膜病变，则建议糖皮质激素、硫唑嘌呤联合环孢素或生物制剂治疗。纵观本病例发生、发展全貌，存在BD的典型临床表现：口腔溃疡、虹睫炎、典型皮疹（结节性红斑、痤疮样结节）、等同针刺试验阳性，诊断明确，激素治疗有效。目前仍在密切随访中。

病例启示 白塞病诊断不难，典型症状临床医生要有认识。

参考文献 >>

[1] 张卓莉，彭劲民，侯小萌，等. 1 996例白塞病患者的临床荟萃分析 [J/OL]. 北京医学，2007，29（1）：10-12. https://doi.org/10.3969/j.issn.0253-9713.2007.01.004.

[2] 中华医学会风湿病学分会. 白塞病诊断和治疗指南. 中华风湿病学杂志，2011，15（5）：345-347. https://doi.org/10.3760/cma.j.issn.1007-7480.2011.05.015.

（李 劲、孙育民）

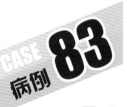

贫血、消瘦伴雷诺现象

临床资料

患者，女，83岁。因"头晕伴乏力2个月余"就诊，患者无发热盗汗，无头痛、视物模糊、心绞痛及意识障碍，皮肤无瘀点或瘀斑。发病来体重下降2 kg。门诊查血常规提示白细胞计数11.78×10⁹/L，红细胞计数2.62×10¹²/L，血红蛋白83 g/L，血小板计数114×10⁹/L。既往患者有雷诺现象5年余，每遇寒冷，即出现双手发绀，严重时伴有疼痛，加温后症状可予以缓解，自觉双下肢冷，间断口服钙离子拮抗剂治疗。

诊疗经过

患者入院体格检查：一般情况良好，消瘦，轻度贫血貌，皮肤黏膜无瘀点或瘀斑，冰水诱发手部雷诺现象（图1A）。左锁骨上可扪及1枚约1 cm淋巴结，位置深，质韧，无压痛，活动度可。体能状态评分（ECOG）：1～2分。入院实验室检查显示，血常规：白细胞计数14.11×10⁹/L，红细胞计数2.38×10¹²/L，血红蛋白70 g/L，血小板计数90×10⁹/L，中性粒细胞41.0%。免疫球蛋白及补体：IgM 94.60 g/L、IgA＜0.5 g/L、IgG＜3 g/L；补体C3 0.38 g/L（正常范围0.79～1.52 g/L），C4 0.11 g/L（正常范围0.16～0.38 g/L）。免疫固定电泳：免疫球蛋白IgM（κ 轻链），κ 游离轻链泳道发现异常单克隆条带，尿本周氏蛋白阳性（类型为κ 游离轻链）。血清游离轻链比值（κ/λ）48.6。自身免疫抗体阴性。腹部B超示肝囊肿，双肾结石，左肾囊肿，胆胰未见异常，脾肿大。淋巴结B超：左侧锁骨上淋巴结肿大（1 cm×1 cm），右侧锁骨上、双侧腹股沟、腋下、颈部未见异常肿大淋巴结。胸腰椎及骨盆磁共振检查提示轻度退行性变，无明显骨质破坏。骨髓涂片提示（图1B）：增生明显活跃，淋巴细胞占53.2%，胞浆见浆样分化，考虑淋巴浆细胞淋巴瘤。流式细胞分析：单克隆B淋巴细胞占47.5%，免疫表型为CD19（＋）、CD20（＋）、CD23（＋）、CD5（－）、CD10（－）、FMC-7（－）、sIgM（－）以及κ 轻链限制性表达。MYD88 L265P突变检测阴性。骨髓活检（图1C）：免疫组化CD38（＋）、CD138（＋）、MuM-1（＋），CD79a、CD20、PAX-5显示B细胞数量增多，小片状或聚集分布，考虑为B细胞淋巴瘤侵犯骨髓。

给予BCD方案×2疗程［硼替佐米皮下注射（d1、d8、d15）总量6.9 mg；环磷酰胺0.1g/每日2次，d1-d3；地塞米松25 mg/d，d1-4、d9-d12］，DRC方案×4疗程（利妥昔单抗375 mg/m²，d1；环磷酰胺100 mg/每日2次，d2-d4；地塞米松20 mg/d，d2-d4）化疗。患者治疗后病情明显改善，体力体重增加。

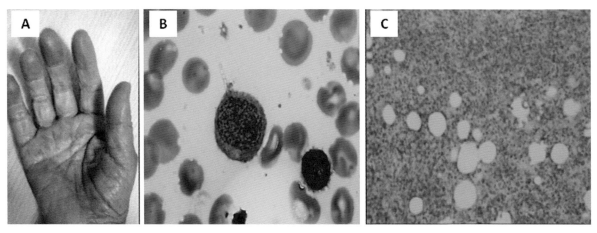

图1　寒冷诱发雷诺现象（A）以及骨髓涂片（B）、活检（C）图

病例分析

淋巴浆细胞淋巴瘤/华氏巨球蛋白血症（lymphoplasmacytic lymphoma/Waldenstrom macro-globulinemia，LPL/WM）是一种少见的惰性成熟B细胞淋巴瘤，在非霍奇金淋巴瘤中所占比例＜2%。LPL/WM是由小B淋巴细胞、浆细胞样淋巴细胞和浆细胞组成的淋巴瘤，常常侵犯骨髓，也可侵犯淋巴结和脾脏，并且不符合其他可能伴浆细胞分化的小B细胞淋巴瘤诊断标准。LPL侵犯

骨髓同时伴有单克隆型 IgM 丙种球蛋白，诊断为 WM[1]。

WM 的诊断标准为：（1）血清中检测到单克隆性的 IgM；骨髓中浆细胞样或浆细胞分化的小淋巴细胞呈小梁间隙侵犯；（2）免疫表型 CD19（+），CD20（+），sIgM（+），CD22（+），CD25（+），CD27（+），FMC7（+），CD5（+/-），CD10（-），CD23（-），CD103（-）；（3）除外其他已知类型的淋巴瘤；（4）有研究报道 MYD88 L265P 突变在 WM 中的发生率高达 90%。

该患者的骨髓涂片及免疫固定电泳均符合该疾病诊断。患者在发病前出现雷诺现象，排除免疫性疾病，考虑可能与该疾病有一定的关系。据报道已知的淋巴增殖性疾病，如多发性骨髓瘤、WM、慢性淋巴细胞白血病，患者可出现冷球蛋白血症，而冷球蛋白血症的表现为雷诺症状。冷球蛋白血症因血清中存在冷球蛋白（cryo-globulins，CGs）而成为一种症候群，其病理机制为免疫复合物在血管壁沉积并激活补体所致的小血管炎。冷球蛋白血症并不一定与淋巴瘤同时诊断，一部分患者先出现冷球蛋白阳性多年后可诊断为淋巴增殖性疾病[2]。故该患者可能早期以雷诺病现象起病，后发展为 WM。

当患者出现雷诺现象或冷球蛋白血症时，可定期随访早期发现 B 细胞增殖性疾病，掌握冷球蛋白血症患者的临床特点可以使得临床医生在诊治淋巴瘤时提高对此并发症的及时确诊率，利于在治疗中进行个体化治疗和疗效评价。该患者在经过 BCD、DRC 化疗方案治疗后，单克隆 IgM 丙种球蛋白明显下降，全身症状明显好转，治疗有效。

病例启示 排除免疫情况下的雷诺症，需警惕为淋巴增殖性疾病的早期表现。

参考文献 >>

[1] Swerdlow SH，Campo E，Harris NL，et al. World Health Organization Classification of Tumours of Haematopoietic and Lymphoid Tissue [M]. 4th ed. Lyon：IARC Press，2008：194-195.

[2] 张薇. 淋巴瘤合并冷球蛋白血症 [J/OL]. 内科急危重症杂志，2017，23（2）：95-98. https://doi.org/10.11768/nkjwzzzz20170204.

（金　喆、张伟伟）

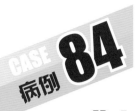

贫血、高钙血症伴急性肾损伤

临床资料

　　患者，男，75岁。因"口干伴恶心、呕吐半个月"就诊入院。患者入院前半个月无明显诱因下出现口干，伴有咳嗽、咯痰，左侧胸闷，痰中带少量鲜血，同时出现反复恶心、呕吐，呕吐物为胃内容物，夜尿增多至5～6次/夜，无浮肿，无肉眼血尿、泡沫尿。患者未就诊，后咳嗽、咳痰及胸闷症状自行好转。入院前1周，患者发现血压升高，自测血压150/90 mmHg，遂至我院门诊就诊，查血常规示C反应蛋白（CRP）17 mg/L，中性粒细胞83.1%，白细胞、红细胞及血小板计数均正常，肝功能正常，给予口服头孢克肟及质子泵抑制剂治疗，效果不佳。入院当天患者查肾功能示肌酐2241 μmol/L，血钾6.01 mmol/L，病程中否认光敏感、口腔溃疡、关节疼痛等。追问病史，患者1年前体检时肾功能正常。既往史、家族史、个人史无特殊。

诊疗经过

　　患者入院查体无明显阳性体征，入院后完善相关检查，血液生化检查提示：血红蛋白111 g/L，尿素氮48 mmol/L，肌酐2 103 μmol/L，尿酸666 umol/L；钾5.53 mmol/L，钙2.67 mmol/L，磷3.21 mmol/L，总蛋白53 g/L，白蛋白30 g/L，球蛋白23 g/L，β_2-微球蛋白18.58 mg/L。血气分析：pH 7.353，PCO_2 30.4 mmHg，PO_2 109.3 mmHg，SO_2 98.1%，BE（ecf）-8.7 mmol/L，SBC 19.1 mmol/L，HCO_3 17 mmol/L，TCO_2 18.0 mmol/L。尿常规：相对密度1.011，pH 6.0，蛋白质（+），葡萄糖（+），白细胞酯酶（+），隐血（+++），上皮细胞（+），白细胞20～30个/HP↑，红细胞2～5个/HP；24h尿蛋白定量：1.092g。腹部B超：萎缩性胆囊炎、胆固醇结晶。双肾损害声像图（左肾103 mm×50 mm，右肾98 mm×48 mm）。血糖、血脂、心肌酶谱、粪常规+隐血、免疫球蛋白、补体、抗核抗体、ENA全套、抗链球菌溶血素O试验、类风湿因子、肿瘤指标、甲状腺功能及抗体、肺部CT、心电图均未见明显异常。回顾患者的临床特点，我们发现患者起病后逐渐出现高血压、贫血、低白蛋白血症、轻度的蛋白尿、镜下血尿、尿白细胞、高钙和高磷血症。其中，最突出表现为"急性肾损伤，代谢性酸中毒（恶心呕吐）、高钾血症"，立即给予血液透析及甲泼尼松龙冲击治疗。

　　下一步需要鉴别诊断引起急性肾损伤的原因，在排除肾前性和肾后性因素后，考虑肾性可能性大。但到底是肾小球、肾小管-间质病变，还是两者兼有？原发的肾小球病变还是继发的肾小球病变？从临床肾功能进展程度看，考虑肾小球病变可能性较大，但患者的蛋白尿、血尿并不与其进展程度相一致。肿瘤指标、免疫指标、狼疮指标、血管炎指标、肝炎指标、抗基底膜抗体等指标都是阴性，药物因素也可以排除，继发因素目前尚未找到，是原发性的吗？毫无疑问，需要尽快行肾穿刺活检，一步步抽丝剥茧，明确诊断。

肾活检光镜（图1）显示：

（1）肾小球：共30个小球，其中3个小球全球硬化。其余小球体积稍大，细胞数约80～100个/小球，系膜细胞2～3个/系膜区，系膜基质轻度增生。毛细血管襻开放可，基底膜不厚。部分小球轻微球囊粘连。Masson染色阴性。

（2）肾小管-间质：小管间质重度病变，小管结构不清，部分小管上皮细胞肿胀变性、坏死脱落，可见大量管型，管型周围可见细胞吞噬反应，间质区可见弥漫性炎细胞浸润。小动脉壁不厚，动脉壁未见透明样变性，血管腔内未见血栓形成，管壁未见明显炎细胞浸润。肾活检的报告让人大跌眼镜，患者肾功能迅速恶化，竟然是由于大量蛋白管型堵塞了肾小管，继而引起肾间质（弥漫性炎症）、肾小球（部分肾小球硬化）的一系列表现，肾小球自身病变较轻（基底膜和系膜几乎无病变、未见新月体等）。能引起这么严重的"管型肾病"，让我们不约而同地想到一个疾病——多发性骨髓瘤、管型肾病。临床上除了急性肾功能损伤外，其他一系列表现（如贫血、低白蛋白血症、轻度的蛋白尿、镜下血尿、高钙血症）都可以解释。我们进一步行骨髓活检及免疫蛋白电泳明确诊断。患者尿免疫蛋白电泳提示M带属于λ游离轻链型。骨髓穿刺病理提示增生较正常活跃骨髓象，粒红比例略低，浆细胞占48%。至此，患者多发性骨髓瘤、管型肾病诊断明确。治疗上予以化疗及继续血液透析治疗。

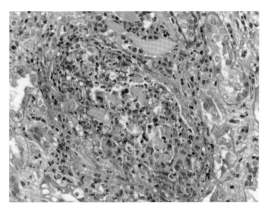 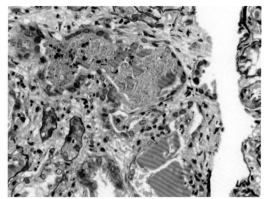

PAS 染色 ×400　　　　　　　　　PASM 染色 ×400

图1　肾穿刺活检光镜

病例分析

多发性骨髓瘤（multiple myeloma，MM）是指浆细胞在骨髓内呈异常增生，产生大量异常单克隆免疫球蛋白或轻链，引起相应终末器官损害为特征的疾病。MM占所有肿瘤的1%，血液系统肿瘤的10%，有症状的MM临床上常呈CRAB表现：高钙血症（C）、肾损害（R）、贫血（A）、溶骨表现（B）和反复感染等（表1）。肾脏是MM的主要靶器官之一，初诊MM患者中高达50%伴有肾损害，20%肾损害严重，10%需要透析治疗[1]。骨髓瘤相关肾脏损害常见类型包括管型肾病（轻链肾小管病）、单克隆免疫球蛋白沉积病和肾淀粉样变性，后两者以肾小球病变为主。

表 1　症状性 MM 国内诊断标准（2015）

1. 骨髓单克隆浆细胞比例≥ 10% 或活检浆细胞瘤
2. 血清和 / 或尿出现单克隆 M 蛋白
3. 骨髓瘤相关表现
　（1）靶器官损害表现（CRAB）
　　　C- 校正血清钙＞ 2.75 mmol/L
　　　R- 肾功能损害（cCr ＜ 40 ml/min 或 sCr ＞ 177 μmol/L）
　　　A- 贫血（Hb ＜ 100 g/L）
　　　B- 溶骨性破坏
　（2）无靶器官损害，但出现以下 1 项以上异常（SLiM）
　　　S- 骨髓单克隆浆细胞比例≥ 60%
　　　Li- 受累 / 非受累血清游离轻链比值≥ 100
　　　M-MRI 检查出现 1 处以上 5 mm 以上局灶性骨质破坏

　　本例患者初起以消化道症状（恶心、呕吐）来就诊，查血生化提示"急性肾损伤、代谢性酸中毒"，患者其他 MM 症状不明显，容易引起误诊或漏诊。当时尽管我们考虑急性肾损伤的原因以肾性为主，但由于患者肾功能进展迅速，首先考虑急进性肾小球肾炎的可能性较大。肾穿刺活检结果为肾小管–间质病变严重，而非肾小球病变，结合临床，我们考虑到 MM，进一步骨髓活检明确了 MM 的诊断。

　　由于 MM 临床表现复杂，患者首诊时往往会忽略 MM 的存在。Eslick R 等提出当出现以下症状，应警惕 MM 的可能性[2]：①贫血：维生素 B12、叶酸、铁正常；②高钙血症：甲状旁腺激素在一定程度上减少，维生素 D 正常，没有恶性肿瘤或结节病病史，未使用过噻嗪类利尿剂等药物；③肾损伤：没有确切原因，可能同时存在肾前性原因，肾性原因或者阻塞性情况；④骨痛或者骨损伤：影像学检查显示骨损伤，年轻患者出现粉碎性骨折，在不常见的地方出现病理性骨折。因为 MM 患者的首诊科室较杂，因此要求我们的专科医师加强对 MM 的认识与了解，应对可疑患者进行相关检查，以免延误诊断和治疗。在对患者进行分期时，应根据临床需要选择不同分期方法（表 2），以更好评估患者一般情况及预后。

　　MM 是一种浆细胞系的恶性肿瘤，尽管近年来由于硼替佐米等新药的出现，使得 MM 的中位总生存期提高至 5～7 年，但仍有研究显示伴有肾损害的 MM 患者的中位生存期少于 2 年。研究表明[3]，MM 患者肾损害小于 3 个月肾功能逆转达 50%～70%，而 MM 患者肾损害大于 3 个月肾功能逆转只有 10%。MM 肾损害患者往往在明确诊断时肾功能已不能逆转，已经失去治疗的良机。因此，如何诊断及治疗 MM 导致的早期肾损害是临床治疗的难点和当务之急。

表 2　国际分期标准（ISS）2005

分　期	β_2-MG	Alb	中位生存期（月）
Ⅰ期	＜ 3.5 mg/L	＞ 35 g/L	62
Ⅱ期	介于Ⅰ期和Ⅲ期之间		44
Ⅲ期	＞ 5.5 mg/L	＜ 35 g/L	29

病例启示　不明原因的急性肾损伤是肾活检的指征。临床上遇见与肾功能损害不相符的贫血、高钙血症、高球蛋白血症，要警惕多发性骨髓瘤的可能。

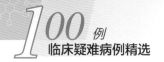

参考文献 >>

[1] 王海燕,等.肾脏病学(M)//北京,人民卫生出版社,2011.

[2] Manier S, de Charette de la Contrie M, Hieulle J, et al. Multiple myeloma: New criteria for diagnosis and treatment, strong therapeutic hopes [J/OL]. Press Med, 2019, 48 (7-8pt1): 825-831. https://doi.org/10.1016/j.lpm.2019.07.023.

[3] Eleutherakis-Papaiakovou V, Bamias A, Gika D, et al. Renak failure in multiple myeloma: Incidengce, correlations, and prognostic significance [J/OL]. Leuk Lymphoma, 2007, 48 (2): 337-341. https://doi.org/10.1080/10428190601126602.

（董蓓晔、顾 波）

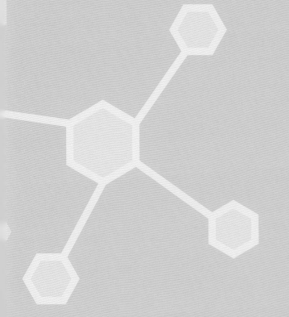

100 例临床疑难病例精选

泌尿生殖系统篇

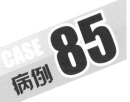

发热、腰痛伴肾区叩击痛

临床资料

　　患者，女，88岁。因"发热、右腰疼痛1周"就诊。查体：T 39℃，右上腹可触及一枚15 cm×9 cm大小肿块，右侧肾区叩击痛阳性，血常规示白细胞（WBC）$18.98×10^9/L$，中性粒细胞（N）89.3%，尿常规示WBC＞50个/HP，红细胞（RBC）0个/HP。

诊疗经过

　　患者入院后行腹部超声检查，提示右肾重度积水，右肾皮质菲薄，CT尿路造影检查提示右侧肾盂输尿管交界处狭窄、右肾积水（图1A、1B）。考虑右侧肾盂肾炎，右侧肾盂输尿管连接处梗阻，给予比阿培南抗感染＋右肾穿刺引流，经治疗，病情未得到有效控制。

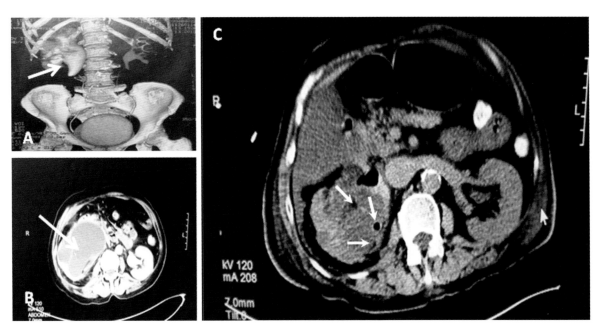

图1　CT尿路造影（A、B）以及腹部CT检查（C）

患者抗感染治疗 3 天后出现血压下降（最低 80/50 mmHg）、意识淡漠，复查血常规提示 WBC 22.95×10^9/L，N 90%，结合临床考虑感染性休克可能，转入 ICU 进一步治疗，复查腹部 CT 提示右肾积水，肾盂内积气（图 1C，箭头），诊断为气肿性肾盂肾炎。于是行右肾穿刺造瘘，用筋膜扩张器扩张后采用 14F 造瘘管引流，引流出黄绿色脓液，抽取肾盂尿作尿液培养，并全程监测患者血流动力学变化、调整补液量。送检标本中检出大肠埃希菌，结合药敏结果与临床药理建议，更换为哌拉西林/他唑巴坦抗感染。治疗一周后，患者意识转清，体温恢复正常，复查血常规提示 WBC 7.7×10^9/L，N 79.8%，肾盂尿常规示 WBC 0～1 个/HP，RBC 0～1 个/HP，肾功能正常。

病例分析

气肿性肾盂肾炎（emphysematous pyelonephritis，EPN）是以肾内或周边出现气体为特征的一种严重的感染性疾病。临床病死率高达 30%～40%。发病以女性多见，男女比例约为 1:4，最常见于女性糖尿病患者，也可见于泌尿系统梗阻、肾移植术后及免疫功能低下或缺陷的患者[1]。大肠埃希菌是气肿性肾盂肾炎最常见的致病菌，除此之外，还包括肺炎克雷伯菌、奇异变形杆菌、D 组溶血性链球菌等。气肿形成的因素包括：组织中葡萄糖含量高；产气性细菌的感染；肾组织缺血导致灌注受损，不能及时地清除。细菌产生的气体，可以局限于集合系统，也可以在肾实质内，甚至扩散至肾周围组织。

对于气肿性肾盂肾炎的分类有三种，Michaeli 等[1]于 1984 年以尿路平片及静脉尿路造影下气体的分布为基础提出的气肿性肾盂肾炎的分类，中国台湾学者 Wan 等[2]于 1996 年提出的以 CT 为基础的分型以及 Huang 等[3]于 2000 年提出的通过对气肿性肾盂肾炎患者的影像学特点进行分类。目前 Huang 的分类方法认可度最高，通过影像学特点对气肿性肾盂肾炎的分类有利于对疾病严重程度及预后的判断。根据 CT 表现将气肿性肾盂肾炎分为四大类：Ⅰ 类，气体仅局限于集合系统；Ⅱ 类，气体位于肾实质内但未扩散至肾脏周围间隙；ⅢA 类，气体或脓肿扩散至肾周间隙；ⅢB 类，气体或脓肿扩散至肾旁间隙；Ⅳ 类，双侧气肿性肾盂肾炎或孤立肾患者。

气肿性肾盂肾炎早期可无特异性临床表现，常见症状可包括发热、腹痛，肋脊角疼痛等，患侧肾区叩痛是常见体征，CT 检查仍是确诊气肿性肾盂肾炎的最有效方法。气肿性肾盂肾炎在治疗上主要有以下策略：①复苏、支持治疗：其目的主要是维持血流动力学稳定和维持呼吸通畅，若患者血流动力学不稳定，应立即予以扩容，血管活性药物首选去甲肾上腺素，本病例患者在合并感染性休克后，立即转入 ICU，并全程采取了生命体征以及中心静脉压的监测；②抗生素的选择：在培养结果明确提示具体菌种之前，应经验性使用抗革兰阴性菌药物，如 β-内酰胺酶抑制剂、氨基糖苷类、喹诺酮类，必要时使用碳青霉烯类药物。送检标本结果出来后，应根据药敏和疗效及时调整抗生素方案；③控制血糖：因此类患者常伴有糖尿病，治疗过程中应注意控制血糖，建议血糖控制在 10 mmol/L 以下即可；④外科治疗：外科治疗包括经皮肾穿刺引流术、开放性切开引流术、肾切除术等。治疗方案逐渐由早期的急诊行患侧肾脏切除＋内科治疗转变为经皮肾穿刺造瘘术结合内科治疗，成功率在 30%～100%。然而并不是所有气肿性肾盂肾炎患者均可以通过经皮肾穿刺引流术获得理想的疗效，患侧肾切除术仍作为经皮肾穿刺引流术失败后的替代治疗方案。

气肿性肾盂肾炎是一类罕见但极其凶险的泌尿系统感染，早期诊断和治疗是关键。CT 检查仍然是 EPN 诊断的重要依据，经皮导管引流或经皮肾穿刺造瘘术可明显降低本病的病死率。

气肿性肾盂肾炎发病凶险，早期诊断和治疗是关键。

参考文献 >>

[1] 朱鑫，周蜜，刘关羽，等. 气肿性肾盂肾炎的诊治进展［J/OL］. 重庆医学，2016，45（34）：4863-4865. https://doi.org/10.3969/j.issn.1671-8348.2016.34.036.

[2] Wan YL，Lee TY，Bullard MJ，et a1. Acute gas-producing bacterial renal infection：correlation between imaging findings and clinical outcome［J/OL］. Radiology，1996，198（2）：433-438. https://doi.org/10.1148/radiology.198.2.8596845.

[3] Huang JJ，Tseng CC. Emphysematous pyelonephritis：clinicoradiological classification，management，prognosis and pathogenesis［J/OL］. Arch Intern Med，2000，160（6）：797-805. https://doi.org/10.1001/archinte.160.6.797.

（沈 俞、开 凯）

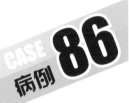

病例 86

口干、多饮伴泡沫尿

临床资料

患者，男，84岁。因"口干、多饮20余年，泡沫尿3年，腹胀伴胸闷、气促1个月"入院。患者口干、多饮20余年，1997年查口服葡萄糖耐量试验（OGTT）明确诊断为"2型糖尿病"，既往口服"阿卡波糖、二甲双胍"控制血糖，目前使用"胰岛素"治疗，随访血糖控制尚可。近三四年反复泡沫尿，伴夜尿增多，夜尿3～4次，无尿量减少，无浮肿，查尿常规：尿蛋白（++），随访血肌酐维持在110～120 μmol/L，长期口服中药治疗（具体不详）。2个月前行"胰腺癌根治术"，术后进食偏少。近1个月患者出现腹胀、活动后胸闷、气促，夜间尚可平卧，偶有双下肢浮肿，24 h尿量约1 000 ml。入院前一周血肌酐进行性升高，一周前119 μmol/L，3天前346 μmol/L，1天前血肌酐404 μmol/L。否认高血压、冠心病等病史，否认传染病史，否认药物、食物过敏史。

体格检查：体温 37℃，P 76 次/min，R 18 次/min，血压 130/80 mmHg。神志清，呼吸平稳，肾病面容，两肺呼吸音稍粗，未闻及明显干、湿性啰音。心率 76 次/min，心律齐。全腹软，膨隆，无压痛、反跳痛，移动性浊音（+），双下肢浮肿（+）。辅助检查：白细胞计数 $5.32×10^9/L$，红细胞计数 $2.97×10^{12}/L$，血红蛋白 93 g/L，血小板计数 $387×10^9/L$，中性粒细胞 76.6%；24 h 尿蛋白定量 0.432 g；尿素氮 31.84 mmol/L，肌酐 504.7 μmol/L，尿酸 234 μmol/L；钾 5.45 mmol/L；腹水常规及生化：李凡他试验阳性，红细胞 $230.00×10^6/L$，有核细胞 $1\ 125.00×10^6/L$，多形核白细胞 80%，淋巴细胞 15%，间皮、组织细胞 5%；肝功能、ENA 检查、免疫功能等检查未见异常；肺 CT 平扫：两肺慢支伴感染，两肺肺气肿，两侧少许胸腔积液伴胸膜局部增厚；上腹部 CT 平扫：胃术后、胆囊未见明确显示，大量腹腔积液；下腹部 CT 平扫：盆腔积液。

诊疗经过

患者入院后完善相关检查，予以胰岛素控制血糖，监测血糖，肾康注射液保肾，α-酮酸营养支持，托拉塞米利尿及对症支持治疗。腹腔穿刺抽腹水及送检。复查肌酐 498.9 μmol/L，胸闷、气急、浮肿较前有所改善。

病例分析

该老年男性，糖尿病史 20 余年，合并蛋白尿，血肌酐维持在 110～120 μmol/L。因"胰腺癌"行手术治疗，术后血肌酐维持在原水平，术后 45 天后患者出现腹胀，随访血肌酐进行性增高达 500 μmol/L 左右。考虑患者慢性肾功能不全基础上急性肾损伤。值得我们思索的是患者度过了危险的围手术期，却在术后恢复期出现了急性肾损伤（acute kidney injury，AKI）。

AKI 作为复杂重症肾脏疾病一直是国际国内研究的焦点和热点。2012 年改善全球肾脏病预后组织（KDIGO）AKI 临床实践指南[1] 建立，诊断标准为血肌酐（SCr）在 48h 内增加 ≥ 26.5 μmol/L；在已知疾病发生 7d 内，SCr 较基线值增加 ≥ 1.5 倍；或者持续 6 h 尿量 < 0.5 ml/（kg·h）。脱水、出血、休克等血容量不足、肾血液灌注不足导致少尿、无尿。约 60% 的急性肾损伤与创伤和手术相关。挤压综合征、感染性休克、严重脓毒血症等肾缺血、中毒也是引起急性肾损伤的常见因素。

在严重腹部创伤、急性重症胰腺炎、重症肠梗阻等腹部危重症患者中，腹腔内高压（intra-abdominal hypertension，IAH）和腹腔间室综合征（abdominal compartment syndrome，ACS）的发生率较高，是导致患者病死率增加的重要原因之一[2]。IAH 是指腹腔压力（intra-abdominal pressure，IAP）超过 10 mmHg，当 IAH 伴器官功能障碍时即称为腹腔间隙综合征[3]。既往研究表明 IAH 与 AKI 进展密切相关，ACS 是 AKI 的病因。ACS 的发病机制一直尚未明确，可能和直接压迫有着密切关系，也可能和血管伴随渗透、释放了活性物质等综合作用息息相关[4]。

对于腹部危重症患者需尽早监测 IAP，警惕 IAH 的发生。一旦 IAH 进展至 ACS，引起急性肾损伤等重要脏器衰竭，则治疗较为困难，且预后较差。

病例启示 对于腹部危重症患者应关注腹腔压力，警惕腹腔内高压的发生。一旦进展至腹腔间室综合征，引起急性肾损伤等重要脏器衰竭，预后较差。

参考文献 >>

［1］ Khwaja A. KDIGO clinical practice guideline for acute kidney injury［J/OL］. Nephron Clin Prac，2012，120（4）：c179-184. https://doi.org/10.1159/000339789.

［2］ 蔡玲，朱惠明. 重症急性胰腺炎并发腹腔间隔室综合征的治疗现状［J/OL］. 广东医学，2013，34（1）：153-157. https://doi.org/10.3969/j.issn.1001-9448.2013.01.065

［3］ Tong Z，Yu W，Ke L，et al. Acute cholecystitis in the late phase of severe acute pancreatitis：a neglected problem［J/OL］. Pancreas，2013，42（3）：531-536. https://doi.org/10.1097/MPA.0b013e31826baf9b.

［4］ 中华医学会外科学分会胰腺外科学组. 急性胰腺炎诊治指南（2014）［J/OL］. 中华肝胆外科杂志，2015，21（1）：1-4. https://doi.org/10.3877/cma.j.issn.1674-0793.2015.02.002.

（宣 怡、易 扬）

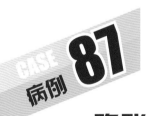

腹胀、胸闷伴急性肾损伤

临床资料

患者，女，54岁。因"腹部不适1周，胸闷、气促1天"就诊。一周前腹胀、食欲缺乏、伴发热，无腹痛、腹泻、恶心、呕吐，当时查血常规提示白细胞（WBC）6.51×10⁹/L，血红蛋白（Hb）103 g/L，中性粒细胞（N）61.9%，淋巴细胞（L）22.1%；血淀粉酶792 U/L，尿淀粉酶1 598 U/L；肝肾功能、血气分析、电解质正常。腹部CT提示胆囊结石，胰腺头部饱满，子宫体积增大，宫颈区见钙化影。腹部超声提示胆囊结石，胰腺占位可能，双肾肿大，右肾明显。外院诊断急性胰腺炎，予以头孢他啶、万古霉素、加贝酯等治疗，3天后复查血淀粉酶41 U/L，尿淀粉酶144 U/L，但仍感腹胀，胸闷、气促。既往高血压史7年。

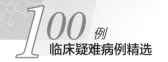

诊疗经过

患者入院后查体：体温 37.5 ℃，血压 150/90 mmHg；颈静脉充盈，双肺呼吸音粗，闻及细湿啰音，心率 99 次 /min，律齐；腹软，上腹部轻压痛，无反跳痛、肌紧张，肝脾肋下未触及。双下肢浮肿（++）。辅助检查：血淀粉酶 35 U/L，尿淀粉酶 23 U/L；N 末端 B 型利钠肽原（NT-proBNP）10 072 pg/ml；白蛋白 26 g/L，尿素氮 9.39 mmol/L，肌酐 171.5 μmol/L，尿酸 243 μmol/L，钾 3.93 mmol/L，钙 1.79 mmol/L，磷 0.79 mmol/L，IgG 7.72 g/L，IgA 1.65 g/L，IgM 0.60 g/L，C_3 0.79 g/L，C_4 0.25 g/L。抗链球菌溶血素 O 试验、类风湿因子、抗可溶性抗原（ENA）全套、抗中性粒细胞包浆抗体（ANCA）、抗肾小球基底膜（GBM）抗体、肝炎相关指标、心肌酶谱均阴性；肿瘤标志物基本正常。心电图示窦性心动过速。胸部 CT 平扫示两肺少许渗出伴胸腔积液。上腹部 CT 平扫示两肾不均匀强化，急性肾盂肾炎可能；胆囊结石；附见两肺下叶渗出影，两侧胸腔积液。下腹部 CT 平扫及增强扫描示子宫明显增大，子宫颈肥厚；盆腔及右侧结肠旁沟少量积液；皮下软组织广泛水肿。肾脏 B 超提示双肾肿大伴炎症可能；右肾 133 mm×72 mm，左肾 119 mm×59 mm。予以抗感染及对症支持治疗。入院后 1 周患者尿量减少，伴血肌酐进行性升高（图 1），行床旁血液滤过治疗。

考虑患者存在急性肾损伤（肾性），为明确诊断，行肾活检。肾脏病理提示肾小管间质病变严重，可见灶性小管萎缩和蛋白管型，间质区可见弥漫性 CD3（+）、Ki-67（+）、CD20（-）细胞浸润，肾小球病变较轻（图 2）。提示 T 细胞淋巴瘤肾脏浸润可能。进一步行骨髓穿刺、骨髓活检及淋巴结 B 超检查。骨髓穿刺未发现淋巴瘤细胞。TCRD 基因重排检测未检测到单克隆重排。骨髓活

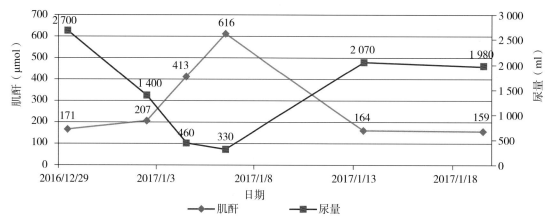

图 1　入院后血肌酐值、尿量变化

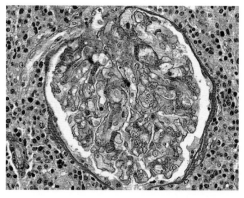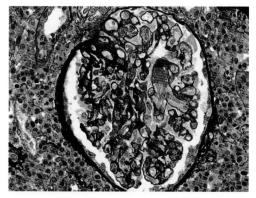

图 2　肾活检，患者病理切片考虑 T 细胞淋巴瘤肾脏浸润可能

检提示 NK 细胞增多，考虑 NK/T 细胞淋巴瘤。淋巴结 B 超提示左侧颈部、左侧锁骨上淋巴结肿大；右锁骨上、双侧腹股沟、双侧腋下、右颈部、双侧颌下未见异常肿大淋巴结。最终诊断为肾脏原发性淋巴瘤（NK/T 型），急性肾损伤。后患者转入肿瘤医院进一步治疗。

病例分析

　　肾脏淋巴瘤，既可以原发，也可以继发于淋巴瘤。其中，肾脏原发性淋巴瘤（primary renal lymphoma，PRL）多为非霍奇金淋巴瘤（NHL），大多数为 B 细胞性非霍奇金淋巴瘤浸润肾小球和间质，极少数为 T 细胞性淋巴瘤[1]。PRL 临床上非常罕见、误诊率高，仅占结外淋巴瘤的 0.7%，恶性淋巴瘤的 0.1%[2,3]，大多数需要通过病理明确诊断。PRL 发病年龄以中老年居多，男性多于女性。发病多为一侧，双侧肾脏同时发病者极为罕见。由于肾脏为结外器官，不含淋巴组织，故 PRL 诊断国内外一直存在争议，但大量影像学资料报告支持 PRL 的存在。发病原因目前仍不明确，可能起源于肾包膜的淋巴组织，随即侵及肾实质，亦可能来源于肾脏内慢性炎症产生的淋巴组织。临床上，PRL 的肾脏病理表现呈多样性，Harper 等[4]分析了文献报道的 36 例 NHL 伴肾脏损害的临床病理资料发现，肾脏损害的病理类型主要有膜增生性肾小球肾炎（MPGN）、局灶节段性肾小球肾炎（FSGN）、膜性肾病和微小病变（MCD）。南京军区总医院[5]回顾本院 20 例 NHL 伴肾损害的临床病理后，也认为以 MPGN 最多见，其次是新月体形成，部分患者肾小球病变轻微，但肾小管间质病变重。

　　本例患者为中年女性，起初出现腹胀，考虑急性胰腺炎，随后出现急性肾损害临床表现，我们很容易将急性胰腺炎和急性肾损害联系起来，认为是急性胰腺炎引起的急性肾损害，但急性胰腺炎得到控制后，急性肾损伤并没有控制，反而加重，是炎症介质引起的，还是其他原因，只有通过肾活检明确诊断。肾病患者出现下列情形时应注意排除 NHL：①造血系统损害明显，如与肾功能不相符合的贫血、细胞成分异常增多或异型细胞等；②浅表或深部淋巴结肿大，伴肝脾肿大；③用原发病无法解释的特殊皮肤、黏膜损害；④已有肾功能损害，肾脏体积不缩小反增大；⑤肾组织中可见灶性聚集的单一淋巴细胞浸润。肾活检对淋巴瘤肾脏损害的诊断有重要意义：一方面有利于明确淋巴瘤相关肾脏损害的病理类型；另一方面也可作为诊断原发于肾脏的淋巴瘤，并为淋巴瘤诊断提供线索。

病例启示　　并发多器官病变患者，需考虑自身免疫性、系统性疾病及肿瘤可能，可以大胆猜测，小心论证。

参考文献 >>

［1］ Stallone G，Infante B，Manno C，et al. Primary renal lymphoma does exist: case report and review of the literature［J/OL］. Nephrol，2000，13（5）：367-372. https://www.ncbi.nlm.nih.gov/pubmed/11063141.

［2］ Weng SC，Shu KH，Wen MC，et al. Malignant lymphoma of the kidney mimicking rapid progressive glomerulonephritis［J/OL］. Clin Nephrol，2010，74（6）：480-484. http://www.dustri.com/nc/journals-in-english.html?artId=8150.

［3］ 章顺壮，周建军，马周鹏. 肾脏淋巴瘤 MDCT 表现的分析研究［J/OL］. 放射学实践，2012，27（3）：321-324. https://doi.org/10.3969/j.issn.1000-0313.2012.03.025.

［4］ Harper L，Adu D. Glomerulonephritis and non-Hodgkin lymphoma［J/OL］. Nephrol Dial Transplant，1997，12（7）：1520-1525. https://doi.org/10.1093/ndt/12.7.1520.

［5］ 谢红浪，刘志红，陈惠萍，等.非霍奇金淋巴瘤的肾脏损害［J/OL］.肾脏病与透析肾移植杂志，2004，6（13）：512-516. https://doi.org/10.3969/j.issn.1006-298x.2004.06.003.

（赵颖丹、易　扬）

CASE 病例 88

异位钙化伴终末期肾病

临床资料

患者，女，80岁。因"无尿7年，左肩肿块6个月"入院。患者7年前因无尿，血肌酐升高到700 μmol/L，在外院诊断为慢性肾炎、CKD5期，开始行腹膜透析治疗1年，之后改为维持性血液透析治疗至今，每周3次，透析液钙浓度为1.5 mmol/L。同时服用骨化三醇和碳酸钙至今。近6个月患者发现左肩出现肿块，伴左手指麻木，外院怀疑"骨肉瘤"。

查体：血压110/65 mmHg，神清，气平，慢性病容，左肩部见直径15 cm巨大肿块，有轻触痛，肤温正常，无波动感，质硬。双肺呼吸音粗，未闻及干湿性啰音。心率72次/min，律齐，主动脉瓣区可闻及3级吹风样杂音。实验室检查：血红蛋白109 g/L，尿素氮33.5 mmol/L，血清肌酐771 μmol/L，尿酸402 μmol/L。近7年甲状旁腺素（PTH）、钙、磷变化见表1。左肩摄片（图1）及磁共振：左肩部巨大肿瘤。

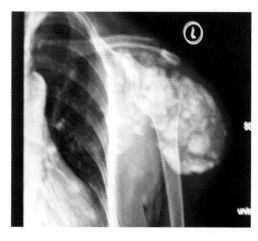

图1　左肩摄片

表 1 患者进入 CKD5 期的 PTH、钙、磷变化

变 化 项	时间				
	治疗前	2004 年	2006 年	2008 年	2010 年
PTH（pg/ml）	180.5	15.3	15	50.7	22.4
钙（mmol/L）	2.1	2.6	2.6	2.4	2.3
磷（mmol/L）	1.5	1.8	2.2	2.3	2.4
钙 × 磷 [（mmol/L）^{2}]	3.15	4.68	5.72	5.52	5.52

诊疗经过

患者入院后，行左肩部肿块穿刺病理检查：筋膜纤维结缔组织内见大量坏死、钙化组织，伴泡沫细胞及异物巨细胞反应。胸部 CT 提示右肺中叶钙化小结节；左侧第 6 前肋陈旧性骨折。超声心动图提示主动脉瓣中度反流伴钙化；二尖瓣轻度反流伴钙化。入院后诊断：肿瘤样钙质沉着症合并右肺中叶、心脏瓣膜钙化。立即停用骨化三醇和碳酸钙，予以低钙低磷饮食和低钙透析（透析液钙浓度为 1.25 mmol/L），并至骨科行左肩肿块切除术。随访 2 年病情稳定，继续维持性血透治疗。

病例分析

钙质沉着症是一种钙质在皮肤、皮下组织、浅层肌肉、肌腱沉着的疾病，分为弥漫性、局限性、肿瘤样钙质沉着症三类。对于终末期肾病患者，它属于异位钙化的一种临床表现[1]。异位钙化是指除骨骼以外组织的异常钙化，最常见的是动脉钙化、瓣膜钙化、软组织钙化等。本例患者是典型的左肩肿瘤样钙质沉着症，同时伴有肺部、心脏瓣膜钙化。追其原因，我们发现几个特点：①除了治疗前，始终处于低 PTH 状态；②高钙和高磷血症，钙磷乘积大于 4.44（mmol/L）^{2}；③长期服用骨化三醇和含钙的磷结合剂。过去一般认为在终末期肾病中，继发甲旁亢是引起异位钙化的主要原因，近年来发现高龄、糖尿病、营养不良患者中，低 PTH 也较多，同样也可引起严重的异位钙化[2]。此外高钙、高磷血症也是加剧异位钙化的原因。因此，对于这类高危患者，需定期检测血钙、磷和 PTH 变化，严格控制钙磷饮食，针对性地使用低钙透析液及不含钙的磷结合剂。

病例启示　高龄、糖尿病、营养不良、高钙、高磷血症、低 PTH，是异位钙化的危险因素。

（本文 2011 年发表于《中华肾脏病杂志》第 27 卷第 2 期，部分有改动）

参考文献 >>

[1] Sprecher E. Familial tumoral calcinosis：from characterization of a rare phenotype to the pathogenesis of ectopic calcification [J/OL]. J Invest Dermatol，2010，13（3）：652-660. https://doi.org/10.1038/jid.2009.337.

[2] Galassi A，Spiegel DM，Bellasi A，et al. Accelerated vascular calcification and relative hypoparathyroidism in incident hemodialysis diabetic patients receiving calcium binders [J/OL]. Nephrol Dial Transplant，2006，21（11）：3215-3222. https://doi.org/10.1093/ndt/gfl395.

（顾　波、易　扬）

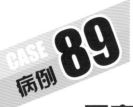

病例 89

子宫切除术后盆腔占位

临床资料

　　患者，女，45岁。因"全子宫切除术后1年余，检查发现盆腔包块1年余"于我院就诊。已婚已育，既往月经规律。2016年5月因"子宫肌瘤可能、盆腔包块"于外院全麻下行"达·芬奇全子宫切除＋右输卵管切除＋双侧阔韧带肿瘤切除术"，术中探查见子宫增大如孕3个月大小，质软，表面不规则突出，右侧阔韧带内实质性肿瘤，质软，大小10 cm×13 cm，左侧阔韧带内实质性肿瘤，质软，大小8 cm×9 cm，双侧阔韧带内均被肿瘤占满并膨大，右侧输卵管系膜内实质性肿瘤，质软，大小4 cm×3 cm，右侧卵巢及左侧附件外观无明显异常。术后冰冻及术后石蜡病理为"子宫平滑肌瘤"，出院诊断"多发性子宫平滑肌瘤，双侧阔韧带肿瘤（血管平滑肌瘤）"。嘱其术后门诊定期随访复查。2016年6月，术后复查盆腔超声提示盆腔内见形态不规则不均质偏实性低回声，大小33 mm×36 mm×65 mm，与肠管分界欠清。后门诊复查盆腔包块逐渐增大，无明显阴道出血、分泌物增多，无明显腹痛、腹胀、尿频、尿急、便秘、肛门坠胀感等不适。2017年11月27日复查B超示阴道顶壁中低回声区（87 mm×84 mm×53 mm），呈分叶状，彩色血流短条状，提示阴道顶实质占位。

诊疗经过

　　患者入院后完善相关检查。2017年12月25日查子宫、附件超声提示盆腔实质性占位（子宫全切术后，盆腔内见一低回声，似数枚融合，大小约69 mm×41 mm×82 mm，边界尚清）（图1）。2017年12月26日下腹部CT平扫＋增强检查提示全子宫切除术后，盆腔内占位，左侧卵巢增大伴密度不均，盆腔内淋巴结肿大。

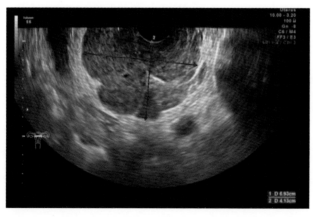

图1　子宫及附件超声检查

患者于 2017 年 12 月 28 日在全麻下行开腹探查见盆腔内串珠条索状红色组织屈曲形成约 5 cm×8 cm 团块，与左右侧盆壁致密黏连，分解黏连后探查见部分条索组织来源于右侧输卵管，部分条索组织向下侵入阴道顶及双侧盆壁。进一步探查见条索组织深入盆腔静脉，沿静脉血管壁生长（图 2），双侧附件位于两侧髂窝，双卵巢漏斗韧带增粗缩短，切开骨盆漏斗进一步探查见串珠样白色瘤样组织侵入血管内，遂予盆腔肿块切除＋双附件切除＋双侧卵巢动静脉高位结扎术。术后病理报告：（左盆底静脉肌瘤）（右盆底静脉肌瘤）（盆底静脉肿物）平滑肌瘤；（盆腔左输卵管系膜）平滑肌瘤；（左侧附件）卵巢黄体组织，输卵管组织；（右附件）卵巢囊状滤泡，输卵管组织；（盆腔包块）平滑肌瘤；免疫组化 Desmin9（＋），SMA（＋），Caldesmon（＋），S-100（－），CD117（－），Ki67（＋，3%），CD34（血管＋），CD31（血管＋）。与临床诊断相符。

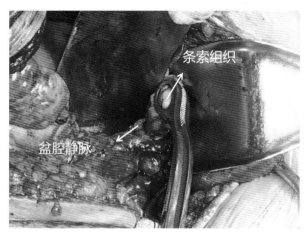

条索组织

盆腔静脉

图 2　术中所见

病例分析

静脉内平滑肌瘤病（intravenous leiomyomatosis，IVL）是指生长于静脉内的平滑肌瘤，亦可发生于淋巴管内，故又称脉管内平滑肌瘤，它在组织病理学上为良性病变，但存在恶性生物学行为，生长可超出子宫范围，通过卵巢静脉、髂静脉到达下腔静脉或肝静脉，甚至生长至右心房或右心室而累及心脏，具有潜在的致命性，是一种较罕见的特殊类型的子宫平滑肌瘤病。IVL 的发病机制主要有两种学说：①来源于子宫良性平滑肌瘤，侵入邻近的子宫壁静脉或宫旁静脉，其中部分病例继续向上延伸至盆腔静脉、髂静脉、下腔静脉甚至右心房、右心室及肺动脉；②来源于静脉壁的平滑肌组织，增生突入管腔。

IVL 发病率低，早期临床无特殊表现，多数患者因月经异常和盆腔症状，考虑为子宫肌瘤而行手术治疗，在术中确诊为 IVL。部分患者无症状，直至有栓塞症状或因累及心脏，出现并发症时才就诊。子宫肌瘤合并下肢静脉血栓症状者或有心肺受累表现者要高度怀疑 IVL。术中发现子宫不规则增大，有多发性子宫平滑肌瘤，在子宫壁、宫旁阔韧带内或卵巢静脉内可见蚯蚓样条索状或结节状肿物，亦应考虑 IVL 超出子宫的可能。IVL 的治疗原则是手术彻底切除病变，如病变局限于子宫，建议行子宫切除术。研究证实，IVL 是激素依赖性肿瘤[1, 2]，根据患者病情行双附件切除术，如保留卵巢，则增加了其复发概率。病变超出子宫范围，累及盆腔血管者，应尽量行病灶切除术；病变累及大血管或病灶广泛，无法手术者，可先采用抗雌激素药物，肿瘤体积缩小后再行手术[3]。根据病例总结及文献查阅，建议对＜ 40 岁的复发患者，若无生育要求，可考虑行全子宫及单附件切除

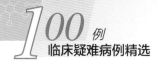
术，对生长至宫外 IVL，则建议行全子宫 + 双附件 + 宫外病灶切除术[4]。IVL 易复发，成功治疗是预防复发的关键。此病例患者在第一次因"子宫肌瘤可能、盆腔包块"就诊行手术治疗时，根据术中所见已可确诊为 IVL，若在第一次手术中请外科会诊协助探查病灶范围，较彻底地切除肿瘤并行双侧附件切除，或许可以避免此次的复发及手术。

病例启示 子宫肌瘤虽常见，长入脉管莫忽视，一旦发现切彻底。

参考文献 >>

[1] 宁燕，周先荣，朱慧庭，等. 子宫静脉内平滑肌瘤病临床病理与生物学行为分析 [J/OL]. 临床与实验病理学杂志，2007，23（3）：290-292，296. https://doi.org/10.3969/j.issn.1001-7399.2007.03.009.

[2] Kokawa K, Yamoto M, Yata C, et al. Postmenopausal intravenous leiomyomatosis with high levels of estradiol and estrogen receptor [J/OL]. Obstet Gynecol，2002，100（5 Pt 2）：1124-1126. https://doi.org/10.1016/s0029-7844（02）02194-4.

[3] Low G, Rouget AC, Crawley C. Case 188：Intravenous leiomyomatosis with intracaval and intracardiac involvement [J/OL]. Radiol，2012，265（3）：971-975. https://doi.org/10.1148/radiol.12111246.

[4] Du J, Zhao X, Guo D, et al. Intravenous leiomyomatosis of the uterus: a clinicopathologic study of 18 cases，with emphasis on early diagnosis and appropriate treatment strategies [J/OL]. Hum Pathol，2011，42（9）：1240-1246. https://doi.org/10.1016/j.humpath.2010.10.015.

（黄　臻、战海峰）

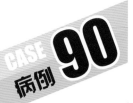

腹痛伴右下子宫增大

临床资料

患者，女，36 岁。因"检查发现子宫增大，伴右下腹痛 7 个月"，拟"子宫肌瘤可能"于 2017 年 2 月 6 日收治入院。患者 2016 年 7 月出现右下腹疼痛反复发作，大小便后疼痛明显，与进食、月经周期无明显相关，无明显经量增多、经期延长及月经周期改变，无异常阴道排液。外院就诊行 B 超检查发现子宫增大，提示子宫肌瘤可能（直径约 5 cm）。此后右下腹痛呈进行性加重，难以忍受，口服止痛药物仍不能缓解，严重影响正常工作、生活。外院多次抗感染、解痉，以及结合中医中药治疗未见缓解。2017 年 1 月 23 日复查 B 超提示子宫大小 62 mm×51 mm×48 mm，形态不规则，回声不均匀，内膜单层 2 mm，宫腔分离 4 mm，子宫前壁下段肌层中低回声区 51 mm×48 mm×32 mm，突向宫腔，提示子宫肌瘤可能，宫腔积液。患者既往先后因"子宫肌瘤"行 3 次手术：2009 年行腹腔镜下子宫肌瘤剥除术；2015 年 10 月行腹腔镜下子宫肌瘤剥除 + 右侧输卵管切除术；2016 年 3 月行经腹子宫颈肌瘤剥除 + 膀胱镜下双侧输尿管双 J 管置入术，双 J 管已取出。病理报告均为子宫平滑肌瘤。于 2006 年行剖宫产术，2015 年 4 月因阑尾炎行经腹阑尾切除术。婚育史：1-0-2-1。23 岁结婚，2006 年剖宫分娩 1 子，末次妊娠：2013 年早孕行人流术。现口服屈螺酮炔雌醇避孕。月经史：13 岁初潮，2/28 天，末次月经 2017 年 1 月 25 日。

查体：下腹部有压痛，右下腹明显，无反跳痛。专科情况：外阴发育未见异常，经产式。阴道通畅，黏膜光滑，无分泌物。宫颈光滑，下唇见纳囊，无接触性出血。子宫中位，增大如孕 2ˉ 个月，质中，后壁质硬，左、右侧壁下段均可及一直径约 5 cm 肿块，触痛（＋），活动欠佳。双侧附件未见明显异常。

辅助检查心电图、胸片、肝胆胰脾肾输尿管膀胱超声均未见异常。子宫、附件超声提示子宫峡部见一低回声团块，大小 67 mm×35 mm×41 mm，边界清晰，内部回声不均匀，压迫宫腔，彩色多普勒见血流信号，测及动脉频谱，RI：0.57；子宫前壁峡部见一低回声团块，大小 33 mm×27 mm×26 mm，边界清晰，内部回声不均匀，向外凸起，彩色多普勒未见血流信号；双卵巢正常。全结肠镜：全结肠未见异常。血常规：白细胞 6.15×10⁹/L，红细胞 3.59×10¹²/L，血红蛋白 107 g/L，血小板 204×10⁹/L。

🗓 诊疗经过

患者入院初步诊断为子宫良性肿瘤（子宫肌瘤可能），即刻完善相关术前检查与术前准备。考虑患者肌瘤反复发作且生长迅速，腹痛明显药物治疗无效，严重影响日常生活，且患者无生育要求，于 2017 年 2 月 10 日全麻下行腹腔镜辅助下阴式全子宫切除 + 左侧输卵管切除 + 膀胱镜下双侧输尿管支架置入术。术中探查见：肠管与子宫后壁广泛黏连，子宫增大如孕 2 个月大小，子宫下段形态失常，失去原有解剖结构，子宫下段宫颈处向两侧突起，左侧向左前突起包块约 6 cm×6 cm，压迫左侧输卵管，右侧向右侧突起包块约 4 cm×6 cm 大小，呈浸润性生长，肿块无包膜，质脆、易碎，包绕右侧输尿管生长。右侧输卵管缺如，左侧输卵管及双侧卵巢未见明显异常（图 1）。

术中快速冰冻病理报告：宫颈平滑肌瘤。术后患者恢复良好，未诉发热、排尿困难等不适，双肾输尿管膀胱摄片以及肾输尿管膀胱超声复查无异常。术后病理回报大体：子宫 5 cm×5 cm×3.5 cm，宫腔深 3 cm，内膜厚 0.1 cm，绕颈内口见一 3 cm×6 cm×4 cm 大小灰白肿块，切面编织状，质硬，肿块外表面粗糙，宫颈 3 cm×3 cm×3 cm，外口未见肿块。宫颈内口平滑

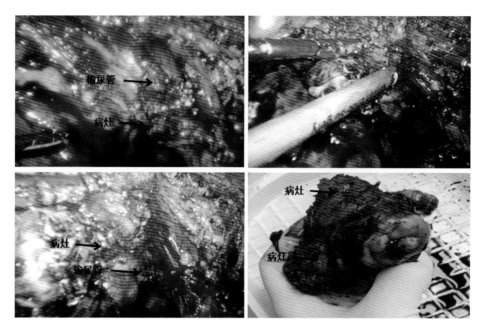

图 1　术中探查情况

肌源性肿瘤。镜下：梭形细胞肿瘤，细胞中等丰富，部分区细胞重度异型，可见怪异核，核分裂易见，≥ 10 个 /10HPF，未见明确坏死，考虑平滑肌肿瘤，部分肉瘤变（平滑肌肉瘤），肿块部分切缘未见正常组织。增生晚期宫内膜。宫颈慢性炎症。左侧输卵管组织。免疫组化结果：SMA（＋），desmin（＋），caldesmon（＋），P16（＋），Ki-67 部 分 区（10%～20%，＋），CD10（－），PGM-1 组织细胞（＋）。多家医院病理会诊意见为（子宫）宫颈内口平滑肌源性肿瘤，考虑平滑肌肿瘤，部分区恶变（平滑肌肉瘤），子宫内膜增生晚期形态，宫颈慢性炎症，（左侧输卵管组织）未见病理改变。术后检查 PET-CT：阴道残端及左侧盆腔近盆壁局灶性脱氧葡萄糖（FDG）代谢增高，延迟显像后标化摄取值（SUV）增高，结合病史，建议密切随访；腹膜后及肠系膜小淋巴结，未见FDG 代谢异常增高，建议定期随访；双 J 管置入术后改变；颈胸腰椎体骨质增生；双侧骶髂关节硬化；宫颈病变术后改变，PET 示阴道残端见局灶性放射性摄取增高，SUV 最大值为 3.6，摄取范围约 1.6 cm×1.3 cm，延迟显像后 SUV 最大值为 5.5；左侧盆腔近盆壁放射性摄取局灶性轻度增高，SUV 最大值为 3.1，摄取范围约 1.0×0.8 cm，延迟显像后 SUV 最大值为 4.0；余盆腔内未见放射性摄取异常增高灶。

病例分析

子宫肉瘤是一种较少见的恶性肿瘤，女性发病率约为 0.5/10 万～3.3/10 万[1]，约占子宫恶性肿瘤的 3%[2]，占女性生殖道恶性肿瘤的 1%。子宫平滑肌肉瘤是最常见的一种子宫肉瘤，高度恶性，有其独特的生物学特性和治疗方法。因其少见和组织病理学的多样性，目前仍缺乏最佳治疗方案和与不良预后相关危险因素的共识。

子宫平滑肌肉瘤病理学特点：子宫平滑肌肉瘤诊断主要通过病理确诊，而其主要组织病理学诊断标准为：①凝固性肿瘤细胞坏死；②细胞异型性，指细胞排列紊乱，旋涡状排列消失；细胞核的非典型性和核质比增加；③核分裂数目，一般以 10 个核分裂象 /10HPF 作为诊断子宫平滑肌肉瘤的标准，也是区分平滑肌瘤和平滑肌肉瘤的一个重要镜下标准[3]。结合新分期，根据不同类型子宫平滑肌肉瘤的生物学行为特点，手术范围和治疗也要个体化。此外，新分期格外重视高危因素及预后的判断。

子宫平滑肌肉瘤的治疗原则：子宫平滑肌肉瘤是以手术治疗为核心治疗方案，辅以术后放疗、化疗等，强调根据肿瘤的特点制定个体化的治疗方案。

病例启示　子宫肌瘤不可怕，但反复、明显增大的肌瘤一定要高度警惕。

参考文献 >>

［1］Siegel RL，Miller KD，Jemal A. Cancer statistics，2017［J/OL］. CA Cancer J Clin，2017，67（1）：7-30. https://doi.org/10.3322/caac.21387.

［2］D'Angelo E，Prat J. Uterine sarcomas：a review［J/OL］. Gynecol Oncol，2010，116（1）：131-139. https://doi.org/10.1016/j.ygyno.2009.09.023.

［3］张和平，汪勤，解正新. 子宫黏液性平滑肌肉瘤的诊断与鉴别诊断. 临床与实验病理学杂志，2014，30（7）：774-776. https://doi.org/10.13315/j.cnki.cjcep.2014.07.017.

（战海峰、张伟伟）

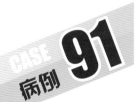

腹痛、休克伴 HCG 阳性

临床资料

患者1，女，26岁。因"腹痛伴呕吐7 h"于 X 月 21 日 3:00 由 120 接入医院急诊科。患者 20 日晚 7 时左右出现持续腹部胀痛，伴恶心呕吐 5～6 次，晕倒 2 次。发病后患者精神差，睡眠、食欲欠佳，近 3～4 小时未解小便。末次月经（X-1）月23 日，已婚育 1-0-1-1，上环避孕 1 年至今。查体：血压 88/65 mmHg，痛苦面容，面色苍白，心肺无明显异常，腹肌稍紧张，中上腹、脐部、中下腹压痛，无反跳痛。辅助检查：白细胞 28.99×10^9/L，中性粒细胞 82.14%，红细胞 2.04×10^{12}/L，血红蛋白 72 g/L，血细胞比容 23.6%。以腹痛呕吐待查（急性胃炎？肠梗阻？阑尾炎？）、休克收入院。

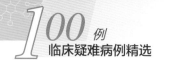
患者2，女，27岁，已婚育。因"下腹痛2h"由家属陪同来院急诊外科，疼痛位于右下腹，伴肛门坠胀感，头晕乏力，无发热，无腹泻。

诊疗经过

患者1，当日5:55收入消化内科后，给予补液扩容等治疗。7:25突然呕吐大量胃内容物，继而出现呼吸困难，全身抽搐、发绀、心搏骤停，经抢救，于7:50心跳恢复。8:45转入ICU。9:48分行腹腔穿刺，抽出暗红色不凝血，追踪血HCG阳性，妇产科急会诊并行床边B超检查，确诊异位妊娠破裂，紧急手术治疗。10:10在全麻下急行剖腹探查术，见右输卵管峡部异位妊娠破裂，腹腔积血约3 000 ml。术后于11:50送ICU监护，患者持续处于深昏迷状，经全力抢救后自主呼吸恢复，转入普通病房，后好转出院。

患者2，入院后查血常规、尿常规、尿HCG，患者检查途中晕倒。查体：血压90/60 mmHg，心率90次/min，呼吸19次/min，痛苦面容，面色苍白，心肺无明显异常，腹肌稍紧张，中上腹、脐部、中下腹压痛，无反跳痛。请妇科会诊，追问病史，平素月经7/30天，月经量中无痛经史，无明显停经史，本次月经量较平时略少，1-0-0-1，剖腹产1年，外用避孕。予开通静脉通道，吸氧，留置导尿。查尿HCG、血常规、电解质、凝血功能、血型鉴定、备血等。妇检：盆腔压痛明显，后穹窿穿刺抽出2 ml暗红色不凝血，超声提示：左侧附件混合包块，似见卵黄囊，尿HCG阳性。血红蛋白回报结果65 g/L，诊断异位妊娠伴腹腔内出血，送手术室急诊手术治疗。术后诊断：左侧输卵管壶腹部妊娠（流产型）；重度失血性贫血。

病例分析

正常情况下，受精卵会由输卵管迁移到子宫腔，然后着床，慢慢发育成胎儿。但是，由于种种原因，受精卵在迁移的过程中没有到达子宫腔，而是在其他部位停留下来就形成了异位妊娠。异位妊娠常发生在输卵管，其中特殊部位异位妊娠少见（图1），如输卵管间质部妊娠、卵巢妊娠、宫角妊娠、宫内宫外复合妊娠、子宫瘢痕妊娠、宫颈妊娠、残角子宫妊娠、腹腔妊娠、子宫肌壁间妊娠、双侧输卵管妊娠、腹膜后妊娠等[1, 2]。特殊部位异位妊娠的发生与流产、宫内节育器、盆腔炎

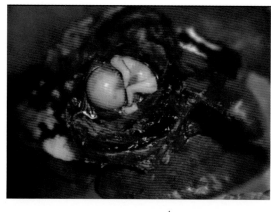
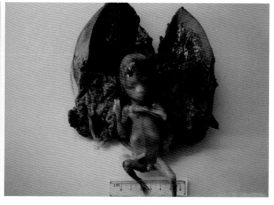

A   B

图1　特殊部位的异位妊娠（A图为肝脏异位妊娠，B图为脾脏异位妊娠）

症、剖宫产术等因素关系密切，近年来发病率逐渐上升。由于特殊部位异位妊娠的症状和体征常表现不典型或出现较晚，临床诊断比较困难，易误诊与漏诊，误漏诊后容易导致妊娠部位破裂出现大量出血甚至休克，严重情况下，危及患者生命[3-5]。随着超声与实验室检查技术的进步及广泛应用，为特殊部位异位妊娠的早期诊断提供了客观依据，并为早期治疗提供了保障，但是也避免不了误漏诊情况的发生，详细的问诊和清晰的临床鉴别诊断思维也可大大避免异位妊娠误漏诊率。本例患者 1 急诊接诊医生虽然考虑到宫外孕可能，但因患者上环避孕病史而未进行深入检查和请妇科会诊，酿成大祸；患者 2 则及时诊断，使患者获得及时的救治。

 一管尿、一管血、一次 B 超、一次详细问诊，可大幅度降低异位妊娠漏诊及误诊率。

参考文献 >>

［1］曹泽毅.中华妇产科学［M］3 版.// 北京：人民卫生出版社，2014：3104-3013.

［2］Wang YL，Weng SS，Huang WC，et al. Laparoscopic management of ectopic pregnancies in unusual location［J/OL］. Taiwan J Obstet Gynecol，2014，53（4）：466-470. https://doi.org/10.1016/j.tjog.2014.01.004.

［3］Farahani L，Sinha A，Lloyd J，et al. Negative histology with surgically treated tubal ectopic pregnancies-A retrospective cohort study［J/OL］. Eur J Obstet Gynecol Reprod Biol，2017，1（213）：98-101. https://doi.org/10.1016/j.ejogrb.2017.04.001.

［4］Ju da H，Yi SW，Sohn WS，et al.Acquired uterine vascular abnormalities associated with persistent human chorionic gonadotropin：Experience at a Korean teaching hospital［J/OL］. Taiwan J Obstet Gynecol，2015，54（6）：654-659. https://doi.org/10.1016/j.tjog.2014.06.008.

［5］Ashoush S，Abuelghar W，Tamara T，et al. Relation between types of yolk sac abnormalities and early embryonic morphology in first-trimester missed miscarriage［J/OL］. J Obstet Gynaecol Res，2016，42（1）：21-28. https://doi.org/10.1111/jog.12837.

（战海峰、张伟伟）

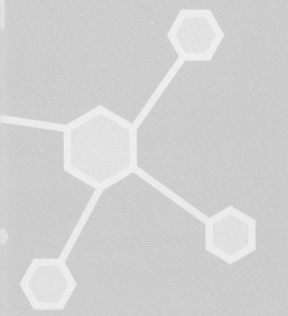

100 例临床疑难病例精选

药物相关疾病篇

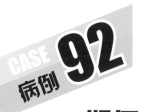

如何抗栓不会错之一

临床资料

　　患者，女，73岁。因"突发胸痛2h"就诊。心电图提示心房颤动（房颤），Ⅱ、Ⅲ、aVF导联ST段抬高0.1～0.2mV，Ⅰ、aVL导联ST段下斜型压低0.1mV，伴T波倒置0.2～0.3mV，与既往心电图比较有明显动态变化（图1），心肌酶提示肌钙蛋白T明显升高2.72ng/ml（正常参考范围<0.014ng/ml），考虑急性心肌梗死（心梗）。既往有永久性房颤10余年、高血压病5余年、糖尿病10余年、陈旧性脑梗死10余年。

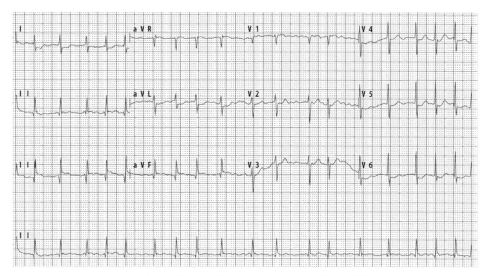

图1　心电图提示房颤、Ⅱ、Ⅲ、aVF导联ST段抬高

诊疗经过

　　患者于我院行急诊冠脉造影提示左主干正常，前降支中段轻度不规则斑块，回旋支基本正常，右冠中远段重度狭窄伴血栓形成，狭窄约90%（图2A），十字交叉前临界病变，左室后侧支远端见血栓影，予右冠球囊扩张联合支架植入术，术后恢复正常血流（图2B）。术后常规超声心动图检查提示房颤心律、左心室节段性收缩活动异常、左心室射血分数0.5。予阿司匹林100mg联合氯吡格雷75mg双联抗血小板聚集（双联抗血小板）、调脂、改善心肌重构等冠心病二级药物预防治疗。不幸的是，患者在出院后3天（2017年2月24日）发生急性脑梗死（图3A），神经内科考虑栓塞所致可能性大，予阿司匹林100mg/每日1次、氯吡格雷75mg/每日1次、利伐沙班2.5mg/每日2次三联抗栓治疗。患者于2017年5月16日再次因脑梗死住院（图3B），继续予原方案抗栓治疗。

2017 年 8 月 11 日患者因呼吸心搏骤停入院，头颅 CT 提示右侧颞叶、枕叶脑梗死，考虑大面积脑梗死所致呼吸心搏骤停，住院期间治疗无效，一周后死亡。

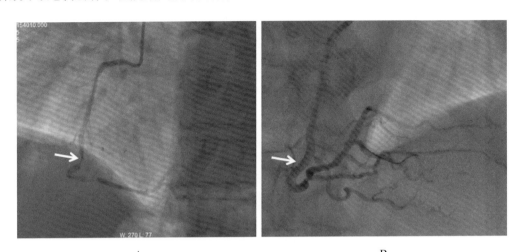

图 2　冠脉造影提示右冠中远段重度狭窄伴血栓形成（A）；支架术后（B）

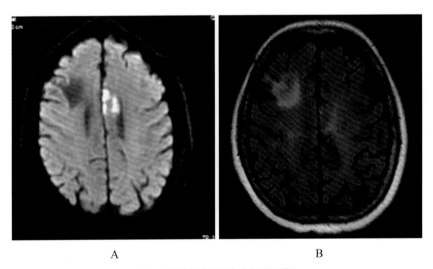

图 3　两次脑梗死的头颅磁共振

病例分析

　　本病例为永久性房颤合并急性心梗支架植入术，结合年龄、性别、高血压病、糖尿病、脑梗死病史，其 CHA_2DS_2-VASc 评分 6 分、HAS-BLED 评分 3 分，为高栓塞、高出血风险患者，按照指南要求应给予三联抗栓治疗 3～6 个月[1, 2]。然而既往研究显示房颤合并冠心病支架植入术，三联抗栓（华法林 + 双联抗血小板）虽可减少栓塞、卒中风险，却明显增加了出血风险，1 个月内出血风险约 2.2%，1 年内出血风险在 4%～12%。鉴于患者高出血风险，三联抗栓所致出血风险增加，故对于本文患者出院后我们偏保守的给予双联抗血小板治疗。

　　患者在出院后 3 天即发生急性脑梗死，神经内科考虑为房颤所致栓塞可能性大。根据指南患者病情稳定后，予阿司匹林 100 mg/ 每日 1 次、氯吡格雷 75 mg/ 每日 1 次、利伐沙班 2.5 mg/ 每日 2 次三联抗栓治疗。对于此抗栓方案的选择，我们主要借鉴于 PIONEER AF-PCI 研究提供的数据[3]。PIONEER AF-PCI 为一项国际多中心、随机对照、开放标签研究，纳入 2 124 例非瓣膜性房颤合并冠脉支架植入术患者，随机分为利伐沙班 15 mg qd + P2Y12 受体拮抗剂（主要为氯吡格雷）、小剂量利伐沙班（2.5 mg/ 每日 2 次）+ 氯吡格雷 + 阿司匹林、华法林 + 氯吡格雷 + 阿司匹林三组，随访 12 个月，结果显示临床显著出血事件发生率：第一组 16.8%，第二组 18%，第三组 26.7%，联合利伐沙班的双联组和三联组显著降低了出血风险；而三种抗栓策略的 MACE 事件（心血管死亡、心肌梗死和卒中）发生率相似，分别为 6.5%、5.6%、6.0%。PIONEER AF-PCI 研究显示房颤合并冠脉支架植入术患者可选择小剂量利伐沙班 + 单抗血小板或超小剂量利伐沙班 + 双联抗血小板。2018 ESC/EHRA 指南也提出对于房颤合并急性冠脉综合征或支架植入患者，应使用 CHA$_2$DS$_2$-VASc 评分和 HAS-BLED 评分评估卒中和出血风险，以决定联合抗栓药物的数量和时间，且三联或双联抗栓方案中使用新型口服抗凝剂在出血方面比华法林更安全，若无禁忌应作为首选[4]。本文患者在充分抗栓基础上仍反复发作脑梗死，与其本身存在的高栓塞风险密切相关。反思本例，对于已经发生脑血管事件者，是否以较高剂量抗凝药物为基础的双联（利伐沙班 15 mg/ 每日 1 次、氯吡格雷 75 mg/ 每日 1 次）较小剂量抗凝药物为基础的三联（阿司匹林 100 mg/ 每日 1 次、氯吡格雷 75 mg/ 每日 1 次、利伐沙班 2.5 mg/ 每日 2 次）抗栓治疗更能预防房颤脑栓塞的发生值得深入研究。

 病例启示 房颤合并冠脉支架植入有抗凝指征者在三联正规抗栓治疗的基础上，如果还是发生脑血管事件，更佳的抗栓策略值得进一步研究。

参考文献 >>

[1] Heidbuchel H，Verhamme P，Alings M，et al. Updated European Heart Rhythm Association Practical Guide on the use of non-vitamin K antagonist anticoagulants in patients with non-valvular atrial fibrillation [J/OL]. Europace，2015，17（10）：1467-1507. https://doi.org/10.1093/europace/euv309.

[2] Macle L，Cairns J，Leblanc K，et al. 2016 Focused Update of the Canadian Cardiovascular Society Guidelines for the Management of Atrial Fibrillation [J/OL]. Can J Cardiol，2016，32（10）：1170-1185. https://doi.org/10.1016/j.cjca.2016.07.591.

[3] Gibson CM，Mehran R，Bode C et al. Prevention of bleeding in patients with atrial fibrillation undergoing PCI [J/OL]. N Engl J Med，2016，375（25）：2423-2434. https://doi.org/10.1056/NEJMoa1611594.

[4] Steffel J，Verhamme P，Potpara TS，et al. The 2018 European Heart Rhythm Association Practical Guide on the use of non-vitamin K antagonist oral anticoagulants in patients with atrial fibrillation [J/OL]. Eur Heart J，2018，39（16）：1330-1393. https://doi.org/10.1093/eurheartj/ehy136.

（夏盼盼、孙育民）

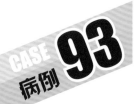

如何抗栓不会错之二

患者，男性，55岁，因"突发持续性胸痛20 min"于2011年12月26日收住我院。患者夜间7点30分左右无明显诱因下突发胸骨下端疼痛，呈持续性，伴有大汗、憋气感。无发热，无咳嗽，无呕吐，无腹痛。我院急诊心电图提示急性前壁心肌梗死，肌钙蛋白 T 1.19 ng/ml。患者既往2006年7月3日曾因急性下壁心肌梗死在 A 医院行冠脉造影提示左前降支和右冠状动脉正常，左回旋支急性血栓性闭塞，于左回旋支（LCX）植入支架一枚。术后正规服用药物（包括持续双重抗血小板治疗：阿司匹林100 mg+氯吡格雷75 mg）。2006年10月因阵发性心房颤动在上海市 B 医院行肺静脉电隔离术，2007年3月因复发心房扑动再次入该院行导管射频消融术（两次消融前均行食道超声检查未发现血栓影），5天后复查冠脉造影提示LCX 中段慢性闭塞，遂于 LCX 和钝缘支再分别植入药物涂层支架，术后继续规范冠心病二级预防（包括双重抗血小板）。2007年4月因左侧股动脉栓塞入上海 C 医院行股动脉切开取栓术。否认高血压和糖尿病史，有吸烟史30余年，30支/d。有兄弟5人，1人曾患急性心肌梗死（植入支架），2人患脑梗死伴后遗症。查体：体温 36.8 ℃，心率72次/min，呼吸20次/min，BP 100/70 mmHg。神志清楚，呼吸尚平稳，平卧位，口唇无发绀，颈静脉无怒张，两肺呼吸音清晰，未闻及啰音，心界无明显增大，心率72次/min，心音低，心脏瓣膜区未闻及病理性杂音，下肢无浮肿，右侧桡动脉、双侧股动脉搏动细微，左侧桡动脉搏动可。

患者入院后诊断为冠心病，急性前壁心肌梗死，心功能Ⅰ级（Killip 分级）；阵发性心房颤动消融术后；左侧股动脉取栓术后。排除手术禁忌后，经左侧桡动脉行急诊冠脉造影检查提示左前降支近段急性血栓性闭塞，左回旋支中段支架前再次慢性闭塞，血栓抽吸后左前降支植入药物涂层支架后恢复正常血流，术后继续双重抗血小板等治疗（鉴于之前患者长期阿司匹林100 mg+氯吡格雷75 mg 双抗治疗情况下再次心肌梗死，术后拟予阿司匹林300 mg×1个月，1个月后再改为100 mg），好转出院。

命运多舛，不幸的是2个月后（2012年1月）患者又因左下肢乏力伴疼痛，就诊 D 医院血管外科，诊断左下肢动脉血栓形成，给予阿替普酶50 mg 静脉溶栓治疗，后症状缓解，增加西洛他唑50 mg，1天2次，建议终身服药。建议瑞舒伐他汀增量至20 mg/d，出院后至2013年初多次在 D

医院血管外科住院治疗。

2013 年 8 月患者左下肢间歇性跛行明显加重，就诊 C 医院血管外科，拟行左股动脉支架植入术，术前按要求停用阿司匹林 3 天，住院第二天发生胸闷、憋气，诊断急性非 ST 段抬高型心肌梗死，急诊冠脉造影提示多支血管病变，转心脏外科行冠脉旁路血管移植术。术后 2 天憋气明显，氧饱和度下降，诊断肺栓塞（高危）并下肢静脉血栓形成，住院期间气管插管呼吸支持，同时强化抗凝治疗后好转出院。出院后予常规双抗加华法林治疗。3 个月后血管外科予左侧股动脉支架植入（术前未停用任何抗栓药物）。术后调整抗栓方案为"阿司匹林 100 mg（每日 1 次）+ 氯吡格雷 75 mg（每日 1 次）+ 西洛他唑 100 mg（每日 2 次）"，长期口服至今。该患者多次行易栓症筛查，均未发现异常。目前在我院门诊随访，目前暂无急性血栓事件发生。

表 1 患者主要就诊经历

日　　期	就诊病因	就诊医院	主要治疗措施
2006 年 07 月	AMI	A 医院	急诊 PCI to LCX 阿司匹林 + 氯吡格雷
2006 年 10 月	PAF	B 医院	PVI 阿司匹林 + 氯吡格雷
2007 年 03 月	AFL	B 医院	导管消融 阿司匹林 + 氯吡格雷
2007 年 03 月	复查 CAG	B 医院	PCI to LCX and OM 阿司匹林 + 氯吡格雷
2007 年 04 月	左下肢动脉血栓	C 医院	急诊取栓 阿司匹林 + 氯吡格雷
2011 年 11 月	AMI	本院	急诊 PCI to LAD 阿司匹林 + 氯吡格雷
2012 年 03 月	左下肢动脉血栓	D 医院	急诊 rt-PA 阿司匹林 + 氯吡格雷 + 西洛他唑
2013 年 08 月	PAD 及 NSTEMI	C 医院	CABG 阿司匹林 + 氯吡格雷 + 华法林
2013 年 11 月	PAD	C 医院	股动脉支架 阿司匹林 + 氯吡格雷 + 西洛他唑

备注：STEMI：ST 段抬高型心肌梗死；PAF：阵发性心房颤动；AFL：心房扑动；CAG：冠脉造影；PAD：外周动脉疾病；NTSTEMI：非 ST 段抬高型心肌梗死；PCI：经皮冠状动脉介入；PVI：肺静脉隔离；LCX：左回旋支；OM：钝缘支；LAD：左前降支；rt-PA：重组纤溶酶原激活物；CABG：冠脉旁路移植术

病例分析

回顾该患者整个就诊过程，中年男性，正规抗栓及冠心病二级预防治疗过程中仍发生反复 3 次心肌梗死、股动脉血栓、下肢静脉血栓及肺栓塞，结合其有心脑血管疾病家族史及长期吸烟史，高度提示该患者存在明显血小板药物抵抗（氯吡格雷或者阿司匹林）。

目前广泛认同的抗血小板药物抵抗指应用抗血小板药物后通过血小板功能检测并不能完全抑制血小板的聚集[1, 2]。由于血小板功能检测方法、研究人群、定义血小板抵抗的标准等不同，目前尚无统一的定义。各文献中报道的抗血小板药物抵抗发生率差异很大。综合文献报道，阿司匹林抵抗在人群中发生率为 0.4% ～ 83.3%[1]，氯吡格雷抵抗在人群发生率为 15.9% ～ 49.5%[2]。抗血小板药物抵抗的确切机制尚未完全阐明，涉及遗传因素（阿司匹林：*ITGβ3* 等基因；氯吡格雷：*CYP2C19*

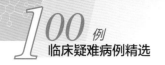

等基因）、胃肠道吸收的差异、药物间相互作用等。导致阿司匹林抵抗的原因可能包括患者依从性差、环氧酶基因多态性，同时服用某些非甾体抗炎药（NASID），如布洛芬、萘普生等。发生氯吡格雷抵抗的机制可能有患者依从性差、基因多态性（相关研究主要集中在吸收、代谢转化与 P_2Y_{12} 受体结合等环节中的相关功能蛋白的编码基因 $CYP2C19$ 基因相关性最佳）、药物与药物的相互作用（如质子泵抑制剂）、吸烟改变细胞色素 P450 水平等。此外，一些临床危险因素如肥胖、肾功能不全、糖尿病、左心室功能下降、血管内皮功能紊乱等都有可能导致氯吡格雷抵抗[3, 4]。

结合该病例的临床实践及目前有关血小板抵抗的相关机制研究，我们提出针对抗血小板药物抵抗临床上有以下应对措施：①健康宣教：加强对心脑血管疾病患者服用抗血小板药物治疗的必要性进行宣讲和教育，提高依从性；②避免使用有相互作用的药物：在服用抗血小板药物时尽量避免服用有相关作用的药物，可能降低抗血小板药物抵抗的发生率；③联合多种抗血小板药物：两种或三种抗血小板药物同时应用可从不同途径加强药物对血小板聚集的抑制作用，但也加大了患者的出血风险，应谨慎应用，提高对患者出血倾向的监控；④控制危险因素，告知患者戒烟可以使抗血小板药物的疗效进一步加强；⑤患者基因多态性的检测：根据患者个人的基因多态性可以制定合适的、有效的抗栓治疗方案[5]。⑥实时进行血小板功能检测：结合血小板功能检测调整抗血小板药物，如果临床结合血小板功能检测报告以及患者临床状况判断为血小板高反应性，可对患者进行抗血小板治疗药物调整[6]。目前关于 P_2Y_{12} 受体拮抗剂的调整方式主要有两种：首先，在氯吡格雷联合阿司匹林的基础上增加西洛他唑。该患者 2012 年 4 月 11 日检测血小板聚集率：36.2%，结合其合并外周动脉疾病，随后临床上建议三联抗血小板至今。其次，如果氯吡格雷药物代谢基因提示患者为慢代谢型，可将氯吡格雷更换为新型 P_2Y_{12} 受体拮抗剂（替格瑞洛等）。关于阿司匹林，不建议根据血小板功能检测结果调整阿司匹林的剂量。首先，已有研究证实阿司匹林抵抗与支架内血栓事件之间并无显著相关性；其次，根据阿司匹林反应性检测结果调整阿司匹林剂量并不能带来临床获益。近期有研究表明，药理学上的阿司匹林抵抗是非常罕见的，所谓"抵抗"是由于肠溶制剂吸收减少或释放延迟造成的[7]。最新的指南推荐阿司匹林使用统一剂量仍是 81 mg（75～100 mg），每天增加剂量并不能带来临床获益，反而提高出血风险。在流行病学资料的基础上，美国 FDA 发布警示，对高心血管事件风险的患者可进行遗传学检查，并据此调整治疗方案。

然而，强化抗栓过程中出血风险亦相应增加，一旦出现必然会带来更为复杂的临床局面和灾难性后果，两者如何取得平衡，需要我们在临床实践中进一步探索。

 病例启示 患者多灾多难的人生给我们提供了宝贵的经验和教训，仔细总结，善加应用！

参考文献 >>

［1］ Lordkipanidze M，Pharand C，Schampaert E，et al. A comparison of six major platelet function tests to determine the prevalence of aspirin resistance in patients with stable coronary artery disease ［J/OL］. Eur Heart J，2007，28（14）：1702-1708. https://doi.org/10.1093/eurheartj/ehm226.

［2］ Mallouk N，Labruyere C，Reny JL，et al. Prevalence of poor biological response to clopidogrel：a systematic review ［J/OL］. Thromb Haemost，2012，107（3）：494-506. https://doi.org/10.1160/TH11-03-0202.

［3］ Winter MP，Grove EL，De Caterina R，et al. Advocating cardiovascular precision medicine with P2Y12 receptor inhibitors［J/OL］. Eur Heart J Cardiovasc Pharmacother，2017，3（4）：221. https://doi.org/10.1093/ehjcvp/pvw044.

［4］ Siasos G，Oikonomou E，Zaromitidou MA，et al. Clopidogrel response variability is associated with endothelial dysfunction in coronary artery disease patients receiving dual antiplatelet therapy［J/OL］. Atherosclerosis，2015，242（1）：102-108. https://doi.org/10.1016/j.atherosclerosis.2015.07.009.

［5］ Roberts JD，Wells GA，Le May MR，et al. Point-of-care genetic testing for personalisation of antiplatelet treatment（RAPID GENE）：a prospective，randomised，proof-of-concept trial［J/OL］. Lancet，2012，379（9827）：1705-1711. https://doi.org/10.1016/S0140-6736（12）60161-5.

［6］ Sibbing D，Aradi D，Jacobshagen C，et al. Guided de-escalation of antiplatelet treatment in patients with acute coronary syndrome undergoing percutaneous coronary intervention（TROPICAL-ACS）［J/OL］. Lancet，2017，390（10104）：1745-1747. https://www.ncbi.nlm.nih.gov/pubmed/28855078.

［7］ Grosser T，Fries S，Lawson J A，et al. Drug resistance and pseudoresistance：an unintended consequence of enteric coating aspirin［J/OL］. Circulation，2013，127（3）：377-385. https://doi.org/10.1161/CIRCULATIONAHA.112.117283.

（徐志强、王　骏）

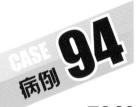

病例94

肢体麻木无力与保健品

临床资料

　　患者，女，44岁。因"四肢麻木无力2个月余，加重2周"就诊。患者2个月前开始出现四肢麻木无力，表现为双手接触凉水后出现触电感，双足麻木不适，持筷及写字无力，双足不能上抬。近2周行走困难加重，多次摔倒。无明显肌肉萎缩，无肉跳，无二便障碍。无头晕、头痛、无记忆力减退，睡眠可。患者有"2型糖尿病"病史3年，服用"瑞格列奈片"，血糖控制可。

　　查体：神清，脑神经无异常。肌肉萎缩不明显。四肢肌张力正常，抬头肌力5⁻级，四肢近端肌力5⁻级，双上肢远端肌力3⁺级，双下肢远端肌力1级，双上肢腱反射（+），双下肢腱反射消失。双手、双足手套样、袜套样针刺觉、触觉、音叉震动觉减退。Romberg征阳性，双侧病理征阴性。

诊疗经过

患者的病史和体格检查均提示周围神经病。肌电图报告：自发电位纤颤，正锐波，提示为活动性损害。运动传导波幅下降明显，速度也有减慢，感觉神经传导波幅有下降。提示运动感觉周围神经病，运动轴索损害为主。正所谓"周围神经"病变定位容易，定性复杂，接下来重点是筛查周围神经病的病因。结合患者年龄，起病方式和病程，需要考虑营养代谢、免疫相关、糖尿病性周围神经病以及中毒性周围神经病这四大类疾病。患者饮食无特殊，无胃肠道疾患，脑脊液及免疫相关检查均正常，营养代谢和免疫相关性周围神经病证据不足。易混淆的主要是糖尿病性周围神经病，患者血糖控制可，周围神经病变为运动轴索损害为主，肌电图的受累模式及起病方式均不支持糖尿病性周围神经病。此时，医生获得一个重要线索：患者病前曾连续服用保健品"摩柯复合片"4个月。其姐姐（血糖轻度升高）服用该保健品2个月，也出现类似的症状。同期报道多人因服用该保健品出现"肌无力"症状，证实为汞砷超标所致。因此，诊断考虑重金属（汞砷）中毒性周围神经病。留取患者头发及血液、尿液送检，未检测出相关重金属中毒（患者已停服保健品数月）。予营养神经，抗氧化及康复治疗后，患者症状有所恢复。

病例分析

该患者的诊断离不开重要病史的获得。"摩柯复合片"导致汞、砷中毒，可引起周围神经和中枢神经系统的损害。该患者已脱离毒物数月，症状主要表现为周围神经病变，无明显中枢神经系统累及，经过对症治疗后，预后较好。中毒性周围神经病主要分为四大类[1]：药物性（特别是化疗药物）、重金属、环境和工业化学物质、酒精。该类疾病具有共性，如剂量（浓度）依赖性的特点；多种中毒性物质协同作用；患者如果同时患有其他周围神经病，会对中毒性物质更加敏感；如果早期脱离中毒物质，周围神经病的症状会相应减轻；而脱离中毒物质后，症状在数周或数月内仍有所进展的现象称为"滑行现象"（coasting phenomenon）。中毒性物质易影响感觉小纤维，可侵犯背根神经节和自主神经；中毒性物质可以影响多系统，包括视神经、肌肉，中枢神经系统或其他系统；每一种中毒性周围神经病又有其个性特征，有助于临床鉴别诊断。

临床上诊断该病，病史、体格检查以及实验室检查三方面均非常重要。对不明原因的周围神经病患者，要仔细询问病史，尤其有关化学物质的接触史，并进行相关的毒物监测，以准确诊断。此外，需要考虑以下5个问题：①可疑的中毒性物质是否可以导致周围神经病变？②中毒性物质和周围神经病两者之间是否存在肯定的相关性？③在症状出现之前，是否与中毒性物质有足够的暴露量和暴露时间？④脱离中毒性物质后，是否能减轻症状？⑤是否有相关的动物或实验室模型？

与临床有关的重金属主要为四种[2]：汞、砷、铅、铊。

（1）汞：总体来说少见。外用（如银屑病患者外用中药），内服或吸入含汞偏方后出现症状，导致长度依赖性感觉运动周围神经病。累及中枢神经系统，可出现失眠、焦虑、易激惹、记忆力下降等高级认知功能障碍。需要注意的是，血液中汞水平正常化后症状的缓解只是局部的。

（2）砷：大量接触砷，导致亚急性周围神经病。典型的临床表现为，先出现胃肠道症状，数周后出现进行性肌无力，类似于格林巴利综合征，但是很少累及颅神经。疼痛感觉迟钝和指甲上的Mees线较为特异，高度提示砷中毒。慢性接触患者，临床表现为长度依赖性感觉运动轴索性周围神经病。血砷水平并不可靠，尿砷，发砷以及指甲中砷含量是可靠的检测指标。

（3）铅：长期（超过 5 年）接触无机铅，可出现轻度感觉和自主神经病。由于脱离接触后，骨骼中的铅释放入血，铅水平仍然持续增高，所引起的周围神经病往往不可逆。急性或亚急性铅中毒，患者在出现腕下垂后，出现运动受累为主的周围神经病。亚急性者常伴有腹痛。

（4）铊：职业暴露或摄入受污染的可卡因、海洛因和草药制品而患病。临床表现为痛性感觉异常，手足无力，可累及三叉神经，面神经，舌咽神经，迷走神经等多组颅神经，并伴有脱发、皮肤损害和中枢神经系统损害。

病例启示 对不明原因的周围神经病患者，要仔细询问药物和保健品使用史。

参考文献 >>

［1］ Manuel Diezi，Thierry Buclin，Thierry Kuntzer. Toxic and drug-induced peripheral neuropathies：updates on causes，mechanisms and management［J/OL］. Curr Opin Neurol，2013，26（5）：481-488. https://doi.org/10.1097/WCO.0b013e328364eb07.

［2］ Karam C，Dyck PJ. Toxic Neuropathies［J/OL］. Semin Neurol，2015，35（4）：448-457. https://doi.org/10.1055/s-0035-1558977.

（邓秋琼、王 蓓）

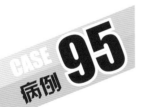

病例 95 CASE 抗生素治疗后酱油色尿

临床资料

患者，女，79 岁。因"发热、全身乏力 1 天伴咳嗽"至急诊就诊。查体：血压 125/70 mmHg，体温 39.3 ℃，神志清楚，精神萎靡，呼吸平稳，皮肤巩膜无黄染；双肺呼吸音粗，未闻及明显干湿啰音；心率 92 次/min，心律齐；腹软，无压痛反跳痛。血常规检查提示白细胞 32.5×10^9/L，红细胞 4.13×10^{12}/L，血红蛋白 127 g/L，C 反应蛋白大于 192 mg/L。胸片提示双下肺支气管炎，临床拟诊断为"急性支气管炎"。

诊疗经过

患者于上午（9:30左右）就诊，首诊医生静注头孢噻肟（2.0 g/每日2次）联合左氧氟沙星（0.3 g/每日2次）治疗。下午（14:00）补液后复诊，诉输液过程中有寒战，解酱油色尿1次，查体：全身皮肤黄染，口唇发绀，精神萎靡，步入诊室，心肺阴性，腹软，腹壁黄染，未及静脉曲张，中上腹压之不适，无反跳痛，Murphy征阴性，肝区叩痛可疑阳性。立即给予停药，并检查血常规（15:10）：白细胞32.3×10^9/L，红细胞2.95×10^{12}/L，血红蛋白93 g/L，血细胞比容0.231，平均红细胞体积78.3 fl/L，平均红细胞含量30.8 pg/L，平均血红蛋白浓度407 g/L；肝肾功能：总蛋白135 g/L，白蛋白65 g/L，总胆红素289 μmol/L，结合胆红素64 μmol/L，谷草转氨酶776 U/L，谷丙转氨酶85 U/L，碱性磷酸酶57 U/L，谷氨酰转肽酶396 U/l，尿素氮11.9 μmol/L，肌酐161 μmol/L，血钾5.06 mmol/L，心电图未见明显异常，上腹部CT提示肝脏右叶异常密度灶，肝脓肿待排，胆囊炎，胆囊结石。给予生理盐水及碳酸氢钠补液、扩容等治疗。17:30左右患者精神萎靡，尿量明显减少，考虑急性肾功能不全可能，复查生化提示尿素氮13.7 μmol/L，肌酐205 μmol/L，血钾5.51 mmol/L，肌酸激酶201 U/L，乳酸脱氢酶6 618 U/L。家属要求立即转至三级医院进一步就诊，次日得知患者当晚21点死亡。

病例分析

患者老年女性，既往体健，否认药物过敏史，此次因"发热、全身乏力1天伴咳嗽"就诊，临床拟诊"支气管炎，肝脓肿可能"。患者治疗期间用药并不复杂——头孢噻肟钠联合左氧氟沙星，输注过程中出现寒战，此后出现尿液呈酱油色，待用药全部结束后复诊，检查结果证实红细胞进行性减少、血红蛋白减少、皮肤黏膜出现黄疸、口唇发绀、酱油色尿（图1）、尿量减少、肌酐进行性升高，结合病程病史及检查结果，考虑出现药物导致的急性溶血性贫血，并致急性肾衰竭，病情进展十分迅猛，最终导致患者死亡。

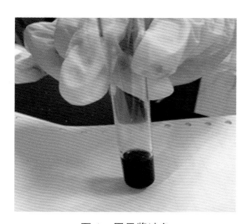

图1　尿呈酱油色

头孢噻肟作为半合成第三代头孢菌素，对革兰阴性杆菌产生的广谱β-内酰胺酶高度稳定，通过与细菌内膜上的青霉素结合蛋白结合，抑制转肽酶的转肽作用，干扰细菌细胞壁的生物合成，导致细菌溶菌死亡，从而达到抗菌作用。其不良反应发生率较低，约3%～5%，多以皮疹、药物热、静脉炎以及消化道症状为主，头孢噻肟钠引起溶血性贫血罕见，国内杂志可见散在报道[1, 2]。头孢噻肟钠诱发溶血性贫血的机制尚未明确，可能是反复或持续用药后药物代谢产物使血红蛋白和红细胞膜发生氧化及变性造成溶血，该药物诱发溶血性贫血的机制尚待进一步论证。而左氧氟沙星为氧氟沙星的左旋体，通过抑制细菌DNA螺旋体的A亚基，抑制细菌DNA合成复制而杀菌，有引起QT间期延长，精神症状等，致溶血性贫血罕见。早在2003年，美国Oh[3]等报告了1例因使用左氧氟沙星而发生自身免疫性溶血性贫血的病例，近期新加坡Sukhal[4]亦报道过一例左氧氟沙星致溶血性贫血病例。本例中，患者出现急性溶血性贫血，出现急性肾衰竭，与单一药物相关还是两者相互作用所致，无法明确，建议临床医生在使用此类药物期间密切观察，一旦出现不良反应需立即停药并迅速处理，避免出现类似严重后果。

 病例启示 再常用的配伍、再自信的处方，一旦遇有疑问，必须重新评估。

（本文发表于《世界最新医学信息文摘》2016年第4期，部分修改）

参考文献 >>

［1］ 张建萍.头孢噻肟钠致溶血性贫血1例报告［J/OL］.中国民族民间医学杂志，2011，20（12）：38. https://doi.org/10.3969/j.issn.1007-8517.2011.12.027.

［2］ 郭红，崔燕南，任尚申，等.头孢噻肟致溶血性贫血1例［J/OL］.实用医学杂志，2004，20（12）：1402. https://doi.org/10.3969/j.issn.1006-5725.2004.12.072.

［3］ Oh YR，Carr-Lopez SM，Probasco JM，et al. Levofloxacin-induced autoimmune hemolytic anemia［J/OL］. Ann Pharmacother，2003，37（7-8）：1010-1013. https://doi.org/10.1345/aph.1C525.

［4］ Sukhal S，Gupta S. Drug-induced immune haemolytic anaemia caused by levofloxacin［J/OL］. Singapore Med J，2014，55（8）：e136-138. https://doi.org/10.11622/smedj.2014111.

（许爱平、顾而立）

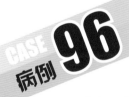

抗感染后颜面潮红、血压下降

临床资料

患者，男，63岁。因"肛周疼痛3天伴发热1天"就诊。患者于3天前无明显诱因下出现肛周疼痛，当时无畏寒发热，无恶心呕吐，无腹痛腹胀，二便正常，患者未在意，未予特殊处理。后患者肛周疼痛加重伴发热，体温最高38.4℃，前往社区医院，血常规检查白细胞$10.4×10^9$/L，中性粒细胞79.5%。B超检查提示肛门左侧皮下混合回声区，范围约26 mm×23 mm×23 mm，界尚清，内部回声不均匀，周边见丰富彩色血流，肿块中央距皮肤约13 mm。拟诊"肛周脓肿"收住入院。

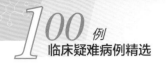
诊疗经过

收治入院后查体见胸膝位肛门9点钟方向局部皮肤红肿，皮温增高，范围约3 cm×2 cm，质硬，界限不清，触痛明显，无溃烂，无明显波动感。考虑脓肿尚未形成，先给予头孢哌酮/舒巴坦钠联合奥硝唑静脉抗感染治疗。5天后患者疼痛较前明显缓解，复查血常规正常，行B超检查提示肛周炎性低回声区，范围大约1.5 cm×1 cm，较前明显缩小，B超检查结束后约3h，患者出现视物模糊、面部潮红、呼吸困难以及恶心等症状。立即检查生命体征：体温37℃，心率76次/min，呼吸30次/min，血压82/45 mmHg，血氧饱和度90%。急查心电图提示窦性心律，未见明显异常（图1），心肌酶谱阴性，N末端B型利钠肽原（NT-proBNP）283 pg/ml。考虑抗菌药物迟发过敏可能，遂给予面罩吸氧、心电血压监护、开通静脉通道、马来酸氯苯那敏肌注、甲泼尼松龙静推、快速静脉补液等治疗，患者生命体征逐渐平稳。

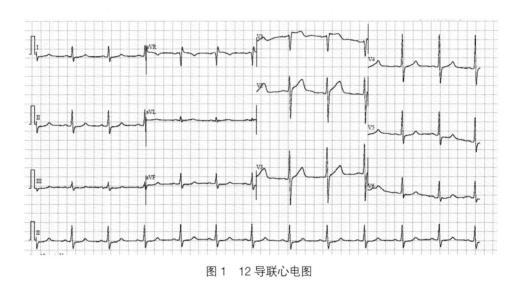

图1　12导联心电图

追问病史，患者B超后外出聚餐饮酒，结合患者病史及症状，考虑双硫仑样反应。

病例分析

双硫仑，又名戒酒硫，是一种针对嗜酒者开发的戒酒药物。乙醇进入人体后经乙醇脱氢酶的作用形成乙醛，乙醛在乙醛脱氢酶的作用下形成乙酸，乙酸进入三羧酸循环最终被代谢为二氧化碳和水排出体外（图2）。双硫仑在机体内可以抑制乙醛脱氢酶从而阻止乙醛形成乙酸的过程，使乙醛在体内蓄积[1]。乙醛蓄积后，在体内与一些蛋白质、磷脂发生作用导致一系列反应，如全身无力、面部潮红、搏动性头痛、眩晕等，严重时可出现心律失常、血压下降、呼吸抑制、神志不清及肝肾损害等。这些症状被称之为"双硫仑样反应"[2]。因此，嗜酒者在服用双硫仑后，即使饮用少量的酒也会出现严重的不适感。在临床上，一些化学结构中含有甲硫四氮唑侧链的药物也会导致双硫仑样反应。这些药物包含以下这些：头孢类抗生素（如头孢曲松钠、头孢哌酮、头孢哌酮/舒巴坦、头孢唑林、头孢拉啶、头孢噻肟等）、硝咪唑类抗生素（如甲硝唑、替硝唑、奥硝唑、塞克硝唑等）、其他个别抗菌药物（如呋喃唑酮、呋喃妥因、氯霉素、酮康唑、灰黄霉素、琥乙红霉素、复方磺胺甲噁唑、异烟肼及奎纳克林等）、降糖药物（如苯乙双胍、格列本脲、格列齐特、格列吡嗪及胰岛素等）以及华法林、异烟肼、硝酸甘油、奥美拉唑、水合氯醛、环丙孕酮等。调查发现[3]，双硫仑样反应会在患者同时服用上述药物和含有乙醇的饮品（不仅限于酒类，也包括含乙醇的饮料和药物）后 5 min 至 7 d 内出现，其持续的时间一般为 30 min 至 6 h，严重程度与患者乙醇摄入量、服药剂量呈正比。本例患者在应用头孢哌酮 / 舒巴坦联合奥硝唑静脉抗感染治疗期间，外出饮酒，这也是导致双硫仑样反应发生的主要原因。

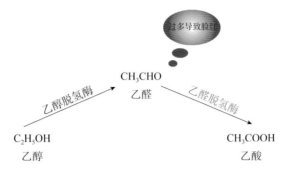

图 2　乙醇体内代谢过程

双硫仑样反应的常见临床表现包括以下 4 个方面，即循环系统：头颈部血管剧烈搏动性疼痛、面色猩红、皮肤潮红、结膜充血、出汗、口干、心悸、严重者血压下降、出冷汗、脉搏细弱或心电图出现 ST 段缺血改变等；呼吸系统：胸闷或胸痛、气急伴濒死感等；神经系统：头痛、头晕、意识障碍、视力模糊、精神错乱、痫样发作、昏迷、大小便失禁等；消化系统：腹痛、腹泻、恶心、呕吐等。研究发现[4]双硫仑样反应误诊率较高，约为 75%。其中，约 30% 误诊为冠心病、7% 误诊为心肌病、15% 误诊为乙醇中毒、8% 误诊为药物过敏、3.3% 误诊为低血糖、3.3% 误诊为心律失常、5% 误诊为哮喘，还有部分病例被误诊为脑血管疾病、食物中毒等。

在患者一旦出现双硫仑样反应，应立即停用相关药物并禁止其乙醇的继续摄入。病情较轻者往往可自行缓解，只需要密切监护，无须特殊治疗。病情严重者，应确保其呼吸道通畅、同时，监测生命体征，迅速建立静脉通路，快速补液，纠正酸碱平衡紊乱，促进乙醛的代谢，必要时，可应用多巴胺等血管活性药物。

 病例启示　双硫仑样反应多数为临床急症，临床医师要精准判断，避免更大事故的发生。

参考文献 >>

［1］　慈书平，赵宁志 . 药源性双硫仑样反应的处理和预防［J/OL］. 中国药物应用与监测，2007，4（5）：53-55. https://doi.org/10.3969/j.issn.1672-8157.2007.05.018.

［2］　梁新乐，孙伟民 . 双硫仑样反应的研究进展［J/OL］. 临床合理用药杂志，2017，10（16）：177-179. https://doi.org/10.15887/j.cnki.13-1389/r.2017.16.105.

［3］　刘云 . 对 20 例口服头孢类抗生素后饮酒致双硫仑样反应患者病情的分析［J/OL］. 当代医药论丛，2017，15（22）：159-160. https://doi.org/10.3969/j.issn.2095-7629.2017.22.108.

［4］　王竞，燕美琴、王丽敏 . 双硫仑样反应的研究进展 .［J/OL］. 护理研究，2015，24（29）：2950-2953. https://doi.org/10.3969/j.issn.1009-6493.2015.24.003.

（李龙至、殷晓星）

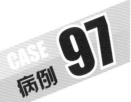

亚急性联合变性为哪般

临床资料

患者，女，26岁。因"四肢渐进性麻木伴二便障碍半个月"就诊。患者自述麻木从四肢远端逐渐向近端发展，再扩展至后背。大小便困难。专科查体：高级功能阴性，颅神经阴性，四肢肌力5级，双侧腱反射阴性，四肢浅感觉手套袜套样减退，深感觉及共济试验尚可，双侧巴氏征阳性。既往曾行隆鼻、隆胸手术，平日饮食规律、无长期素食或饮酒史。

诊疗经过

定位诊断考虑脊髓和周围神经受累。血常规、叶酸、维生素B_{12}、同型半胱氨酸正常，脑脊液常规、生化及寡克隆带检测结果阴性。自身免疫检测结果阴性。肌电图未见明显异常。颈髓磁共振（MRI）平扫：颈髓后索高信号，轴位上呈倒V形（图1）。符合营养代谢（维生素B_{12}/叶酸缺乏）脊髓病表现。再次询问病史，患者承认曾吸食氧化亚氮，考虑氧化亚氮中毒。予营养神经治疗，麻木症状逐渐好转。出院后3个月随访患者无肢体麻木不适，脊髓原有病灶消失。

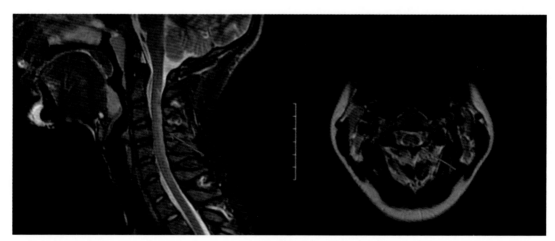

图1　颈髓MRI平扫（T2）：颈髓增粗伴信号异常，轴位上"倒V形"

病例分析

氧化亚氮（nitrous oxide），又称笑气，是一种状态稳定，无色无味的惰性抑菌气体，脂溶性及水溶性均较差。于1775年由Joseph Priestley首先合成，应用较为广泛[1]，包括：①牙科手术麻醉剂及分娩镇痛药（麻醉镇痛机制与非竞争性抑制NMDA受体抑制兴奋性谷氨酸能神经传递、阿片受体拮抗有关）；②雪顶咖啡的奶泡剂；③石油行业和赛车助燃剂火箭氧化剂；④饮料添加剂（气泡感）；⑤苯二氮䓬类药物的替代品以改善可卡因、酒精、尼古丁、大麻等戒断症状；⑥抗焦虑及抗抑郁用途。国外（如英国、荷兰和澳大利亚）及国内娱乐场所使用率呈上升趋势，在酒吧夜店使用率相当高。吸食笑气可以带来愉悦、快乐和同情感，可以使人产生幻听及幻视，容易让人发笑，减轻痛苦和焦虑感。然而，吸食笑气过程中会引起缺氧窒息、呼吸道黏膜刺激及急性肺水肿、血管扩张、血压下降、缺血缺氧及干扰维生素 B_{12} 代谢等危害[2]。本例患者正是因为吸食氧化亚氮而引起维生素 B_{12} 缺乏。

维生素 B_{12} 代谢参与人体各个系统，缺乏维生素 B_{12} 可能造成：①视神经萎缩、嗅觉、味觉丧失、舌炎；②婴儿和儿童发育迟滞、不笑、喂食困难、低血压 / 嗜睡 / 惊厥 / 震颤 / 肌阵挛、小头畸形及舞蹈手足徐动症等；③不孕不育；④精神状态改变、认知障碍、精神异常，亚急性联合变性（累及侧索和后索）、自主神经病变、周围神经病变；⑤外周血三系异常、乳酸脱氢酶升高、胆红素升高、谷丙转氨酶水平降低、甲基丙二酸水平升高及同型半胱氨酸升高；⑥骨髓异型增生等[3]。

维生素 B_{12} 从食物摄入，经胃、胰腺、远端回肠特异性受体结合并被内化，通过溶酶体释放运送至血液，途中任意环路出现问题均可能导致维生素 B_{12} 缺乏[4]，如①食物：饮食缺乏 / 母乳喂养；②胃：恶性贫血（内因子缺乏）、胃切除（部分 / 全部）、胃旁路术、萎缩性胃炎、抑酸制剂等；③胰腺：慢性胰腺炎；④空肠：细菌过度生长、寄生虫及口炎性腹泻等；⑤回肠：回肠切除及克罗恩病等。

血液中同型半胱氨酸和 5- 甲基四氢叶酸在维生素 B_{12} 和蛋氨酸合成酶的作用下生成甲硫氨酸和四氢叶酸，进而参与 DNA 合成。笑气会引起维生素 B_{12} 不可逆性失活导致功能性维生素 B_{12} 缺乏，严重者可引起巨幼细胞性贫血，而维生素 B_{12} 缺乏会引起脂质合成障碍和神经元脱髓鞘，进而导致脊髓病变。在疾病早期及进食正常人群，外周血维生素 B_{12} 可以正常。对于此类患者，临床上详细的病史询问对于诊断治疗具有重要意义。

 病例启示　临床上维生素 B_{12} 缺乏症是一种常见疾病，但常见病有少见病因，详细的病史询问对于诊断治疗具有重要意义。

参考文献 >>

[1] Thompson AG, Leite MI, Lunn MP, et al. Whippits, nitrous oxide and the dangers of legal highs [J/OL]. Pract Neurol, 2015, 15（3）: 207-209. https://doi.org/10.1136/practneurol-2014-001071.

[2] van Amsterdam J, Nabben T, van den Brink W. Recreational nitrous oxide use: Prevalence and risks [J/OL]. Regul Toxicol Pharmacol, 2015, 73（3）: 790-796. https://doi.org/10.1016/j.yrtph.2015.10.017.

[3] Stabler SP. Vitamin B12 deficiency. N Engl J Med, 2013, 368（21）: 2041-2042.

[4] Shipton MJ, Thachil J. Vitamin B12 deficiency —A 21st century perspective [J/OL]. Clin Med (Lond), 2015, 15（2）: 145-150. https://doi.org/10.7861/clinmedicine.15-2-145.

（敬思思、王　蓓）

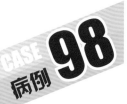

手与心之抖，谁之过

患者1，男，67岁。因"冠脉支架植入术后3个月，反复左上肢震颤3个月伴头昏3天"入院就诊，有高血压病史、高血脂病史，3个月前因胸痛在我科经冠脉造影诊断为冠心病，植入支架2枚，术后给予患者冠心病二级预防治疗。查体：神清，颅神经检查未见异常，四肢肌力、肌张力正常，左上肢抖动，持物时明显，左侧巴氏征阳性。

患者2，男，91岁。因"反复胸闷、心悸不适2天"转入我科。有高血压病和反流性食管炎病史。2周前因急性脑梗死在神经内科住院治疗，治疗稳定，准备出院前感胸闷、心悸，心电图提示心房颤动（房颤，图1）快室率，予胺碘酮静脉推注后未能复律（累计静脉应用胺碘酮450 mg，口服400 mg），遂转入我科。我科生化示血常规、电解质、肾功能、心肌酶谱正常范围。超声心动图示主动脉窦部及升主动脉稍增宽，主动脉瓣钙化伴轻度反流，左室射血分数0.69。

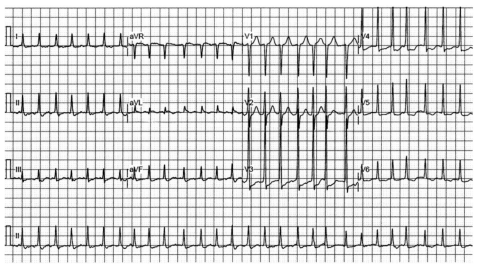

图1　患者2胸闷、心悸发作时心电图

患者1冠脉支架术后用药为：阿司匹林100 mg/d、瑞舒伐他汀10 mg/d、氯吡格雷75 mg/d、美托洛尔缓释片23.75 mg/d、曲美他嗪60 mg/d（分三次）。支架植入后出院即出现左手持物不自主抖动，注意力集中时减轻，无明显动作迟缓。结合患者服药情况及梳理药物不良反应，考虑左手抖动为服用曲美他嗪后引起，予停药 5 天，患者抖动症状消失，随访 3 个月，未再发左手抖动。

患者 2 因突发急性脑梗死住院，神经内科住院期间予以患者长春西汀注射液 20 mg/ 天、依达拉奉 60 mg/ 天（分两次）静滴、以及抗血小板、稳定斑块等治疗，出院前（住院第 13 天）突发房颤快室率（图 1），予胺碘酮静脉推注后，继予 30 mg/h 静脉推注维持，同时胺碘酮口服，2 日后转入我科后继续口服胺碘酮，不久即转复窦性心律，心电图示 QT 延长至 532 ms（图 2），转复窦律后 2 h 患者突发心室颤动，立即给予电除颤成功复律。复查电解质正常范围，考虑 QT 间期延长和应用长春西汀注射液及胺碘酮相关，停用这两种药物，未再出现心室颤动，每日随访心电图 QT 间期逐渐缩短，10 天后 QT 间期回复至正常范围（图 3）。出院后随访半年，未再发作恶性心律失常。

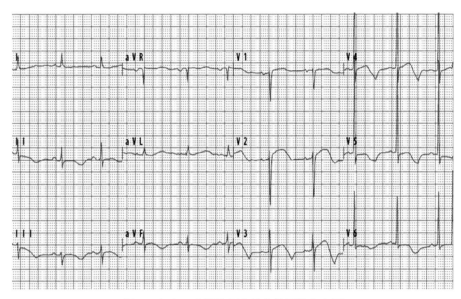

图 2　患者 2 房颤转复窦性心律后的心电图

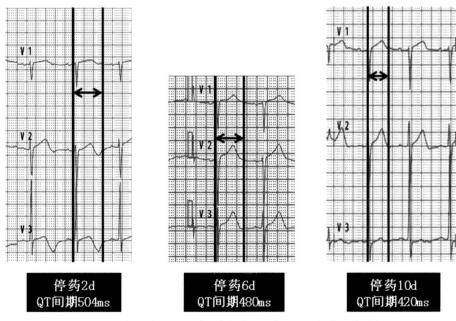

图 3　患者 2 停药后系列随访心电图，提示 QT 间期逐渐缩短

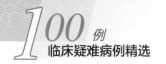
病例分析

　　本文的病例系作者在临床中碰到较为典型的常见药物导致药物不良反应。临床上由曲美他嗪引起的锥体体外系反应罕有报道,长春西汀注射液加重 QT 间期的延长导致心室颤动也少见诸文献。法国施维雅药厂 1978 年研制的曲美他嗪在法国获得上市许可。2000 年,曲美他嗪在我国上市,可用于治疗心绞痛,常与一线药物联合应用。截至 2013 年 12 月 31 日,国家药品不良反应数据库中共收到曲美他嗪不良反应/事件报告,共计 2 270 例次,主要累及系统/器官为胃肠系统损害(65.24%)、皮肤及其附件损害(12.60%)、中枢及外周神经系统损害(8.19%)、全身性损害(4.41%)、心血管系统损害(1.98%)。目前多项研究显示,含曲美他嗪类药物可能引起帕金森综合征,应禁用于帕金森综合征、震颤、不安腿综合征以及其他相关运动障碍的患者。

　　患者 2 为药物引起的继发性 QT 间期延长所导致的恶性心律失常,药物引起 QT 间期延长是获得性长 QT 综合征临床常见形式之一,其发生率约 1%～8%,多数发生在治疗开始后的前几天。引起 QT 间期延长的药物可作用于心肌细胞的单个或多个离子通道、离子泵或影响离子间的交换,使得心肌复极延长,在心脏复极储备功能下降时更易发生,复极不均一性导致透壁离散度的增加,并呈剂量依赖性(如Ⅲ类抗心律失常药),部分则在低剂量就会引起 QT 间期延长(尤其Ⅰa 类抗心律失常药物),甚至发生尖端扭转性室性心动过速(TdP)。既往的基础试验证实,长春西汀可抑制心肌细胞钠电流的作用,对钠通道的稳态激活和失活过程造成影响;长春西汀还可通过有效抑制磷酸二酯酶活性,使环磷酸鸟苷(cGMP)增加,阻断钙离子通道,减少钙离子内流,而使心肌复极延长,导致 QT 间期延长[1—3]。

病例启示　是药三分毒,临床医生时刻要对药物保持敬畏之心。

参考文献 >>

[1]　姚继红,苏成业,储晓岩.长春西汀在大鼠体内的药代动力学及生理处置[J/OL].药学学报,1994,29(2):81-85. http://kns.cnki.net/kns/detail/detail.aspx?QueryID=0&CurRec=2&DbCode=%20 CJFD&dbname=CJFD9495&filename=YXXB402.000&urlid=&yx=.

[2]　Gaál L,Molnár P. Effect of vinpocetine on noradrenergic neurons in rat locus coeruleus[J/OL]. European Journal of Pharmacology,1990,187(3):537-539. https://doi.org/10.1016/0014-2999(90)90383-h.

[3]　姚继红,苏成业.长春西汀在家兔体内药代动力学的研究[J/OL].大连医科大学学报,1997,19(4):8-10. http://kns.cnki.net/kns/detail/detail.aspx?QueryID=0&CurRec=1&DbCode=%20CJFD&dbname=CJFD9697&filename=DLYK704.002&urlid=&yx=.

(陶文其、王　骏)

水肿、多浆膜腔积液竟是它惹的祸

临床资料

　　患者，男，79岁。因"反复乏力、食欲不振伴全身水肿4个月"入院。患者2012年4月因"胃间质瘤"行胃近端大部切除术，2017年4月"胃间质瘤"复发加用甲磺酸伊马替尼胶囊治疗（400 mg/日），2017年5月开始出现乏力、食欲不振以及双下肢浮肿。2017年9月因症状加重住院治疗。

诊疗经过

　　患者2017年9月29日入院后完善相关检查，提示存在胸腔和腹腔积液（双侧胸腔积液：右侧深128 mm，左侧深120 mm；腹腔积液：腹侧29 mm，下腹部61 mm）（图1，图2）。下肢静脉B超提示双下肢静脉通畅，未见血栓形成。超声心动图提示右心房饱满，二尖瓣钙化伴二尖瓣轻度反流，主动脉瓣退行性变伴主动脉瓣微量反流，三尖瓣中度反流，心包积液。辅助检查提示甲状腺功能减退（TSH 8.044 mU/L，TT3 0.26 nmol/L，TT4 52.19 nmol/L，FT3 1.62 pmol/L，FT4 15.5 pmol/L），轻度低蛋白血症（31 g/L，正常值35～55 g/L）。完善胸腔穿刺检查未见脱落细胞，血清-胸水蛋白梯度＞11 g/L，综合化验单结果考虑为漏出液。予以利尿、静脉滴注白蛋白，并补充左甲状素钠片治疗，患者全身浮肿明显好转，胸闷气促症状改善后出院。出院后继续服用利尿剂、左甲状素钠、甲磺酸伊马替尼治疗。出院2个月后患者又因双下肢浮肿再次入院，入院后再次对多浆膜腔积液原因进行详细检查，复查甲状腺功能较前有改善（TSH 4.328 mU/L，TT3 0.55 nmol/L，

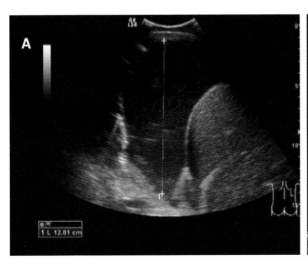
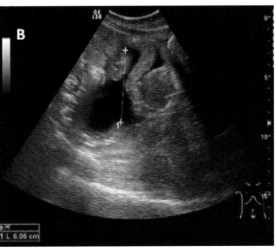

图1　B超提示双侧胸腔积液（A）及腹腔积液（B）

TT4 57.37 nmol/L，FT3 2.63 pmol/L，FT4 17.76 pmol/L），经完善相关检查未找到近期引起症状反复的明确原因，考虑到是否可能存在药物因素导致的浆膜腔积液。遂查阅文献，发现甲磺酸伊马替尼的副反应有水钠潴留，甲磺酸伊马替尼减量至 300 mg/ 天后患者浆膜腔积液情况较前明显减轻，证实浆膜腔积液和格列卫相关。

 病例分析

　　消化道间质瘤是最常见的消化道间叶源性肿瘤，临床上并不少见，好发于胃，其次为小肠，最常见的转移部位是肝脏。确诊主要靠病理免疫组化，CD117、CD34 常呈阳性，其恶性程度根据核分裂像、大小、肿瘤部位来分级。临床病例表明甲磺酸伊马替尼胶囊对治疗消化道间质瘤作用明显，尤其对 c-kit 基因检测 11 外显子突变的患者具有明显疗效[1, 2]。甲磺酸伊马替尼常见的不良反应包括轻度恶心、呕吐、腹泻、肌痛、皮疹、骨髓抑制、肝功能异常以及水肿等，水肿最初可表现为眶周或下肢水肿，经利尿剂及支持疗法或某些患者通过降低剂量后可缓解，严重的不良事件如胸腔积液、腹腔积液、肺水肿，需要暂停并进一步对症治疗。国外有相似病例，患者因转移性肾细胞腺癌行左肾切除术后用舒尼替尼治疗，出现呼吸困难、干咳症状，临床化验发现甲状腺功能减退，存在双侧胸腔积液、腹腔积液、心包积液等多浆膜腔积液，胸腔积液细胞学检查未发现恶性细胞，予以左甲状腺素治疗，2 周后患者甲状腺功能恢复正常，积液消退不理想，考虑积液原因和舒尼替尼有关[3]。

　　本例患者因水肿入院，临床上存在甲状腺功能减退，且存在轻度低蛋白血症，故在临床中容易先入为主做出诊断，但第二次入院后发现症状缓解不理想才引起临床医生全面考虑，发现了药物因素，考虑本患者可能是多种因素共同引起症状，但甲磺酸伊马替尼药物的副反应在病因中占有重要地位。

病例启示 临床诊治过程中某种治疗方案疗效不佳时，应该多问自己几个为什么。

参考文献 >>

［1］ Bucher P，Villiger P，Egger JF，et al. Management of gastrointestinal stromal tumors: From diagnosis to treatment［J/OL］. Swiss Med Wkly，2004，134（11-12）：145-153. https://doi.org/2004/11/smw-10530.

［2］ Judson I，Ma P，Peng B，et al. Imatinib pharmacokinetics in patients with gastrointestinal stromal tumour: A retrospective population pharmacokinetic study over time. EORTC Soft Tissue and Bone Sarcoma Group［J/OL］. Cancer Chemother Pharmacol，2005，55（4）：379-386. https://doi.org/10.1007/s00280-004-0876-0.

［3］ Kust D，Kruljac I，Petermac AS，et al. Pleural and pericardial effusions combined with ascites in a patient with severe sunitinib-induced hypothyroidism［J/OL］. Acta Clinica Belgica，2016，71（3）：175-177. https://doi.org/10.1179/2295333715Y.0000000065.

（屈　妍、顾而立）

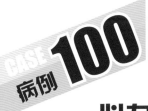

心力衰竭、室性心律失常为哪般

　　患者，女，69 岁。因"反复气促 4 年，意识丧失 3 次"入院。4 年前因活动后气促在外院就诊，住院期间行冠状动脉造影检查排除冠心病，并诊断为扩张型心肌病。病程中患者渐有焦虑情绪，于 2 年前诊断合并抑郁症。病程中长期口服美托洛尔、呋塞米、螺内酯及帕罗西汀，因基础血压偏低（90/60 mmHg），未用血管紧张素转化酶抑制剂或血管紧张素 Ⅱ 受体拮抗剂。本次入院前 3 周前曾因心力衰竭（心衰）加重入住我院，其间心电图（图 1）提示窦性心律、完全性右束支传导阻滞、左前分支阻滞、室性期前收缩（室早）、房性期前收缩，QTc 460 ms，QRS 时限 150 ms。超声心动图提示全心扩大，左心室壁活动减弱，心肌收缩功能下降；主动脉瓣轻中度反流，主动脉根部弹性减退；中度肺动脉高压，肺动脉增宽，肺动脉瓣轻度反流；二尖瓣中度反流，三尖瓣重度反流；左心室舒张末期内径 64 mm，左心室射血分数 0.39。24 h 动态心电图提示基础心律为窦性心律（平均 63 次 /min，最慢 53 次 /min，最快 81 次 /min），频发室早 6 258 次，58 阵非持续性室性心动过速（室速），593 阵成对室早。给予利尿等对症治疗后好转出院，出院口服药物增服地高辛每次 0.125 mg，隔天 1 次。

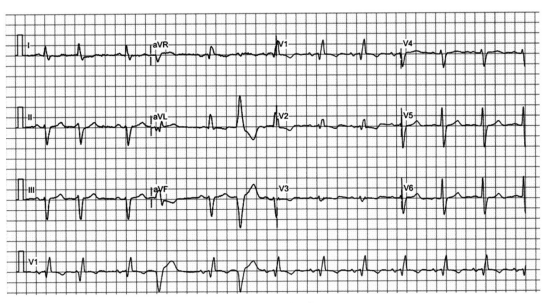

图 1　12 导联心电图

诊疗经过

患者因无明显诱因下发作心悸 2h 至我院急诊，心电监护示多源性室早，予以泵注胺碘酮室性期间收缩可一过性减少，监护过程中突发意识丧失，伴二便失禁，心电监护提示心室颤动（室颤，图 2），在准备电除颤过程中，可自行转复，急诊期间类似情况共发作 3 次，急诊当时电解质（钾 4.4 mmol/L）、肾功能（肌酐 62 μmol/L）、心肌酶等均正常范围。入院查体：血压 100/56 mmHg，神志清楚，静息下呼吸尚平稳；两肺呼吸音粗，散在少许湿啰音；心界扩大，心率 66 次 /min，律不齐，心音低，二尖瓣听诊区可闻及 2/6 级收缩期杂音；双下肢无明显浮肿。入院后生化检查示尿素氮 6.71 mmol/L，肌酐 121.8 μmol/L，尿酸 697 μmol/L，钾 4.2 mmol/L，钠 129 mmol/L，氯 94 mmol/L，N 末端 B 型利钠肽原（NT-proBNP）26 496 pg/ml。入院后考虑慢性心衰基础上伴发恶性心律失常，给予胺碘酮静脉维持（30 mg/h），因少尿，未补充钾，但患者仍反复室颤十余次（部分 10 s 左右自行转复），分析当时心电图，测定 QTc 间期为 480 ms，经讨论后考虑反复室颤可能与 QT 间期延长有关（胺碘酮导致可能）。遂停用胺碘酮，给予异丙肾上腺素 3 mg 静脉泵入（2 μg/min）提升心率至 80～100 次 /min，但患者室颤发作越发频繁，且每次持续时间越来越长，均需电除颤后方可复律，遂停用异丙肾上腺素，静脉泵入艾司洛尔 100 μg/kg.min，30 min 后心率减慢至 45～50 次 /min，室颤、室速消失。后患者持续无尿，伴发急性肾功能衰竭，3 天后抢救无效死亡。

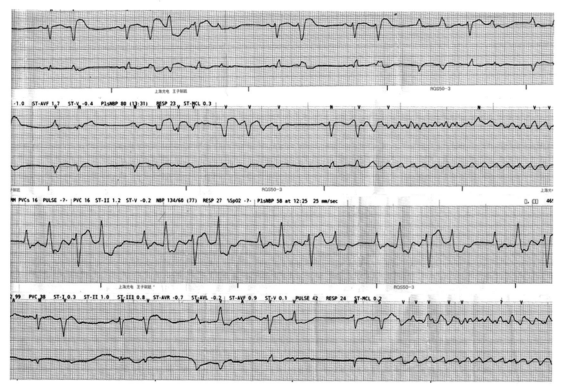

图 2　急诊心电监护记录（非连续记录）

病例分析

2006 年 ACC/AHA/ESC《室性心律失常的诊疗和心源性猝死预防指南》首次对心室电风暴做出明确的定义，其指 24 h 内自发 ≥ 2 次的伴血流动力学不稳定的室速和（或）室颤，间隔窦性心律，通常需要电转复和电除颤紧急治疗的临床症候群。2009 年 EHRA/HRS《室性心律失常导管消融治疗》专家共识定义室性心律失常风暴为 24 h 内自发 ≥ 3 次的自发的持续性室速，每次均需紧急干预。本例为器质性心脏病患者伴发恶性室性心律失常，发作室速、室颤，符合上述电风暴的定义。电风暴发作的机制可能有交感神经过度激活、希浦系统传导异常、β 受体的反应性增高以及其他因素导致的心肌电活动异常，后者如在非器质性心脏病中，血钾、镁过低（或过高）和重度酸中毒时，可使心肌细胞发生电紊乱而诱发心室扑动、心室颤动而致电风暴；创伤、不适当运动、恐惧或焦虑等心理异常也可引起电风暴；某些药物如洋地黄、β 受体激动剂、抗心律失常药物等对心肌均有毒性，可致恶性心律失常而发生电风暴。

本病例患者恶性室性心律失常发作初期给予胺碘酮治疗无效，且发作频率有加重趋势，结合患者 QTc 间期，考虑不排除继发性 QT 间期延长（胺碘酮）所致。然而，在停用胺碘酮，给予异丙肾上腺素却未能逆转病情，且电风暴发作更趋频繁。再次分析患者此次发作前 3 周心电图，其 QTc 间期延长并不明显（460 ms 延长至 480 ms），故排除胺碘酮引起 QT 延长所致恶性心律失常。尽管最后静脉应用艾司洛尔控制了室性心律失常风暴，从某种程度上证实此次恶性心律失常发作为交感神经过度兴奋所致，但我们疑惑的是，患者近 4 年来心电图有频发室早，常有心衰反复发作，但从未发生过类似电风暴样发作，本次发病前心衰并无加重，电解质亦无异常，是何种原因诱发了恶性心律失常，再次审视患者恶性心律失常发作的心电记录（图 3），注意到室性心律失常呈双向性。通常，双向性室速多发生于儿茶酚胺敏感性室速、洋地黄中毒以及 Andersen-Tawil 综合征，少见于急性心肌梗死、急性肺栓塞、急性心肌炎、亚急性感染性心内膜炎、嗜铬细胞瘤、左心室肥厚等患者。复习病史，与既往相比，唯一不同的是，患者 3 周来增服了地高辛，由此我们推断患者突发恶性室性心律失常可能与洋地黄有关。检索文献，不管洋地黄浓度是否超标[1, 2]，均可导致双向性室速，甚至引起室颤。其机制为细胞内钙离子浓度超载引起延迟后除极，从而导致传导系统不同部位的自律性增高。本例未测定地高辛浓度，但患者服用量较小（0.125 mg，隔天 1 次），入院前肾功能正常，故地高辛浓度超标可能性小，但由于左心室功能不全，传导系统本身存在问题，易化了心室和传导系统对洋地黄毒性的反应，这与 Chapman[2] 报道中的第 2 例相似。

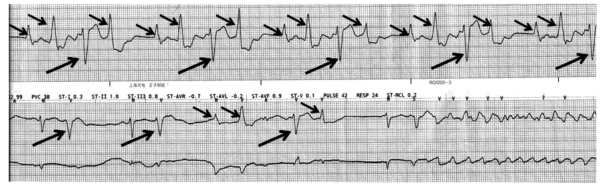

图 3　重新审视心电监护记录，双向性室速，长短箭头显示室性节律主波方向相反

病例启示　　双向性室速贵在辨因。

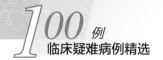

参考文献 >>

［1］ Grimard C，De Labroille A，Charbonnier B，et al. Bidirectional ventricular tachycardia resulting from digoxin toxicity ［J/OL］. J Cardiovasc Electrophysiol，2005，16（7）：807-808. https://doi.org/10.1111/j.1540-8167.2005.40776.x.

［2］ Chapman M，Hargreaves M，Schneider H，et al. Bidirectional ventricular tachycardia associated with digoxin toxicity and with normal digoxin levels ［J/OL］. Heart Rhythm，2014，11（7）：1222-1225. https://doi.org/10.1016/j.hrthm.2014.03.050.

（俞　帅、孙育民）

图书在版编目（CIP）数据

100 例临床疑难病例精选 / 王骏，孙育民，王蓓编著 . —上海：
上海科学技术文献出版社，2020

ISBN 978-7-5439-8067-9

Ⅰ . ① 1… Ⅱ . ①王… ②孙… ③王… Ⅲ . ①疑难病—病
案—汇编 Ⅳ . ① R442.9

中国版本图书馆 CIP 数据核字 (2020) 第 013463 号

责任编辑：祝静怡
封面设计：袁 力

---

100 例临床疑难病例精选
100 LI LINCHUANG YINAN BINGLI JINGXUAN
王 骏 孙育民 王 蓓 编著
出版发行：上海科学技术文献出版社
地 址：上海市长乐路 746 号
邮政编码：200040
经 销：全国新华书店
印 刷：上海盛隆印务有限公司
开 本：890×1240 1/16
印 张：20.5
版 次：2020 年 4 月第 1 版 2020 年 4 月第 1 次印刷
书 号：ISBN 978-7-5439-8067-9
定 价：188.00 元
http://www.sstlp.com